本书出版得到了楚雄师范学院2024年度校级博士科研启动项目
"彝族传统医药档案文献数据库开发研究"（BSQD2201）的资

高建辉 著

彝族传统医药档案文献数据库开发研究

南京大学出版社

图书在版编目(CIP)数据

彝族传统医药档案文献数据库开发研究 / 高建辉著.
南京：南京大学出版社，2025. 8. -- ISBN 978 - 7 - 305
- 28874 - 6

Ⅰ. R291.7；TP311.135.9

中国国家版本馆 CIP 数据核字第 20256TS719 号

出版发行　南京大学出版社
社　　址　南京市汉口路 22 号　　　　邮　编　210093
书　　名　**彝族传统医药档案文献数据库开发研究**
　　　　　YIZU CHUANTONG YIYAO DANGAN WENXIAN SHUJU KU KAIFA YANJIU
著　　者　高建辉
责任编辑　束　悦

照　　排　南京南琳图文制作有限公司
印　　刷　江苏凤凰数码印务有限公司
开　　本　718 mm×1000 mm　1/16 开　印张 22.75　字数 397 千
版　　次　2025 年 8 月第 1 版
印　　次　2025 年 8 月第 1 次印刷
ISBN 978 - 7 - 305 - 28874 - 6
定　　价　108.00 元

网址：http://www.njupco.com
官方微博：http://weibo.com/njupco
官方微信号：njupress
销售咨询热线：(025) 83594756

序

2024年新春伊始，高建辉博士将近30万字的《彝族传统医药档案文献数据库开发研究》书稿发给我，要我为他作序，我欣然应诺。既然作序，就得细读一遍，读完书稿，我为高建辉博士严谨的治学态度和对学术研究的奉献精神感到欣慰，他的学术成长之路上的一幕幕又仿佛出现在我眼前。

2012年，我到图书馆任馆长，我提出了"科研强馆""人才兴馆""问题就是课题"的发展思路。经过短短几年的努力，楚雄师范学院图书馆的国家社科基金项目从无到有，发展到5项，省部级科研项目发展到3项，楚雄师范学院图书馆成为云南省高校图书馆国家社科基金项目立项最多的图书馆。国家社科基金项目和省部级项目中，就有高建辉博士的"西南彝族口述历史资料搜集整理及其有声数据库建设"项目和"云南小城镇公共图书馆服务定位与建设策略研究"项目。他对课题倾注了较多的精力和热情，在西南三省开展了扎实的调研，不仅课题取得了较好的成果并按期结题，而且在研究过程中产生了不少的学术新发现。因为这些创新成果，他在核心期刊上发表了10多篇学术论文，逐步成为图书馆的学术带头人和业务骨干。在此期间，他还取得了副研究馆员、研究馆员的专业技术职称。他一边工作，一边攻读博士，于2022年7月获得了云南大学历史学博士学位。他认真贯彻"问题就是课题"研究策略，善于将理论研究与实际工作相结合，把理论研究转化为实实在在的单位工作成果。在图书馆班子和他的努力下，楚雄师范学院图书馆从2013年到2023年十年间，四次争取到了中央财政支持地方高校发展的专项经费的支持：第一次是"楚雄州优秀文化作品数据库"的建设，第二次是"彝族文化数据库（彝族文化数字资源平台）"的建设，第三次是"彝族文化数字化博览与传习中心"的建设，第四次是"楚雄师范学院智慧图书馆"的建设。这四次中央财政先后投入了近1 000万元的建设经费，如果没有图书馆的国家社科基金项目作支撑，没有高建辉博士在项目申报书编撰方面的辛勤劳动和项目实施过程中的全程监督，连续争取四次中央财政的支持，那是不可能的。当然，通过以上科研和建设项目的锻炼，高建辉博士也成了民族文献信息资源整理与数据库建设方面的专家,其能力得到了领导的肯定、同事的称赞以及同行的认同。

　　通读《彝族传统医药档案文献数据库开发研究》书稿,我觉得它是对彝学问题研究的延伸,也是高建辉博士在彝族历史档案资料整理过程中的又一个新发现。从彝族医药书《齐苏书》早于李时珍的《本草纲目》12 年这一历史发现来看,彝医药的确有着悠久的历史,发展至今可谓"博大精深",可惜后人对其利用和发掘方面与藏医药、苗医药有不小的差距,这同时也意味着彝医药发展有着较大空间,任重而道远,因此,需要更多的学者和医药学专家关注关心彝药这一块宝的传承与挖掘,让彝医药为中华医药走向世界作出贡献。《彝族传统医药档案文献数据库开发研究》一书,对彝医药文献的挖掘和传承具有重要的指导意义,彝族传统医药档案文献是彝医药发展的源流,而数据库是当今世界信息化传承与交流最迅速最直接的途径。我以为《彝族传统医药档案文献数据库开发研究》一书的真正价值在于,它切中了目前传统彝药挖掘与发展中的基础问题与传承交流的通道问题这两个主题。本书属于专业性较强的读物,不是大众读物,读者群体相对比较专一,主要是高校和研究机构的学者和学生,但这类书籍目前出版得不多。本书的特点是内容较新,创新点较多,逻辑清晰,内容完整,系统性强,是近年来少数民族文献信息资源特色数据库建设研究领域的重要成果。本书的彝族传统医药档案文献资源数据库开发和建设理论原创内容较多,这也是其主要价值所在,相信会对彝医药的发展产生积极的影响。当然,彝医药的发展是一个庞大的系统工程,它需要多方面的共同努力,希望高建辉博士充分利用专业优势,关注彝医药领域的最新研究成果,关注云南省彝医医院的临床实践情况,为中国传统医药发展问题的研究作出更大的贡献。

楚雄师范学院图书档案馆原馆长

彝族文化学院院长

李金华

2024 年春于雁塔山麓

前　言

　　彝族传统医药档案文献是指彝族医药历史档案以及将这些档案中的彝族医药学知识进行系统性整理之后形成的现代医药学文献。它所记录的医学理论博大精深、见解独到，为世人所瞩目，在漫长的历史发展过程中为彝族医疗卫生事业提供了大量珍贵的第一手资料。彝族传统医药档案文献载录丰富、载体形式多样，内容真实可靠，具有极高的经济价值、实用价值、历史研究价值、文化价值和教育价值。从新中国成立以来国家颁布的大量保护传承民族医药的法律法规可以看出，党和国家非常重视民族医药的发展，党的十九大报告中提出要"传承发展中医药事业"，二十大报告中提出"促进中医药传承创新发展"。我国各级文化机构近年来也在积极开展少数民族文化的保护和传承工作，在这样的背景下开发彝族传统医药档案文献数据库正逢其时。建设数据库不仅可以抢救和保护濒临消亡的彝族传统医药档案文献资料，还可以更加便利地传播和传承彝族优秀历史文化，深度发掘彝族传统医药档案文献中的知识，满足现代社会多元化的档案文献信息利用需求。本书可分为上半部分和下半部分，上半部分主要是针对彝族传统医药档案文献本体的相关问题进行研究，下半部分主要是针对数据库开发与建设的相关问题进行研究。

　　本书的上半部分为一至三章，首先对彝族传统医药档案文献及其数据库开发与建设的相关概念进行了详细解释和界定，这些概念是后续研究的基础。相关概念包括彝族、彝族传统医药、档案文献、彝族传统医药档案文献、数据库与数据库管理系统、文献信息资源数据库和档案文献专题数据库、档案管理系统与档案文献信息资源数据库应用平台、彝族传统医药档案文献数据库等，同时辨析了传统文献整理方法和面向数据库建设的整理方法，研究了少数民族档案文献管理理论、数字人文与数据库设计理论、彝族医药学理论等相关理论在彝族医药档案文献数据库开发中的应用途径，阐明了彝族传统医药档案文献数据库开发的必要性。接着，对彝族医药的源流、历史，彝医药的起源发展，彝族传统医药档案文献的形制、特点和价值等方面进行了深入研究，提出了彝族传统医药档案文献的四种制作方式、六大特点和十二个方面的价值。其中还重点研究了彝族传统医药档案文献的种类和分类方法,这是数据库开发与建设的关键前提。通过文献研究和实地调研,除了从医学角度按文献内容进行分类外,本书还从档案文献学的角度提出了按文献记录方式、载体类型、行政区域、使用区域、语言文字、用途、支系等分类方法,每种分类方法都通过大量的彝族传统医药档案文献实例进行了说明。

本书的下半部分为四至七章,其中第四章起到了承上启下的作用,研究了彝族传统医药档案文献的保存和利用现状以及目前国内外档案文献和医药文献信息资源专题数据库的建设现状。研究过程中笔者收集并分析了大量的调研数据,发现了彝族传统医药档案文献保护、利用和数据库建设中存在的问题,提出了下一步开发过程中在宏观保障方面、资源建设方面和应用平台建设方面的基础和面临的主要难点。第五章从总体上分析了档案文献数据库开发与建设工作的流程,结合第四章提出的问题和难题,得出了彝族传统医药档案文献数据库的开发和利用的总体对策。其中档案文献数据库建设工作由四个模块组成,即宏观保障、资源建设、平台建设、开发利用。本章还提出了档案文献数据库开发的理念、目标、主体和内容,并从理论研究、工作机制、人才队伍、合作交流、共建共享、知识产权、管理维护、开发利用等方面为彝族传统医药档案文献数据库的开发和利用提出了对策。

最后两章是全书的主要创新内容,深入研究了彝族传统医药档案文献数据库开发与建设中核心的两个问题,即如何具体开展资源建设与平台建设。第六章专题研究了数据库开发过程中的资源建设问题。笔者认为资源建设包括五个方面的内容,分别是数据库资源体系构建、元数据及其著录标准制定、资源的鉴定、资源的收集和资源的整理,本章通过对每个方面的深入研究,提出了具体的工作原则、方法、流程、要求。第七章专题研究了数据库开发过程中的平台建设问题。笔者认为平台建设包括四个方面,分别开发的原则和总体架构、前台网站系统的开发、后台管理系统的开发、数据库支持系统的建设,最后提出了数据库及其应用平台建设的具体思路、方法和措施以及平台建设质量控制策略和评价指标,该策略和指标也同样适用于其他民族特色文献信息资源建设。

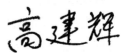

2023 年 9 月

目 录

绪　论

一、研究背景

　　根据人口数量统计,彝族是中国第六大少数民族,拥有悠久的历史和独具特色的文化,主要分布在金沙江流域附近的四川省、云南省、贵州省和广西壮族自治区,聚集在西南地区的楚雄和凉山彝族自治州、红河彝族哈尼族自治州、毕节市和六盘水市等地区,依据 2020 年第七次全国人口普查的相关信息,目前的彝族人口数量为九百万左右。彝族医药是我国中医药的重要组成部分,在漫长的历史发展中,彝族同其他很多民族一样,历经沧桑,在同大自然和疾病斗争过程中,经过长期反复实践,积累了具有民族特色且体系完善的传统医药学知识和经验。这些积累下来的宝贵经验,有的靠家传口授世代相传,有的用彝族文字记载流传下来。彝族传统医药是中华民族的宝贵财富,有其独特的理论体系和疗效,在我国的医疗卫生事业中发挥了重要作用,有效保障了彝族人民的身体健康。彝族传统医药档案文献是人类珍贵的历史财富,是支撑我国医药卫生事业兴旺发达不可缺少的历史文献。

(一)政策法规背景

　　党和国家一向重视民族医药工作,早在 1951 年 12 月,国家就出台了《全国少数民族卫生工作方案》,其中明确地提出了"团结与提高民族医药"的总方针。1983 年,卫生部和国家民族宗教事务委员会在《关于继承、发扬民族医药学的意见》的文件中要求"加强民族医药的发掘、整理、提高工作"。1984 年,《国务院办公厅转发卫生部、国家民族事务委员会〈关于加强全国民族医药工作的几点意见〉的通知》中指出,"民族医药是祖国医药学宝库的重要组成部分。发展民族医药事业,不但是各族人民健康的需要,而且对增进民族团结,促进民族地区经济、文化事业的发展,建设具有中国特色的社会主义医疗卫生事业有着十分重要的意义"。1997年《中共中央国务院关于卫生改革与发展的决定》中指出:"各民族医药是中华民族传统医药的组成部分,要努力发掘、整理、总结、提高,充分发挥其保护各民族人民健康的作用。"同年,国家民族宗教事务委员会和中医药管理局联合印发的《关于进一步加强民族医药工作的意见》中指出:"发展民族医药,要以保持民族医药特色和优势为前提,以继承、挖掘、整理民族医药遗产为基础。"2007年国务院发的文件《少数民族事业"十一五"规划》中的重点工程"少数民族传统医药发展工程"中明确指出:"加大少数民族医诊疗方法、学术经验和技术专长的保护抢救力度,抢救、保护、整理、研究和发掘少数民族传统医药文献资料,建立中国少数民族传统医药名录及其数据库。"2012年7月12日,国务院办公厅印发的《少数民族事业"十二五"规划》中提出"加大民族医药的保护和抢救力度,实施民族医药保护与发展工程……继续实施民族医药关键技术研究项目和民族医药文献整理与适宜技术筛选推广项目。"[1]2016年颁布的《中华人民共和国中医药法》第二条规定"本法所称中医药,是包括汉族和少数民族医药在内的我国各民族医药的统称"。第五十二条规定"国家采取措施,加大对少数民族医药传承创新、应用发展和人才培养的扶持力度,加强少数民族医疗机构和医师队伍建设,促进和规范少数民族医药事业发展"[2]。随后各省制定了自己的中医药发展条例,比如《云南省中医药条例》第三十八条指出"县级以上人民政府卫生健康主管部门应当会同有关部门采取措施,支持中医药古籍文献、古代经典名方、民间单方验方和传统疗法等的抢救,加强古籍文献出版,注重活态传承和数字化、影像化记录"[3]。《四川省中医药条例》五十四条指出"推进少数民族医药科研和资源保护开发,加强少数民族医药文献整理工作,提高少数民族医药服务能

---

① 中华人民共和国中央人民政府网:《少数民族事业"十二五"规划》,https://www.gov.cn/gongbao/content/2012/content_2192404.htm,访问日期:2025年2月5日。

② 全国人大常委会:《中华人民共和国中医药法》,北京:中国民主法制出版社,2016年,第2、14页。

③ 云南人大网:《云南省中医药条例》,https://www.ynrd.gov.cn/html/2023/sssijrdcwhdechy_0325/21707.html,访问日期:2025年2月5日。

力"①。2021年7月1日起实施的《贵州省中医药条例》第三条指出"中医药事业是医疗卫生与健康事业的重要组成部分。发展中医药事业应当遵循中医药发展规律,实行中西医并重的方针,坚持传承精华、守正创新,保持和发挥本省中医药特色和优势,传承和发展以苗族医药、布依族医药、侗族医药等为代表的本省民族医药特色和优势,促进中医药事业高质量发展"。② 2016年,《中医药发展战略规划纲要(2016—2030年)》中指出"加强民族医药传承保护、理论研究和文献的抢救与整理"③。2019年,楚雄彝族自治州颁布了《楚雄彝族自治州彝医药条例》,对彝族医药的保护与发展、科学研究、传承与交流等方面做了规定,为彝族医药的健康发展奠定了法律基础。2017年,党的十九大提出了"坚持中西医并重,传承发展中医药事业"的总方针。2022年,党的二十大提出了促进中医药传承创新发展要求。《中华人民共和国宪法》(2018年版)第二十一条明确指出:"国家发展医疗卫生事业,发展现代医药和我国传统医药"④,宪法给予了民族医药事业充分发展的权利。

(二)民族医药档案文献保护传承与开发利用背景

随着时代的发展,人们对中医药的认识以及对健康的理解也在不断转变,比如,有的人认为西医药具有一定的毒副作用,而中医药副作用小。人们的医疗保健理念开始转向崇尚自然、绿色的民族传统医药,使得民族传统医药受到了前所未有的重视和发展。1977年,世界卫生组织大会上曾有学者提出民族医药学的有效性和价值性,倡导各国政府和各级组织充分发挥民族医药学的作用,使其在实践中不断完善和发展。1991年10月,国家中医药管理局和世界卫生组织联合在北京召开国际传统医药大会。会议一致通过了以"人类健康需要传统医药"为主题的《北京宣言》,强调了传统医药在现代社会的人类健

---

① 国家中医药管理局:《四川省中医药条例》,http://www. satcm. gov. cn/xinxifabu/gedidongtai/2019-12-24/12244. html,访问日期:2022年1月19日。

② 贵州省卫生健康委员会网:《贵州省中医药条例》,https://wjw. guizhou. gov. cn/ztzl_500663/qwpfzl/202304/t20230420_79151028. html,访问日期:2025年2月5日。

③ 中华人民共和国中央人民政府网:《中医药发展战略规划纲要(2016—2030年)》,https://www. gov. cn/gongbao/content/2016/content_5054716. htm,访问日期:2025年2月5日。

④ 全国人大常委会:《中华人民共和国宪法》,北京:中国法制出版社,2018年,第10页。

康事业中举足轻重的地位和作用,并建议每年的 10 月 22 日为世界传统医药日。① 在世界各地的卫生保健、疑难杂症、医药溯源和新药研发等领域,民族传统医药学展现了极大的潜力,很多民族医药广泛运用到了日常的疾病防治过程中,其发挥的作用越来越重要。我国的中医药、民族医药以其纯天然、毒副作用小以及独特的疗效不仅受到我国广大人民群众的欢迎,同时也在世界上许多国家人民的防病治病中发挥了较好的疗效。我国传统医药包括普通中医药和民族医药两类,据有关文献资料记载,目前已经被全世界 140 多个国家或地区用于日常疾病的防治。此外,我国已经与 70 多个国家签订了 90 多个含有中医药合作的政府协议,拓展了我国传统医药的发展空间和外部环境,这也是一个我国传统医药走出去的重要历史机遇。②

彝族传统医药档案文献在彝族医药文化和技术的传承发展过程中扮演了重要的角色。彝族人民在与疾病的长期斗争中逐步形成了自己的医药理论体系,这些经验总结和知识结晶主要通过档案文献的形式流传下来,成了当前彝族医药发展与创新的基础与资源。但是,曾经在很长一段时间里,彝族人民没有充分重视和认可这些档案文献的价值和作用,对这些档案文献的发掘整理工作相对滞后,直到 21 世纪初才逐渐重视起来。2012 年,国家计划组织力量整理 150 部民族医药古籍文献,出版《全国民族医药古籍文献总目》,同时投入 7 480 万元用于建设"民族医药古籍文献基础数据库",这项工程促进了民族医药文献整理和数据库建设技术相关理论的发展。2016 年,在昆明召开的云南省中药产业发展研讨会上有学者提出:"深入挖掘中医药档案文献资源,继承、发展并弘扬云南省中医药文化,按照创新、协调、绿色、开放、共享的新发展理念,使其为经济建设服务。"中医药历史悠久,文化底蕴深厚,是中华优秀文化的重要组成部分,要加大对中医药文化的保护和传承力度,更好地宣传和弘扬中华优秀文化,加大对非物质文化遗产的深入挖掘和保护,增强人们对中医药的尊重和了解,增进人们对中华优秀传统文化的认同和自豪感,为健康中国建设作出贡献。2014 年 12 月,"昆中药传统中药制剂"项目入选国务院公布的第四批国家级非物质文化遗产代表性项目名录,这

---

① 四川省中医药管理局:《世界传统医药日 | 弘扬中医文化 发扬传统医药》,https://sctcm.sc. gov.cn/sctcm/zyywh/2024/10/22/e3677822c7c2424fa757f54d48988834.shtml,访问日期:2025 年 2 月 5 日。

② 朱佳卿:《我国民族医药发展的机遇与挑战》,《中国中药杂志》2008 年第 24 期,第 2995—2997 页。

是昆明中药厂有限公司的一项重要成果。在该项目的实施过程中,生产性保护与档案式保护得到了完美结合,抢救和整理了一批珍贵的传统医药档案文献,为中医药知识和技能的传承打下了基础。但是,很多少数民族传统医药档案文献没有文字记载,相关的药物和疗法随着医生的离世而消亡,有的医药档案文献虽然流传了下来,但是保管条件差,损坏严重,有的甚至被人为损坏、毁弃或流失境外。因此,要促进中药产业跨越式发展,可以从中医药文化这一源头上下功夫,开展中医药档案、文献、文物、古遗迹等普查工作,系统研究少数民族医药典籍、文物、古迹和古今名医学术思想及其文化内涵,为中药产业发展创造条件。[①] 总之,随着精通民族文字的人才逐渐离世,很多民族医药古籍将无人能够解读,有的民族医药文献由于发掘不及时而损毁,有的逐渐被人们遗忘。如果不及时对这些文献进行抢救和整理,民族医药文献和医药文化的保护传承与发展将面临成为无源之水的困境。

(三)数字化及数据库建设技术发展和应用背景

随着数字化技术、计算机和互联网技术的不断发展,3D 扫描、云计算、数据挖掘等信息处理技术的应用和普及,特色数据库应用平台的功能日趋完善,数据统计和检索算法逐步优化,为少数民族档案文献的保护和开发利用带来了新的途径和方向。数据库可以通过有效管理、查询数据和信息,实现资源的统一标准、共建共享和网络自动获取。彝族传统医药档案文献数据库属于少数民族专题文献特色数据库,具有多媒体数据库和文献信息资源数据库的性质。建设数据库是彝族传统医药档案文献数字化保护与传承的重要途径,是其数字化开发利用的基础。数据库的建设是一项长期和复杂的系统工程,需要解决包括宏观保障、资源建设、平台建设、共建共享和知识产权保护等多方面的问题。彝族传统档案文献既有物质文化遗产也有非物质文化遗产,其数据类型包括结构化和非结构化数据,但其数字化之后的文献信息资源可以按照非物质文化遗产保护的方针进行保护、传承和开发利用,其标引著录后的元数据资源可以按照结构化数据进行管理和利用。目前,我国已经有一些正在

---

① 中华人民共和国国家档案局:《推进中医药发展必须抢救保护利用档案文献》,https://www.saac.gov.cn/daj/c100262/201601/904daf7baed7466480867dfce00fe268.shtml,访问日期:2021 年 4月 21 日。

建设的少数民族文献信息资源数据库,比如,楚雄师范学院图书馆的"彝族档案文献遗产数据库""彝文古籍数据库""彝族口述历史资料数据库""彝族优秀文化作品数据库""彝族文化数据库""西南跨境民族口承文化数据库",四川大学图书馆的"藏文文献资源数据中心",贵州医科大学的"苗族医药文化数据库",红河学院的"哈尼族文献数据库",西南民族大学图书馆的"羌族文献数据库",吉首大学的"土家族口述史料数据库"等。相较于我国55个少数民族这一数量,已经建成并投入使用的少数民族文献信息资源数据库并不多,功能完善且能持续更新数据的更是少之又少。

二、研究意义

在国内外广泛开展文化遗产数字化保护工作的背景下,本书以彝族传统医药档案文献和数据库开发为研究对象,通过开展深入细致的调研工作,收集原始数据,研究彝族传统医药档案文献的历史源流、分布、种类、特点、价值等基本属性,在此基础上结合档案学、图书情报、数字人文等学科以及文献数字化保护与传承相关理论,分析彝族传统医药档案文献数据库开发的基础、必要性、可行性以及面临的主要难点,从文化遗产保护和传承的视角提出彝族传统医药档案文献数据库开发的总体策略和具体实现途径。相关成果可以提供给国家文化部门、民委、档案局、中医药管理局等部门,为政府和职能部门制定相应的政策法规、工作规划提供参考,为文化部门和研究机构开展彝族历史文化遗产的数字化保护、传承和研究提供理论帮助。

(一) 理论意义

1. 丰富了历史文献学的研究范围

少数民族历史档案研究是历史文献学的一个重要组成部分,相关理论有一个创建、形成和发展的历史过程。20 世纪 30 年代,我国的一些学者开始对档案管理问题进行系统研究;20 世纪 50 年代,人们以文书档案为研究重点;20 世纪 60 年代,我国科学技术迅速发展,科技档案的研究逐步兴起。20 世纪80 年代以来,我国档案事业进入了蓬勃发展时期,少数民族历史档案研究的理论体系基本形成。20 世纪 90 年代后,随着计算机、通信技术和高密度信息存储技术的进一步发展,少数民族历史档案研究的范围和深度进一步拓展。
21 世纪初,研究对象由传统纸质为载体的档案文献拓展到了以数字形式存储
和传递的信息记录。随着社会的发展,国家对少数民族历史文化的保护和传
承越来越重视,历史文献与数据库开发的结合越来越紧密。本书的研究将进
一步加强少数民族历史文献与数据库开发之间的联系,把图书情报学、档案学
和计算机科学等学科的最新理论成果和技术运用到少数民族历史档案的管理
和开发利用之中,不仅对少数民族传统医药档案文献的数字化保护和文化传
承有着重要的作用,在学术上还将丰富少数民族历史档案研究的理论体系,拓
展历史文献学的研究内容,促进少数民族医药文化保护传承事业的繁荣与
发展。

2. 完善了传统医药档案文献数据库建设与开发的理论体系

少数民族传统医药档案文献数据库的建设和开发是一个新兴的研究领
域,学术界对少数民族传统医药档案文献的搜集整理和建库研究尚属探索阶
段。如何总结现有实践经验,制定相应的政策法规和技术标准,并采取有效的
方法和措施来保护彝族传统医药档案文献,传承彝族的医药历史文化,是目前
所必须解决的紧迫课题。本书的研究正是适应了这一需要,借鉴档案管理学、
图书馆学、计算机、民族学等学科知识和数字人文理念,探索出一套彝族传统
医药档案文献数字化保护传承和数据库开发利用的理论体系。本书的研究虽
然是以建立和开发彝族传统医药档案文献数据库为目的,但其成果对于其他
少数民族同样适用,对实现少数民族档案文献遗产的数字化管理、保护工作的
规范化、标准化和现代化具有重要的理论意义。随着科技的发展和社会的进
步,档案文献资源数字化保护与传承的新理论和新方法不断涌现,彝族传统医
药档案文献与数据库、大数据、数据挖掘、新媒体等技术相结合的大量问题还
有待解决。本书将系统构建彝族传统医药档案文献数字化整理和数据库开发
的理论体系,为其数字化保护、有序化管理和精准化开发利用提供科学的理论
基础。这些理论对于解决民族医药历史研究、民族政策的制定和民族文化开
发等领域面临的问题具有较强的参考价值。

（二）现实意义

1. 有利于彝族传统医药档案文献的抢救和保护

彝族传统医药档案文献是彝族人民在长期的社会历史发展过程中形成的文明印记和文化结晶，是十分珍贵的民族文化遗产，它记载了彝族人民所创造的古代文明和社会发展历程，对研究彝族的源流、政治、经济、历史、科技、文化、教育、宗教、民俗及生产生活状况有较大的现实意义。目前很多彝族传统医药档案文献保存条件差，大量散存在野外、民间和收藏机构中，很多古籍老化损毁情况十分严重。口传医药文献随着老人的离世、语言文化的同化，随时都有永久消失的风险，亟须进行抢救和保护。本书从彝族档案文献遗产数字化保护和传承的高度，对彝族传统医药档案文献的来源和分布、分类方法、特点价值、资源整合与信息集中、数据库建设策略、资源体系构建、元数据标引著录标准等方面进行研究和探讨，全面揭示彝族传统医药档案文献珍贵的历史研究价值和现实利用价值，系统构建基于数字化保护传承的数据库开发方法和途径，进而引起社会的关注和政府的重视，以加强彝族医药档案文献的搜集整理和数据库的建设工作，社会及政府可从工作规划的制定、保护项目的实施和经费投入等方面入手，更好地保护与抢救这一珍贵的少数民族文化遗产。

2. 有利于彝族传统医药档案文献和彝族文化的数字化发掘和利用

彝族传统医药档案文献范围涵盖广泛，沉积了大量优秀的彝族物质和非物质文化遗产。目前大量散存在机构和民间，即使已经集中保管的很多档案文献遗产也没有进行分类整理，更没有建立数据库，无法进行有效的开发利用，极大地限制了社会各界对彝族传统医药档案文献珍贵价值的认识与彝族历史文化的传承和传播。本书的研究成果将为彝族传统医药档案文献的传承和传播拓展新的途径，从理论上探索其数字化保护传承的方法，研究数据库建设、开发和利用的总体策略和具体措施。这些研究成果可以帮助有关部门通过信息集中的方式使彝族传统档案文献更好地为用户提供利用，为彝族医药相关研究人员提供便捷的彝族传统医药档案文献信息获取渠道，为政府的文化和旅游部门提供数字化的文化开发素材，让彝族传统医药档案文献发挥更大的经济和社会效益。此外，通过数据库的建设与开发，可以开展基于大数据分析的数据库开发利用,通过网络和新媒体手段充分展现和传播彝族传统医药文献,弘扬彝族优秀历史文化,促进人类文化事业的繁荣与发展。

三、国内外研究现状

(一) 国内研究现状

1. 关于民族医药档案文献方面的总体研究情况

通过查询中文知识发现系统和中国知网等文献数据库,检索"主题"涉及"民族医药"并且标题含有"档案"、"文献"或"古籍"等词的文献,共得到中文文献 508 篇,成果十分丰硕,其中图书 19 种,期刊论文 247 篇,博士论文 11 篇,硕士论文 36 篇,会议论文 44 篇,科技成果 16 个,研究报告 22 篇,相关研究成果数量自 2001 年开始逐渐上升,在 2011 年到 2013 年达到顶峰,之后有所下降。研究的主题包括文献整理、开发利用、档案管理、文献计量学分析、中医药、数字化和数据库、古籍保护、价值等方面,代表性学者包括罗艳秋、张艺、徐士奎、严世芸、陈海玉等。研究成果最多的是云南中医药大学,其成果是其他研究机构的两倍以上,其他机构中成果比较多的是北京中医药大学、成都中医药大学和云南大学三所高等院校。涉及的学科主要是医药卫生、文化教育两个方面。从成果来源的地域分布来看,云南排在第一位,其次是北京、四川和贵州。从中可以看出,该研究领域有着比较好的研究基础,学科体系比较完备,目前相关领域的研究热度有所下降,西南地区特别是云南省的研究优势比较明显。对比藏、壮、傣等少数民族,彝族医药相关的研究成果 63 个,占比为 12%,研究成果最多,可见彝族医药档案文献在各类少数民族医药档案文献的研究中热度较高,更具研究价值。

2. 关于民族医药档案文献搜集整理方面的研究

民族医药档案文献搜集整理是目前学者研究的一个重要方面,成果非常多。检索方式是检索主题涉及民族医药并且标题含有"档案"、"文献"或"古籍",同时标题含有"搜集"或"整理"的文献。搜集整理工作最早可追溯到 1987 年广西壮族自治区人大常委会主任甘苦同志在全区少数民族医药古籍普查整理工作会议上的讲话,他提出,我们不能忽视民族医药在人民卫生保健中的重要作用,少数民族医药已经到了需要抢救的危险边缘。之后,广西还整理出版了《陶针疗法》《壮医药线点灸疗法》等民族医药文献。2009 至 2015 年北京藏医院的学者冯岭对藏医药古籍文献的搜集整理进行了系统研究,从民族文化保护和发展角度研究了民族医药古籍保护的重要性和意义,提出了民族医药古籍整理的手段、具体方法,并提出了医药古籍信息化平台的构想。[①] 2014 年,冯岭还提出了民族医药古籍文献整理研究规范化模式。2011 年,徐士奎和罗艳秋等学者研究了民族古文字医药文献的搜集整理相关基础理论,比如编目、翻译、校勘、注释、节选、编辑等文献整理方法和寻找佚文佚书、发现珍稀版本、从其他文献中发掘辑录等文献搜集方法。[②] 2014 年,他们在研究民族医药文献现状的基础上,提出了编纂《少数民族医药文献总目提要》的意义及方法。同年,他们做了少数民族医药古籍文献分类体系构建的研究,对民族医药古籍文献概念及其传统分类方法进行了对比,并提出了更为合理的分类体系。最后,他们的科技成果《民族医药文献学研究》准确界定少数民族医药文献学的内涵外延,明确研究对象、范畴和研究内容,阐释其地位和作用,构建了少数民族医药文献学学科理论与实践体系,明确了相关概念、术语、思路、方法和途径。首次提出了少数民族医药文献学的学科构架,将"少数民族医药文献学"细分为 4 个二级学科,包括理论民族医药文献学、应用民族医药文献学、专门民族医药文献学、交叉民族医药文献学;二级学科下设 13 个三级学科,并明确了少数民族医药古籍的概念,并阐述其特点,此外界定了少数民族医药古籍的内涵和外延,提出了少数民族医药古籍应包括原生古籍、衍生古籍、新生古籍、再生古籍和口碑文献五种类型,其时间下限界定为 1949 年以前产生的少数民族医药文献。首次提出了少数民族医药文献分类体系和少数民族医药古籍分类体系,为系统整理少数民族医药文献奠定基础。[③] 此外,还有针对各个具体少数民族医药古籍整理方面的研究,比如,2005 年王柏灿开展的壮医医史文献发掘整理,2011 年田兰得等学者进行的侗族医药古籍文献整理与保

---

① 冯岭,黄福开:《从民族文化保护和发展角度看民族医药古籍整理》,《中国民族医药杂志》2009 年第 8 期,第 9—10 页。

② 徐士奎,罗艳秋:《初论民族古文字医药文献的搜集整理》,《云南中医学院学报》2011 年第 1 期,第 17—19 页。

③ 罗艳秋,徐士奎,王正坤,等:《民族医药文献学研究》,云南中医学院,2015 年科技成果。

护研究,2015 年梁松涛等研究了西夏文医学文献的翻译以及西夏医学与周边民族医学相互影响关系,从医学社会史的角度对西夏文医药文献进行了系统研究,2018 年周红黎做的傣医古籍整理与保护研究。①② 2019 年国家中医药管理局编写了"民族医药文献整理丛书",从文献研究角度分析和总结了各民族医药文献的发展过程和发展趋势,系统论述了各民族医学、医药、成果、任务、团队等方面的内容。

3. 关于民族医药档案文献发掘利用方面的研究

民族医药档案文献发掘利用方面的研究成果的检索方式是主题涉及民族医药并且标题含有"档案"、"文献"或"古籍",同时标题含有"发掘""利用""开发""编纂"等词。1996 年,右江民族医学院图书馆的学者梁秋春首次提出了重视民族医药文献开发的倡议并研究了开发的意义和方法。③ 2004 年,王华南等学者研究了文献检索在民族医药研究与开发中的作用,认为民族医药开发与研究中文献检索的"查全率""查准率"是非常关键的一步。④ 2007 年,民族医药文献发掘整理引起国际关注,国家组织对藏、蒙、维、傣、苗、彝等 19 个少数民族的 83 种医药文献进行了发掘整理。2008 年,云南大学的华林教授研究了西南少数民族文字医药古籍的历史、价值、种类构成和发掘利用问题,分析了中医药特色网络信息资源的收集方式以及它在教学科研和弘扬民族文化等方面的作用,提出了特色数据库的开发策略,对开发与利用少数民族医药文化遗产有较好的现实意义。⑤ 同年,学者吴丽娜研究了网络环境下中医药文献信息资源的开发与利用问题。2009 年到 2011 年,学者陈海玉对西南少数民族历史上的医药古籍文献资源的种类、构成、特点、价值进行了总结,提出了西南少数民族医药档案遗产发掘利用的方法和策略。⑥ 2013 年,甄艳等学者对民族医药古籍目录编纂进行了探讨,研究了民族医药古籍的界定,信息著

①　梁松涛:《黑水城出土西夏文医药文献整理与研究》,北京:社会科学文献出版社,2015 年,第 8 页。

②　周红黎:《傣医古籍整理与保护研究》,《中国民族民间医药》2018 年第 3 期,第 19—20 页。

③　梁秋春:《浅谈民族医药文献的开发》,《医学情报工作》1997 年第 3 期,第 12—13 页。

④　王华南,张敬杰:《文献检索在民族医药研究与开发中的作用》,《中国民族医药杂志》2004 年增刊第 1 期,第 222—223 页。

⑤　华林:《西南少数民族文字医药古籍的发掘利用研究》,《西南古籍研究》(年刊)2008 年,第 151—156 页。

⑥　陈海玉:《西南少数民族医药古籍文献的发掘利用研究》,北京:民族出版社,2011 年,第 9—92 页。

录时应使用的文字,民族医药古籍的分类,医药古籍的民族归属等问题。[①]
2017 年,牟朝霞等学者研究了学科化服务视野下的民族医药文献开发与利用
方法和措施。此外,还有部分针对个别少数民族医药档案发掘利用方面的成
果,比如,2012 年,学者季拥政提出了藏医药古籍文献资源开发与长期保存的
机制。[②] 2017 年,学者王前进研究了苗族医药档案开发利用研究,对传播苗族医
药文化、促进医疗技术创新和进步具有重要的推动作用。[③] 2018 年,陈燕溪等学
者对古老的纳西东巴医药文化、纳西东巴医药古籍文献概况进行梳理,阐释了发掘
利用的现实性,分析了发掘利用工作中存在的民族文化认同感逐渐淡化、损毁流失
严重等问题,提出了发掘利用的优化策略,该策略可进一步促进发掘利用工作。
2019 年,学者王柳对傣族医药档案产业化发掘利用进行了研究,依据医药产业四
大门类划分,确认了医药档案与产业化结合的方向,提出了针对性对策。

4. 关于民族医药档案文献数据库方面的研究

关于民族医药档案文献数字化和数据库方面的研究成果不多。2009 年,
胡颖翀等学者研究了医药古文献数字化的基本方法和技术标准,明确了规范
的数字化工作流程,针对民族医药古文献数字化工作中存在的文字系统、高级
数据库创建、版权保护、人员培训等问题,文章同样进行了探讨,提出了建设性
意见。[④] 2013 年,保丽娟等学者研究了云南少数民族医药文献数字化现状,提
出了数字化建设中面临的主要问题,包括对象、平台、标准、文字、共建共享等
方面。2014 年,罗艳秋等学者通过对民族医药文献资源特点的分析,以及当
前民族医药信息资源建设现状的回溯,分析了民族医药文献资源信息服务的
重要性和必要性。在此基础上,阐释了民族医药文献资源信息服务的重要意
义,探讨了其信息服务的途径和方法。[⑤] 2015 年,张强等学者对云南民族医药

---

① 甄艳,胡颖翀:《对民族医药古籍目录编纂的探讨》,《中华医史杂志》2013 年第 4 期,第 233—
237 页。

② 季拥政:《藏医药古籍文献资源开发与长期保存机制的构建》,《图书馆学研究》2012 第 10 期,第
20—24 页。

③ 王前进:《贵州省黔东南州剑河县苗族医药档案开发利用研究》,《知音励志》2017 年第 12 期,第
26—27 页。

④ 胡颖翀,甄艳:《民族医药古文献数字化的初步研究》,《2009 年传统医药国际科技大会论文集》,
2009 年。

⑤ 罗艳秋,徐士奎,周游,等:《网络环境下民族医药文献资源的信息服务》,《2014 第六届中美图书馆
实务论坛论文集》,2014 年。

古籍数字化整理进行了探讨,并提供云南民族医药古籍数字化发展具体的可参考性建议。① 同年,聂佳等学者对四川南派藏医药古籍文献的抢救性发掘整理及数据库构建方法进行了研究。② 2017 年,李小平等学者梳理古籍文献数字化的发展历程,阐析西南地区少数民族古籍医药文献数字化的重要意义,提出西南地区少数民族古籍医药文献数字化建设的总体思路。③ 同年,郑世超等学者利用数据挖掘算法、数据库设计理论和地理信息系统相关技术构建了西南少数民族文献信息平台,有效促进民族医药文献的保护和传承。④ 此外,民族医药属于中医药,关于中医药数据库的成果还有两个:一个是 2010 年周文等学者研究了糖尿病中医综合疗法文献数据库建设的目的、思路和意义;⑤另一个是 2018 年学者郭鉴欣结合她所在地域民族医药文献的特点,在开展了中医药和地方志古籍文献整理工作的基础上,建设了数据库平台并总结了平台建设中使用的方法和技术。⑥

5. 关于彝族医药档案文献的研究

通过检索主题涉及彝族医药,标题包含"档案"、"文献"或"古籍"的研究成果,发现相关的研究成果相对较少,最早的研究始于 1980 年哀牢山麓发现彝族古典医药文献的报道以及在禄劝收集到的《医病书》《好药医病书》《娃娃生成书》等多种彝族古典医药文献。图书成果中具有代表性的是 2016 年罗艳秋的著作《彝族医药古籍文献总目提要》,书中共收集彝族医药古籍文献 222 种,将彝医药古籍分为医经、医理、诊治、本草、病症用药、调护、医史、作祭献药、医算、综合等 10 大类。本书有助于了解彝族医药古籍文献资源的分布情况、保存现状、载体形制、文字类型、版本类型和分类构成情况,有助于认识和理解彝

---

① 张强,江南,吴永贵:《云南民族医药古籍数字化整理探讨》,《中国民族民间医药杂志》2015 年第 2 期,第 4—5 页。

② 聂佳,邓郡,赖先荣,等:《四川南派藏医药古籍文献的抢救性发掘整理及数据库构建》,《世界中医药联合会藏医药专业委员会成立大会暨第一届学术年会论文集》,2015 年。

③ 李小平,沈洋,张川骏,等:《西南地区少数民族古籍医药文献数字化建设初探》,《中国中医药图书情报杂志》2017 年第 3 期,第 39—42 页。

④ 郑世超,萧文科,张艺,等:《西南少数民族医药文献信息平台的设计与研究》,《电脑知识与技术》2020 年第 4 期,第 281—283 页。

⑤ 周文,王平南:《糖尿病中医综合疗法文献数据库的建立与应用》,《中国医药导刊》2010 第 12 期,第 2192—2193 页。

⑥ 郭鉴欣:《中医药地方志文献数据库的设计与实现——以贵州省为例》,《贵阳中医学院学报》2018 第 5 期,第 97—100 页。

医药的发展渊源和知识体系。学位论文中具有代表性的有两篇,一是 2004 年中央民族大学鹿燕的硕士论文《中国彝族医药文献现状及分析》,介绍了彝族医药文献的分布现状,当前彝族医药文献的内容研究状况,以及当前彝族医药文献发掘整理的研究机构和从业人员状况,最后提出具体建议,呼吁要提高对彝族医药文献整理工作的重视程度,加大政府统筹力度,重视民间文化和文献传承,拯救彝族医药文化和文献遗产。① 二是 2017 年云南大学胡梁雁的硕士论文《云南彝族医药古籍档案开发利用研究》,研究了彝文古籍的种类、特点以及开发利用中存在的问题和对策。② 会议论文方面具有代表性的是 2001 年学者王敏的论文《彝族医药古籍文献综述》,他从大理国时期第一本记载古彝文医书说起,到民国时期有关文献记载彝医药内容为止,简要介绍和叙述了彝族医药的发展史。期刊论文方面成果相对多一些,比如,2016 年云南省食品药品检验所学者徐士奎分析了彝族医药古籍文献明清时期多见的成因。③ 2006 年,楚雄州彝族医药研究所学者余惠祥研究了彝族医古籍《医病好药书》及其特点。④ 2000 年,陈春燕等学者通过对彝族医药古籍中的文化价值进行辩证研究,得出了正确判断彝族医药古籍价值的方法。2015 年,朱国祥等学者就彝医学文献《启谷署》的特色作了分析,提出了彝族医药文献是中华传统医药文化宝库中重要组成部分。2017 和 2018 年,学者何亚洁结合日常工作阐述了档案工作对彝族医药的保护方式和实际作用,分析了彝族医药档案建设的现状和问题,提出了建档工作的具体方法和措施。⑤⑥ 2020 年,学者周树成调研了玉溪地区彝族医药文献的现状及其在收集和整理中面临的问题,得出了彝族医药文献的研究方法和研究意义。对于彝族传统医药文献的概念只有西南民族大学彝学学院学者罗曲 2016 年提到,他指出彝族传统医药是中华传统医药的组成部分,其存在形式多样,比如,在很多神话传说、毕摩经卷中都有记载,有的则以"专著"的形式独立存在。

① 鹿燕:《中国彝族医药文献现状及分析》,中央民族大学学位论文,2004 年。

② 胡梁雁:《云南彝族医药古籍档案开发利用研究》,云南大学学位论文,2017 年。

③ 徐士奎,罗艳秋:《彝医药古籍文献明清时期多见的成因分析》,《云南中医中药杂志》2016 年第 8 期,第 81—83 页。

④ 余惠祥:《医药古籍〈医病好药书〉及其特点》,《云南中医学院学报》2006 年增刊第 1 期,第 41、42、45 页。

⑤ 何亚洁:《彝族医药档案保护研究》,《卷宗》2017 年第 35 期。

⑥ 何亚洁:《彝族医药档案建设研究》,《兰台世界》2018 年第 7 期,第 48—50 页。

(二) 国外研究现状

1. 传统医药档案文献方面的研究

对于"传统医药档案文献"一词,国外并没有直接对应的主题词。国内的很多文献将"医药档案"翻译为"medical archives","传统医药档案文献"直译对应的英语为"Traditional medical archives","文献"一词由"档案"代替,并不体现其实质含义,但在本书中有无"文献"一词对研究对象的概念有实质性影响,因此,应当翻译为"traditional medical literature",经过查阅相关外文文献,发现有很多文献使用"Chinese medical literature"这一概念,因此,笔者最终选取的对应翻译为"Chinese/traditional medical literature"。以此为检索词,以题名为主要检索点,在 Web of science、EBSCO、ProQuest、Gale、Medalink 等数据库中进行检索,共检索出图书 9 种,期刊 99 篇,会议论文 9篇,其他信息 10 条,通过筛选,剔除重复和不相关文献,最终得到有效文献 10余篇,研究成果比较少。国外关于研究传统医药档案文献开始于 1938 年,《华裔学志》(Monumenta Serica,1935—1948)中就提到通过研究中国古代医学文献来看人体寄生虫的起源问题。[1] 2009 年,印度学者 Aggarwal R. 研究了医学文献与汉语耳语之间的关系。[2] 美国学者 Bensky Daniel 从人类学和语言学的角度研究了中国传统医学文献的翻译方法和国际术语。1998 年,美国学者 Donald J. Harper 对中国早期的医学文献进行了研究,翻译了很多中国的传统医学著作,他是研究中国医学文献的代表性学者。[3] 2007 年,韩国学者 Jung, Wu-Byung 和 Kim, Jang-Hyun 对近年来有关中医药治疗痤疮的文献进行分析,探讨东方医学对痤疮的治疗作用,提出了治疗痤疮的方法。[4] 2013年,Catherine Despeux 研究了早期中医文献中的"神"概念。此外,欧洲和日本等国学者在 2000 年左右十分热衷于研究马王堆医学手稿,研究的学者包括欧

[1] R. Hoeppli and I-hung Ch'iang, "The Origin of Human Helminths According to Old Chinese Medical Literature", Monumenta Serica, Vol. 3, No. 2, 1938, pp. 579—601.

[2] Aggarwal R, "Medical literature and Chinese whispers", The National medical journal of India,, Vol. 22, No. 5, 2009.

[3] Translated and study by Donald J. Harper, Early Chinese medical literature, Kegan Paul International; Distributed by Columbia University Press, 1998.

[4] Jung, Wu-Byung; Kim, Jang-Hyun, "A literature study on acne in Traditional Chinese medical journals", The Journal of Korean Oriental Pediatrics, Vol. 21, No. 1, 2007, pp. 27—40.

洲的 Hsu，E、俄罗斯学者 Paul D. Buell、日本学者 J Park 等。近几年的研究主
要是以传统医药文献中的信息提取、信息识别、数据挖掘和开发利用为主。

2. 档案文献整理方面的研究

英语中"档案文献整理"对应的翻译为"Arrangement of Archives"，与之
相关的概念还有"File arrangement"和"Document arrangement"，通过 Web of
science、EBSCO、ProQuest、Gale、JSTOR、Medalink 等数据库，发现只有同时包含
Arrangement 和 Archives 的文献与本书的概念相符，检索结果中期刊有 146 篇，
学位论文有 22 篇，会议论文 3 篇，通过筛选，剔除重复和不相关文献，最终得到
有效文献 70 余篇。研究的学科领域排名前三位的主要是计算机和信息科学、历
史学、社会学。图书著作中比较有代表性的学者是休·泰勒，他在加拿大国家
档案馆工作多年，以自身工作经验为基础，撰写了代表作《档案材料的整理和编
目》，该书着重论述了档案编目以及新型档案的整理和编目，适应了当代档案载
体日趋多元化的新形势，具有一定参考价值。① 2012 年，由塞缪尔·哈兹编制
和整理的《殖民地记录总索引》（16 卷）和《宾夕法尼亚州档案》（12 卷）［第 1
辑］，②是近年来国外档案文献整理的经典案例。国外研究档案文献整理的文
章一般都是把整理和著录放在一起，即"Archival Arrangement and
Description"，这方面的研究论文非常多。其中学位论文主要研究整理著录的
思想和原则，比如，1985 年加拿大学者 Stapleton 关于档案鉴定、整理和著录
的思想的研究，③1989 年，美国学者 Rummel 所做的社会和商业档案的整理
工作，文章主要论述了如何利用档案整理和保存的程序来整理藏品。④ 2018
年日本学者恩田做了关于个人档案整理的研究。⑤ 期刊方面成果最早可追溯

① 黄霄羽：《外国著名档案学者纵览（续）》，《四川档案》1996 年第 5 期，第 18—19 页。
② （Indexes），Pennsylvania（Colony）Provinc. General Index to the Colonial Records，in 16 Volumes，
and to the Pennsylvania Archives，in 12 Volumes［1st Series］Prepared and Arranged by Samuel
Haz，HardPress，2012.
③ Stapleton；Richard Stephen. The ideas of T. R. Schellenberg on the appraisal，arrangement and
description of archives，the university of british columbia（canada），1985.
④ Rummel；Mary Ann Carroll，An arrangement of the Hathaway papers to produce an archival
register of a manuscript collection，California State University；Dominguez Hills. 1989.
⑤ 恩田；怜. 個人文書群の目録編成に関する研究—小野、長岡、馬場文書群の目録編成事例を通し
て 一：The arrangement of personal archives—The case study of Ono，Nagaoka，Baba
archives. University of Tsukuba，2018.

到 19 世纪 40 年代由荷兰档案员协会指导编制的《档案整理和说明手册》①，之后研究的主要内容是档案文献整理著录的一般方法以及特殊档案文献整理著录的方法。比如，2015 年加拿大学者 Skrypnyk 和 Martin 提出了艺术家个人档案的整理与著录的方法，2012 年，韩国学者 Seol 和 Moon Won 从档案组织的角度分析了韩美两国视觉与表演艺术档案的一些案例，在此基础上提出了提高韩国艺术档案整理分类质量的建议。1982 年，德国学者 Schwartz K D. 和 Karsten U. 通过核医学工作 5 年多的经验，总结了微缩胶片上医学声明的档案整理方法。2015 年，巴西的 Da Silva, A. P. 等学者通过分析巴西、葡萄牙、法国、西班牙、澳大利亚、加拿大、美国、新西兰、英国和瑞士等国以及国际档案理事会（ICA）的档案工作者道德规范，得出档案工作者相关的伦理价值和道德价值，包括获取和使用、真实性、保密性、保存、保管、公正性、信息获取、信息安全、记录的实物保存、可靠性、尊重出处、尊重原始秩序、尊重档案的保存价值等方面。

3. 档案文献资源数字化及数据库建设方面的研究

（1）研究数字档案文献长期保存问题

21 世纪以来，随着信息技术的发展，欧美国家对数字档案的研究内容不断深入和拓展。根据辽宁大学学者王艳丽对 20 世纪 70 年代以来欧美档案保护学术研究统计分析的成果，国外开展数字档案长期保存问题研究的学者及其观点如下：2010 年，伊朗学者 Moghaddam GG. 指出数字资源长期保存需要考虑的问题和关注点分为三个方面，即技术、组织和法律。2011 年，苏格兰的 Oliver G. 等学者提出了"要妥善保存数字档案，就必须与信息通信技术专业人员紧密合作"的观点。2014 年，美国伊利诺伊大学米尔纳图书馆的研究人员又以"米尔纳图书馆为案例"，提出了元数据的寿命也是数字档案长期保存的一个重要方面。2012 年，墨西哥的学者 Voutssas J. 在"分析了世界各地有关数字档案保存的文献后，总结了数字档案的六个保存因素（文化、技术、法律、方法、经济和社会因素）和七个保存原则（鉴定、质量、永久性、可访问性、可用性、功能性和可信赖性）"。2011 年，比利时学者 Evens T. 对弗兰德斯地区

---

① George J. Finney. S. Muller, J. A. Feith, R. Fruin, and Arthur H. Leavitt. "Manual for the Arrangement and Description of Archives: Drawn up by Direction of the Netherlands Association of Archivists", The Library Quarterly, Vol. 10, No. 3, 1940, pp. 430 – 432.

文献遗产保管机构进行了详细的考察和研究,得出了档案馆数字资源馆藏存在的主要问题是技术过时和资源质量下降,起因主要还是在政策引导方面。

(2) 研究文献数字化技术的更新换代

在计算机技术和网络快速发展的今天,一方面,欧美国家开展了手稿档案、声像档案数字化的研究,另一方面,还进行了新媒体平台和新技术应用的研究。根据辽宁大学学者王艳丽对 20 世纪 70 年代以来欧美档案保护学术研究统计分析的综述成果,国外关于文献数字化技术的研究情况如下:2015 年美国密苏里大学的 Moulaison HL 等人就提出了"为了保护数字化内容,可以采用三种策略——迁移、更新和仿真"。同年,美国亚利桑那大学的学者们详细讨论了"Amazon S3 和 Glacier 中存储和检索数据的成本和分析,通过比较表明,Glacier 比其他云存储解决方案具有独特性和优势"。基于云的检索功能设计提供查询利用服务,可以极大提高网页档案馆的运营管理效率,同时,也能减轻档案馆的工作负担和成本支出。2007 年,英国伦敦大学的学者 Macdonal 提出将馆藏档案进行数字化加工后建设虚拟档案馆,运用 3D 技术使文献和文物活起来,让人们更直观、形象地了解和认识馆藏的历史文化遗产。随着元宇宙概念的兴起,虚拟现实(简称 VR)和增强现实技术(简称 AR)得到了快速发展,这些技术应用到民族文献、文物与文化遗产保护传承工作中,可以提高工作效率,提高保护与传承效果。这些技术的应用范围十分广泛,特别是 AR 的介入可以提高文献的数字化转换速度,提升虚拟修复的精度,增强宣传展示效果、建设可以进行在线参观和浏览的虚拟档案馆和博物馆。总之,为了充分体现档案文献的经济价值、文化价值和宣传教育价值,必须利用现代化手段和数字化技术增加档案文献展示的机会,创新档案文献展示和开发利用的方式,但这一切的基础数据都来源于档案文献的数字化工作与数据库建设的成果。[①]

(3) 研究档案文献资源数据库的建设与开发

国外进行过一些档案资料数据库的建设和开发方面的研究,2013 年 Hank Zaletel 研究了创新使用交通改善基金开发历史档案和数字数据库的途

---

① 王艳丽:《20 世纪 70 年代以来欧美档案保护学术研究统计分析》,辽宁大学学位论文,2019 年。

径。① 2012 年 Takaiwa 等学者研究了协同科技档案数据库网络检索系统的开发方式。② 2015 年 Seung-Jun Cha 等学者研究了数据库长期保存的格式及存档工具的开发方法,设计了数据库数字存档的保存格式和实现存档工具,并通过了 Oracle、MySQL、MSSQL 等数据库管理系统的测试。③ 日本学者 Hanyu,T 等人研究了档案馆和博物馆民间器物数据库的开发方式,利用规范化关系模型对民间实现进行分类,避免了数据库冗余。④ 数据库技术方面具有代表性的成果首先是 2000 年美国的 Hunter 等学者所做的关于元数据模型,检索工具、数据库搜索和 WEB 界面、资源整合等内容的研究。其次是 2007 年美国内华达大学的 Larson 等学者所做的"肯塔基民权运动口述历史数字媒体数据库"项目和 2013 年 Robert E. 和 Warren 主持的 OHIA 项目中的"将人类的声音恢复到口述历史:音像仓储网站"。他们把搜集到的音视频资料整理著录后发布到了一个专题网站上,访问者可以免费查看访谈的原始音视频记录。

(三) 综述小结

从以上研究成果可以看出,国外的相关研究主要是边缘学科和实用技术,比如古籍翻译方法、数据挖掘和信息提取技术、数字化保存、数据检索算法等,民族医药档案文献搜集整理方面的成果非常少,国内的研究则可以从四个方面来看。

第一,从研究对象看,以往的研究对象包括少数民族或彝族的医药档案、古籍或文献,没有出现过医药档案文献的概念,传统医药文献的概念也只有在 2016 年的一篇期刊中出现过一次。因此,传统医药档案文献是一个全新的概念,其内涵外延与医药文献、医药古籍、医药档案有较大差别,彝族传统医药档案文献这一概念也是本书第一次出现,本书的研究将进一步拓宽民族医药文献的研究对象范畴。

---

① Hank Zaletel, "Innovative Use of Transportation Enhancement Funds to Develop a Historical Archive and Digital Database", Collections, Vol. 9, No. 4, 2013, pp. 379—386.

② Takaiwa, Y; Gotoh, H; Namba, C. § 8, "Development of Internet Search System for Cooperative Scientific Archives Databases", Annual Report of National Institute for Fusion Science (April 2011—March 2012), No. 1, 2012.

③ Cha, SJ; Choi, YJ; Lee, KC, "Development of Preservation Format and Archiving Tool for the Long-term Preservation of the Database", ACM IMCOM 2015, Proceedings, 2015.

④ Hanyu, T; Miyata, S; Morizumi, T; Kinoshita, H, "Development of the folk implements database for the digital archive", 2015 IEEE INTERNATIONAL CONFERENCE ON CONSUMER ELECTRONICS—TAIWAN (ICCE-TW). 2015, pp. 484 - 485.

第二，从研究内容看，目前的研究成果涵盖了民族医药档案文献的搜集整理、发掘利用以及数字化和数据库建设等领域，对于彝族来说主要是研究医药古籍文献的搜集整理和利用，对于彝族传统医药档案文献整理的研究还有待进一步深入，特别是其分类方法和类别的科学性与合理性需要进一步研究，本书将系统研究彝族传统医药档案的基本属性和种类。在民族医药档案文献数字化保护及数据库建设方面，很多学者缺乏计算机和软件工程相关学科知识背景，导致目前民族医药档案数字化及数据库建设方面的很多研究成果的专业性不足。此外，由于缺乏实践经验，理论成果可行性存在问题，难以具体深入。比如，保丽娟关于元数据的设计方面的成果研究的就比较浅，只是探讨了设计方法和原则，没有具体的设计方案。[①] 对于民族医药档案文献数据库建设方面虽然有一些成果，但这些成果研究都不够深入具体，可操作性差，很多文章都提出要建立数据库，但具体怎么建，很少有学者对此进行清晰的论述。彝族医药档案文献数字化整理及数据库建设方面的研究目前还没有学者涉及，本书将以点带面，通过彝族来反映少数民族的问题和对策，使研究成果对各个民族都具有普遍适用性。

第三，从研究视角看，以往的研究有少部分成果是从文化保护和发展的视角来研究搜集整理以及从民族记忆视角来研究开发利用。除此之外，大部分成果都是从一般视角来开展研究，本书将从民族文化保护传承的视角来研究彝族传统医药档案文献的整理和开发利用，凸显其保护和传承民族文化的价值和意义。

第四，从成果形式看，以往的研究成果中期刊和会议论文数量最多，图书和学位论文数量较少，特别是针对民族医药档案文献数据库开发和建设方面的图书和学位论文目前还没有，说明这一领域还有进一步深入研究的空间。

四、研究思路、内容、方法和创新点

(一) 研究思路

研究思路如图 1 所示，共五个步骤。

---

① 保丽娟，刘虹：《云南民族医药文献元数据方案设计探讨》，《中国中医药图书情报杂志》，2014 年第 3 期，第 25—27 页。

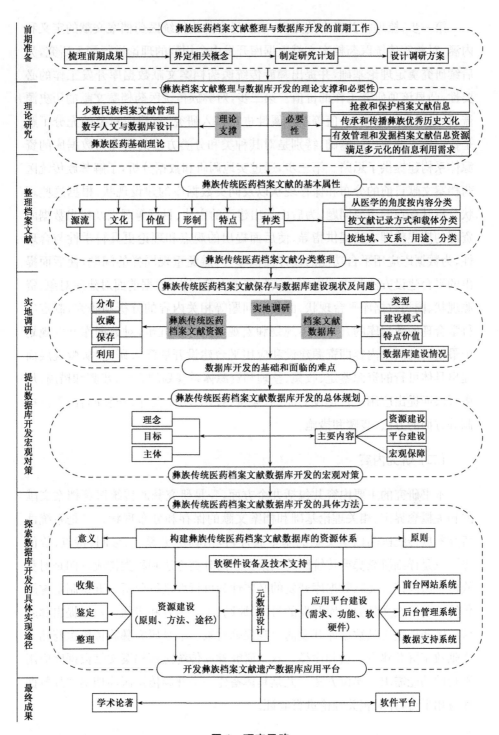

图 1　研究思路

第一步，梳理相关概念的定义，准确界定彝族传统医药档案文献的定义和内涵，对彝族传统医药档案文献数据库开发中会用到的理论进行深入研究，为后续研究奠定理论基础，并提出彝族传统医药档案文献数据库开发工作的必要性，凸显该项研究工作的价值。第二步，对彝族传统医药档案文献的历史源流、种类、特点、形制、价值等基本属性进行深入研究，对建库对象的充分了解是数据库资源建设的基础，特别是对其种类和分类方法的研究为数据库的资源体系构建提供了思路。第三步，通过实地调研和数据分析，了解彝族传统医药档案文献目前的分布和保存现状以及同类数据库的建设现状，根据这些现状分析其存在的主要问题，为后面提出建库的主体、目标等观点及提出数据库资源的搜集整理方法提供指导，使后面提出的观点和理论更具科学性与合理性，为数据库应用平台功能的设计提供参考，避免重现同样的问题，使后面提出的平台建设方法和内容更符合实际需求。第四步，根据前面对建库对象、资源现状、同类数据库平台现状、面临的问题等相关内容的分析和研究，制定出科学合理的数据库的开发总体规划和宏观对策。第五步，对数据库开发规划中最重要的两块内容即资源建设和应用平台建设开展深入研究，从微观层面提出具体可行的资源鉴定、收集、整理和资源体系规划的方法、步骤和措施，从微观层面提出应用平台建设的原则、架构、技术、功能设计、安装部署、质量控制等方面的方法、步骤和措施。

（二）研究内容

本书研究的主要内容共包括九个方面，一是研究彝族传统医药档案文献的相关概念界定、相关理论基础和档案文献的保存和分布现状。二是系统性研究彝族传统医药档案文献的基本属性，包括其历史源流、形制、特点、价值等。三是详细研究彝族传统医药档案文献的分类方法和种类构成。四是对彝族传统医药档案文献数据库开发的必要性和可行性进行分析。五是制定彝族传统医药档案文献数据库开发的目标、原则、主要内容和步骤。六是提出彝族传统医药档案文献数据库开发的宏观保障对策。七是研究彝族传统医药档案文献数字资源建设方法和途径。八是研究彝族传统医药档案文献数据库应用平台的功能需求和建设方法。九是具体搭建一个彝族传统医药档案文献数据库应用平台，并对相关理论进行验证。

（三）研究方法

1. 文献综合分析法

首先，通过查阅现有文献和研究成果，深入分析彝族传统医药档案文献的产生形成、种类、特点、价值等基本属性，了解数据库建设与利用的一般步骤和方法，为后续研究奠定基础。其次，前期通过查阅大量的相关文献，总结国内外同行学者在档案文献搜集、整理、保护、利用以及数据库建设和开发方面的方法、问题、对策和趋势，经过分析、凝练、筛选、取舍，最终形成自己的方法和理论支撑。

2. 田野调查法

首先，彝族传统医药档案文献最初产生于民间，流传于民间，使用于民间，笔者将对民间收藏彝族医药文献的毕摩、彝医、民间知识分子、民间医生等人士进行走访，了解彝族传统医药档案文献的民间保存和利用情况。其次，笔者将到彝族地区的图书馆、档案馆、博物馆、彝族医药研究所、中医医院等机构进行实地调研，了解彝族传统医药档案文献的机构保存及分布状况，深入分析彝族传统医药档案文献的发掘、管理、收集和利用现状。另外，笔者将选取各类型的彝族传统医药档案文献进行实地收集、整理、数字化加工和著录，收集数据库开发过程中面临的困难、现状和问题等第一手资料，更加清晰地了解数据库开发的必要性和可行性。

3. 实验模拟验证法

拟利用楚雄师范学院图书馆的软硬件优势，对彝族传统医药档案文献数据库开发的关键技术及参数进行测试，如数据库应用平台、检索及共享平台、VPN、防火墙、定时和容灾备份、音视频资源采集及后期处理的参数、元数据著录标准和规范、网络传输参数等进行实验模拟验证，以得到彝族传统医药档案文献数据库建设和开发利用的最优参数和实施方案。

4. 经验总结归纳法

由于彝族传统医药档案文献数据库开发工作是一项实践操作性非常强的工作，不同少数民族文献信息资源在数据库开发的过程中有类似的工作和环节，比如，在收集、鉴定、管理和数字化处理等方面，彝族传统医药档案文献虽然在资源体系、具体收集方法、保存情况与其他文献信息资源不同，但在进行数据库开发时可以借鉴档案、文献或信息资源数据库开发的经验,通过部分具体事例的实践验证,提升经验的理论高度,通过总结出的理论反过来指导实践工作,最后得出实施策略。

(四) 创新点

1. 研究对象较新

本书的研究对象彝族传统医药档案文献和彝族传统医药档案文献数据库在以往的研究中还未有学者提到,也没有学者进行过准确的界定。本书将准确界定彝族传统医药档案文献的概念和范围,界定彝族传统医药档案文献数据库的概念和内涵。

2. 研究内容较新

本书的研究进一步完善了少数民族档案文献数据库开发的理论体系,对面向数据库建设的彝族医药档案文献的鉴定、收集、整理的方法和流程以及基本概念进行研究,使得文献信息资源特色数据库开发的理论更加完整。

3. 研究方法较新

本书所采用的实验模拟验证法是研究数据库开发参数和效果的重要方法创新。搭建一个具体的彝族传统医药档案文献数据库软硬件平台,可以通过实验合理确定数据库建设中的各类软硬件参数和资源加工标准,检验前台网站的布局和展示效果。

4. 学术思想较新

本书将从民族文化保护和传承的角度来开发彝族传统医药档案文献,秉承数据库的建设最终是以开发利用为目的的思想进行研究,认为彝族传统医药档案文献数据库的开发将便于彝族文化的传播、传承,便于资源的开放获取,便于档案文献资源知识元化和知识服务,便于数据分析和可视化展示,便于彝族传统医药档案文献的数字化保护和彝族医药文化的传承。

5. 研究角度较新

以往对于彝族档案文献的研究都是站在档案文献学和医药学的角度进行的,本书将站在计算机科学和图书馆学的角度,在文化传承保护的背景下,从档案文献的知识服务和软件工程的角度来开展相关研究。

第一章
彝族传统医药档案文献及其数据库开发概述

对彝族传统医药档案文献及其相关概念进行准确界定是开展研究工作的前提和基础。彝族传统医药档案文献数据库开发涉及少数民族档案学、图书馆学、计算机与通信技术、数字人文、软件工程、医药学理论等众多学科,属于跨学科的研究,开展研究需要有必要的理论支撑,同时还必须明确彝族传统医药档案文献数据库开发的必要性和意义。

第一节　相关概念界定

一、彝族传统医药档案文献相关概念

(一) 彝族和彝族传统医药

1. 彝族

彝族主要集中在中国西南地区,对于彝族的起源学术界还没有统一的说法,有的观点认为彝族是土著民族,也有的观点认为彝族来自东、南、北等其他地方,目前大多数学者的观点是北来说。首先,根据《汉书》等历史文献记载,学者推测彝族祖先与古羌人同源。在公元前二世纪至公元元年初期,彝族先民主要聚居地是云南昆明的滇池和四川西昌的邛海附近,他们在这两个区域从事农业耕作或者游牧生活。其次,根据彝族相关的神话故事和历史传说,彝族的祖先最早生活在"邛之卤",之后逐渐向南迁徙到"诺以"(金沙江)、"曲以"(安宁河)流域。大约在公元三世纪以后,彝族不断发展壮大,活动区域扩展到云南东北部和南部、贵州东北部和广西北部。最后,根据贵州彝文古籍《西南

彝志》的记载和楚雄师范学院唐楚臣教授的研究成果,羌和濮是彝族形成的两个基础,羌人从河套和甘肃等地来到西南地区的金沙江流域,逐渐与当地的其他民族融合,比如古代南方的濮人,最终形成了现代意义上的彝族。① 由于生活的地域十分广阔,古代彝族一般以部落和氏族的形式分散居住于各个区域,大杂居、小聚居的人口分布形式使得这些部落和氏族逐渐发展成了不同的群落,并形成了具有自己特色的语言和生活习性。彝族祖先为了生存和发展的需要,产生了很多支系。因此,彝族在历史上的名称十分复杂,曾使用过的称谓包括"叟""蛮""夷""爨""罗罗""彝"等。很多彝文典籍和民间都有关于彝族"六祖分支"的记载和传说。根据相关文献记载,两千多年前,彝族先民进入了父系氏族社会,彝族的祖先"仲牟由"有 6 个儿子,即"武、乍、布、默、糯、恒",他们是西南彝族最早的 6 个支系的祖先,后世称其为"六祖",他们带领彝族及其后代不断向云南、四川、贵州等省的各地迁徙并扩张领地,经过长期历史发展繁衍至今。彝族一般都采用父子连名制的谱系来对后代取名,贵州彝族水西土司安氏的家谱显示,"仲牟由"可能生活在战国初期。谱系从"仲牟由"时代开始到清康熙三年(1664 年)结束,共记录了水西土司安坤的 85 代先祖。自六祖分支之后,彝族先民逐渐由以部落和氏族的生活方式逐渐转变为以联盟和支系为主的生活方式。目前彝族可以被分为 30 多个支系,比如,较大的支系有阿细、撒尼、罗罗、罗婆、阿哲、尼苏、诺苏等。

　　彝语属于汉藏语系藏缅语族彝语支,彝语的发音种类繁多,大的可分东部、南部、东南部、西部、北部、中部 6 个方言区。每个方言区还可细分出不同的次方言 5 种、土语 25 种和次土语,如表 1 - 1 所示。彝文有名词、动词等 6 类实词和 5 类虚词,词汇丰富,语法自成体系。明清以来的汉文史料称为"爨文""爨字""韪书""倮文""罗罗文""夷字"等。湖南省株洲工学院刘志一教授认为古彝文有 9 000 年以上的悠久历史,如果加上它的草创时期,可能有 10 000 年以上。根据学者孔祥卿的研究和考证,彝文产生于公元前 650 年左右,相当于中原的春秋战国时期,最晚不晚于汉代。陈英和丁椿寿二位先生

---

① 唐楚臣:《西南土著濮为彝族族源之一》,《西昌学院学报(社会科学版)》2020 年第 1 期,第 1—11、60 页。

在则认为彝文起源于 6000 年前。[①] 在西安半坡出土的刻画文字,有 54% 与彝文字形、字义相同或近似,半坡文化遗址出土的木炭经碳 14 测定,时代为公元前 4 770±134 年,这说明彝文字至少有 5 000 年以上的历史。目前,关于彝族语言文字的说法众多,还没有形成统一的意见。笔者认为,古彝文的起源时间应为 6 000 年以前,属于世界上古老的文字之一。现代彝语和彝文借鉴了汉语的很多成分,特别是在描述现代事物时,由于没有彝文对应的翻译词汇,汉语成分较多。

　　目前使用的彝文主要是传统彝文和规范彝文两种。1975 年,为了推广和规范彝族文字,统一彝族各地的彝族语言和文字,四川凉山彝族自治州以喜德语音为标准音,以"圣乍"话为基础方言,制定了四川《彝文规范试行方案》,确定了 819 个规范文字,并设计出"彝语拼音符号",便于注音学习。但这一方案是以北部方言区的彝语和彝文为主,没有兼顾其他彝族地区的语言文字,因此,该方案虽然是国务院批准的第一个规范彝文方案,但没有受到学术界的一致认可和推崇,难以在全国大面积推广。2010 年,为了解决川滇黔桂四省(区)的彝文统一标准问题,四省(区)组织相关部门和学术组织共同联合制定了《通用彝文规范方案》。该方案中,彝语发音方面增加 6 个辅音,成为全国通用彝文拼音方案。彝文的数量方面吸收了其他省区的文字,从 819 个拓展到了 5 598 个。2011 年,彝学被教育部列入中国学科目录。2013 年,全国第一次招收彝学专业的硕士研究生和博士研究生,这是彝族相关学科发展的里程碑事件,彝学相关学科学术地位不断提高,这些学科逐渐成为目前研究的热点。2019 年,楚雄州人民政府、楚雄州民委联合立项楚雄师范学院"专业＋少数民族语言文字(彝语方向)"辅修班项目,办学成果和工作在云南省民语委专家的评估中顺利通过,并得到了云南省教育厅民教处的肯定。

表 1-1　彝语方言、次方言、土语、次土语划分表

方言	次方言	土语	次土语
北部	北部	圣乍、义诺、田坝	无
	南部	布拖(东部)、会理(西部)	

---

① 孔祥卿:《彝文的源流》,北京:民族出版社,2005 年,第 61 页。

（续表）

方言	次方言	土语	次土语
东部	滇黔	水西	黔西、毕节、大方
		乌撒	威宁、赫章、恨可
		芒部、乌蒙	无
	滇东北	禄武、武定、巧家、寻甸、昆安	无
	盘县	盘南、盘北	无
东南部	无	路南、弥勒、华宁、文西	无
南部	无	石建	个旧、石屏
		元墨	元阳、墨江
		峨新	峨山、新平
西部	无	西山、东山	无
中部	无	南华、大姚	无

2. 彝族传统医药

彝族传统医药是我国有古文献记载的七种少数民族医药之一。在历史的长河中,彝族群众与各种疾病进行了长期的斗争,在反复的实践过程中积累了丰富的具有彝族特色的传统医药学理论。这些珍贵的彝族优秀文化遗产主要靠口耳相传的方式进行传承,也有一部分通过文字、图像和符号等记录形式流传下来,是我国传统医学不可分割的一部分,是中华民族的文化瑰宝。2011年5月23日,彝族医药学经国务院批准列入第三批国家级非物质文化遗产名录。治疗和预防疾病是彝族传统医药的主要功能和作用,彝医治疗疾病的方法包括内治和外治两种。内治主要是通过口服汤剂、丸剂、散剂、酊剂等药剂的方式实现。外治主要是通过外包、外敷、烧火、熏蒸、洗浴、割治、放血、针刺、拔罐、推拿按摩等方式实现,主要用于治疗外伤病和皮肤病。彝药是彝族人民长期同疾病作斗争的经验总结和智慧结晶,数量多达上千种。其来源主要包括植物、动物和矿物,其中植物药和动物药来源最多,既有单味药,也有混合药。彝药的使用方法主要有捣烂、揉烂、外敷、咀嚼、熬水内服和炖鸡肉服等。彝族地区产名贵药材已有悠久历史,特别是凉山地区。凉山地区除有丰富的植物药外,动物药中珍贵者亦极多。①

　　彝医在治疗疾病时不会墨守成规,能够实事求是、根据病情因地制宜,推陈出新。根据文献记载,彝族传统医药可治疗疾病的类型非常齐全,主要包括内科、耳科、妇科、产科、外科、伤科、五官科等。彝医药具有独特的理论基础,彝族传统医药理论认为万事万物的根本是清浊二气,这是彝医认识自然、了解疾病和治疗疾病的总纲。彝医在长期的医疗实践中,积累了丰富的治病经验,这些经验通过归纳总结的方法形成医药配方或处方并通过彝文记录了下来。正确诊断病因是治疗疾病的前提,彝医同普通中医一样,主要通过望、闻、问、切等方式对病人的症状进行诊断,同时通过观察患者的情况,判断患病的本质,分析病因,从而对疾病做出正确的判断,最后根据病因开具处方。彝医药研究一方面在发掘整理方面向广度发展,同时也在实验和临床应用方面向深度拓展,并已取得一定成就。一些效果独特的药物经过系统深入的实验室工作,已被研制成新药投入生产,并在临床获得满意疗效。②

　　3. 彝族医药文献

　　彝族是有本民族古老文字的民族,这些神奇的符号是彝族文化进步的象征。据湖南株洲工学院刘志一教授的研究,古彝文最早出现在 6 000 年前。有了自己民族的文字后,彝医就能将自己长期在实践中的经验记录下来,形成医药档案文献。彝族最早的医学文献是在明末年间写成的,比如《作祭献药供牲经》《明代彝医书》等。清初的医学著作较多,如《小儿生长书》《医病书》《医病好药书》等,晚清的医学著作有《三马头彝族医药书》《洼垤彝族医药书》《斯色比特依》《元阳彝族医药书》《童者彝族医药书》《逸施河彝医书》等。除此之外,天文、历史、宇宙、人文等方面的《劝善经》《西南彝志》《宇宙人文论》《指路经》《医算书》《查诗拉书》《尼苏夺节》《寻药找药经》《哀牢指路经》《设祖灵献牲篇》《蓄粮福德世决》《普兹楠兹》等著作中均记载有丰富的医学理论及医学知识。关于彝族医药文献的概念,目前学术界还没有明确的界定,大家普遍默认的彝族医药文献是指记录有彝族传统医药相关的知识或信息的文献。③ 2023年 10 月,楚雄师范学院和楚雄州民族宗教事务委员会合作开展《彝医肿瘤治

① 吴桂芳:《彝族医药学的发展研究》,《福建中医药大学学报》2010 年第 6 期,第 62、63、69 页。
② 纪光权:《彝族医药发展近况》,《世界最新医学信息文摘》2015 年第 22 期,第 181—182 页。
③ 关祥祖主编:《彝族医药学》,昆明:云南民族出版社,1993 年,第 5 页。

疗学》专业名词术语规范彝文翻译工作,可见彝族医药文献的编纂越来越受到有关部门的重视。

(二) 档案文献

1. 档案、文献和古籍

档案与文献是相互独立又有密切联系的两个概念。档案是文献的属概念,档案从属于文献,所有的档案都是文献,文献是档案的种概念,文献包括档案,但是,只有原始文献才是档案。中华人民共和国档案行业标准《档案工作基本术语》对档案的定义是:"国家机构、社会组织或个人在社会活动中直接形成的有价值的各种形式的历史记录。"为了更加确切地揭示其内涵,也可表述为:"档案是社会组织或个人在社会实践活动中直接形成的具有清晰、确定的原始记录作用的固化信息。"①"文献"最早出现在《论语·八佾》中,孔子云:"夏礼,吾能言之,杞不足征也;殷礼,吾能言之,宋不足征也;文献不足故也,足,则吾能征之矣。"②1983 年,我国国家标准《文献类型与文献载体代码》中,给文献下的定义是:"记录有一切知识的载体。"从记录手段划分,包括文字、图形、符号、音频、视频等记录方式,从外在形式划分,文献又表现为文书、档案、图书、报纸、刊物、情报、资料等。在国际上,"文献"概念的外延是比较宽泛的,可泛指以图书、文件、幻灯片、连续出版物、影片、声像资料等实体形式出现的记录有信息、知识的各种载体。③

文献一般是指具有较高历史文化价值且内容比较系统完整的信息记录,它与档案的关系比较紧密,也比较复杂,内涵有些交叉,但外延十分宽泛。其形态包括文件、书籍、文章、图片、表格、笔记、日记、信函、音像制品等等。档案与文献相比,两者的内涵有很大差异,外延却有大面积交叉重合。二者之间的区别,一是本质即核心含义不同,档案是社会实践的原始记录,是第一手原生信息。文献则不论是不是原始记录,非原始记录性的信息也可称为文献。二是档案注重查考、实用价值和历史文化价值,文献则比较注重历史文化价值。

---

① 冯惠玲,张辑哲:《档案学概论(第二版)》,北京:中国人民大学出版社,2006 年,第 5 页。
② 储开稳,朱昆耕主编:《文理信息检索与利用》,武汉:华中科技大学出版社,2010 年,第 1 页。
③ 郑慧,朱兰兰:《中国少数民族档案文献珍品研究》,北京/西安:世界图书出版公司,2013 年,第 1—2 页。

三是文献内容的系统性和完整性较强,而档案则相对零散和片段化,比如检测记录、签名、印章、发票、账单、登记表单等。因此,用文献来定义档案的概念就显得不太准确。

古籍一般是指没有采用现代印刷技术印刷的书籍,也称图书或典籍,有时也统称文献。古籍在古代可以被用作文书、档案或书籍使用。古代把记录事情的文献编排在一起供人阅读,就形成了一部古籍,用于传播知识经验。到了近现代,随着图书制作技术的不断发展,为了便于阅读,人们便制作了"简册""卷轴""册页""线装书"等各种装帧形式的书籍,书籍的内容越来越丰富,载体越来越多样,名称也逐渐统一成了图书。古籍是与档案在内涵上最为接近的事物。但其区别若认真分析后也较为明显,古籍是有文化价值的历史遗留物,其形态主要是过去人们直接使用的书籍或文献,这些书籍必然会有相当程度的原始记录作用,档案和古籍在内涵上有部分交叉重合,大部分的古籍都可以看作是档案,但只有以图书的形式出现的档案才能看作是古籍。

2. 档案文献

"档案文献"这一术语于1981年在我国出现,档案界使用"档案文献"一词作为教材和论文标题的现象相当普遍,前者如曹喜琛的《档案文献编纂学》、冯惠玲的《档案文献检索》等,后者如华林的《流失海外少数民族档案文献的分布与追索》、薛匡勇的《城市记忆档案文献资源整合方案研究》等。不同的人对"档案文献"有不同的理解,一是把"档案文献"理解为档案中价值较高的部分通过摘录编排而成的二次文献;二是把"档案文献"与"档案"二词混用,不再作区分,便于强调档案的文献属性;三是把"档案文献"作为"档案"和"文献"两个概念的叠加,便于统一囊括这两种资料。囿于学识有限,笔者无法给本书中使用的"档案文献"下一个明确定义,只能阐明使用"档案文献"而非"档案"或"文献"的缘由:本书所研究的对象既有档案也有文献,但又不是档案和文献简单相加,其内容来源于档案,但落脚于文献。彝族传统医药档案文献载体丰富,有古籍、手稿、经卷、写本、抄本、图画、石刻、口碑、图书等。不同的读者,对这些档案文献的性质有不同理解。如古籍、经卷、手稿、写本、抄本、图画,有人认为是档案,有人认为是文献,为了研究之便,笔者在此使用"档案文献"一词,免去概念纷争之嫌。

3. 少数民族档案文献

要阐明什么是少数民族档案文献,可以借用"民族档案"的提法,加以分析运用。有学者认为:"民族档案内涵可表述为:各个时代的一切社会组织及其成员关于各少数民族的具有一定保存价值的各种文字符号的原始记录。"[①]这一概念的内涵主要有三点,一是民族档案的内容一定与少数民族有关;二是形成主体比较宽泛,包括了一切社会组织和个人;三是民族档案使用的文字符号不但有汉字和少数民族文字,还包括其他类型的各种文字。借鉴"民族档案"的概念的内涵,笔者给少数民族档案文献作如下界定:少数民族档案文献是指各个历史时期一切社会组织和个人在社会活动中形成、使用、保存、传播的关于少数民族的用文字、图形、符号、音频、视频等手段记录的文献信息。[②]

(三) 彝族传统医药档案文献

1. 彝族传统医药档案

彝族传统医药档案的概念可以在少数民族历史档案的概念之上发展而来,两者的内涵基本一致。少数民族历史档案是指 1949 年以前的少数民族,以及各个历史时期的国家机构、社会组织和个人等,在社会历史发展进程中直接形成的,反映少数民族政治、历史、经济、军事、科技、文艺、教育、哲学、伦理、宗教和民俗等情况,具有保存价值的文字、图画和声像等不同形式的历史记录。[③] 彝族传统医药档案可表述为 1949 年以前彝族群众和各个时期的国家机构、社会组织和个人在社会发展进程中直接形成的,记录彝族医药知识和经验的,具有长期保存价值的文字、图画和声像等各种形式的历史记录。其符合少数民族历史档案的基本内涵,一是原始记录性,即彝族传统医药档案是第一手文件材料,是载录历史的真迹,有较强的权威性。二是知识性。彝族传统医药档案是彝族群众在社会实践活动中形成的,记录彝族历史活动的真实面貌,反映了他们对客观事物和社会现象的认识情况。三是价值性。这是指彝族传统医药档案的信息性和有用性,也就是对后人要有参考和凭证作用。

---

① 张鑫昌:《民族档案学刍议》,《思想战线》1988 年第 1 期。

② 郑慧,朱兰兰:《中国少数民族档案文献珍品研究》,北京/西安:世界图书出版公司,2013 年,第 3—4 页。

③ 华林:《少数民族历史档案管理学》,北京:中国文史出版社,2019 年,第 20—21 页。

2. 彝族传统医药档案文献

彝族传统医药档案文献是指彝族传统医药档案以及将这些档案中的彝族医药学知识进行系统性整理之后形成的现代医药学文献。其同时具备档案和文献的部分性质，这一概念包含以下内涵：

（1）原始性。彝族传统医药档案文献本身就是少数民族历史档案或内容来源于历史档案，它的产生形成具有较强的原始性，它是彝族群众在社会生活中直接形成和使用的，能如实反映彝族医药历史文化发展的真实面貌。这一特点决定了彝族传统医药档案文献与一般彝族医药文献的区别，因而在文献材料的真实可靠性方面更具权威性。

（2）价值性。彝族传统医药档案文献记录了医药学的疗法、方剂、诊法、制法、临床应用等科学技术以及彝族的历史文化和社会情况，内容涉及彝族医药发展的各个领域，而且彝族医药自成体系，彝医和彝药都有一套完整的理论基础，因此，其内容具有较高的历史文化研究价值和现实发掘利用价值。

（3）系统性和完整性。彝族传统医药档案文献的内容虽然来源于档案，但是知识的呈现方式最终还是要落脚于文献，这里主要强调档案文献的文献性质。彝族医药是一门系统性较强的学科，具有科学严密的医学知识体系，很多彝族传统医药知识散落在其他非医学档案中，或者是通过零星口传的方式记录，而且大多数都是彝文，为了让其发挥作用，一般都需要对这些原始档案进行翻译和整理，之后就形成了很多档案汇编，彝医处方集、彝族验方汇编、彝药汇编、彝医疗法汇编等现代文献，彝族传统医药文献的系统性和完整性是这些文献区别于原始档案的显著特点。

（4）多样性。彝族传统医药档案的内容载录丰富、载体多样、表现各异，因而档案类型繁多。任何档案都是以一定的物质形式存在而运动的，彝族传统医药档案由于其记录符号、载体材料、载录方式等的不同，从而形成了各种类型的档案文献材料，因而其表现形式具有多样性的特点。

以上论述全面揭示了彝族传统医药档案文献的本质特征和外延范围，也是彝族传统医药档案文献区别于其他医药档案及少数民族文献资料的根本所在。明确彝族传统医药档案文献的概念和基本内涵，可为进一步研究彝族传统医药档案文献和彝族传统医药档案文献管理工作打下坚实的理论基础。

二、数据库开发相关概念

（一）数据库与数据库管理系统

1. 数据库

以特定的符号表达的信息称为数据。数据是信息的一种量化表示，数据反映信息，而信息依靠数据来表达。表达信息的符号可以是数字、文字或图形。计算机所能接受、处理和存放的信息须是数字化的信息，即 0 和 1。数据库是按照一定的数据结构来组织、存储和管理数据的仓库，是一个长期存储在计算机内的、有组织的、可共享的、统一管理的数据集合。

2. 特色或专题数据库

特色或专题数据库从单纯的字面意思来理解，就是具有独特或专题内容的信息资源库。相关研究文献中，对于特色数据库的概念有着多种表述和提法。例如，学者范亚芳和郭太敏认为，特色或专题数据库是指图书情报机构针对用户的信息需求，以某一学科、专题、地域特色文化、人物等为研究对象，对信息资源进行收集、分析、评价、整理、存储，并按照一定的标准和规范化要求建立的数字化信息资源数据库。[①] 学者尚越建和王玉华认为，特色或专题数据库是指专业图书馆根据本馆服务任务，以自身丰富的传统文献作为保障，吸收其他类型的文献做补充，围绕固定的用户需求和明确的学科范围所建立的一种在整个网络系统中有着恰当地位，在技术、文献资料的取舍，主页的编辑、管理和维护、服务的手段等方面都有着自身特色和唯一性的数据库。[②] 姚琼认为，特色或专题数据库是指充分反映本单位在同行中具有文献和数据资源特色的信息汇总，是图书馆或档案馆在充分利用自己的馆藏特色基础上建立起来的一种具有本馆特色的可供共享的文献信息资源库。[③] 郭春霞和谷爱国认为，特色或专题数据库是指具有中国特色、地区特色、专业特色的数字化信

① 范亚芳,郭太敏:《特色数据库建设若干问题研究》,《情报理论与实践》2008 年第 4 期,第 550—553 页。

② 王玉华,尚越建:《医学数据库的法律保护》,《中华医学图书馆杂志》2001 年第 6 期,第 10—11 页。

③ 姚琼:《试论图书馆特色数据库的建设》,《图书馆》2002 年第 3 期,第 42—44 页。

息检索系统。[①] 针对高校的特色数据库,大多数人的定义则为:高校图书馆根据本馆的特色资源、本校的优势学科资源及科研成果,为满足学校教学和科研需求而开发和组建的具有独特内容的信息资源库。刘葵波认为所谓特色或专题数据库,是指图书馆或相关信息机构依托馆藏特色文献信息资源,针对特定用户的信息需求,对某一学科或某一专题的资源(这些资源包括分散的、传统的馆藏文献资源,异构的数字馆藏资源以及互联网上的相关信息资源),进行收集、分析、筛选,再按照一定的标准和规范将其进行加工处理、标引、组织、存储,通过局域网或广域网进行传输和发布,提供检索和全文传递服务,以满足用户个性化需求的文献信息资源库。特色数据库具有特色性、独创性、专指性、自建性、实用性、公益性、简单性、动态性等特征。[②] 张婧认为,特色或专题数据库是为信息服务机构依托现有信息资源,针对用户的特殊需求,根据一定的原则,有关机构和个人围绕某一学科、专题、人物、时代、地域等范畴,对数字资源进行搜集、数字化、编辑加工、整理著录,最后对这些信息按照一定的标准规范进行有序存储,形成具有一定规模的数字信息资源库。

3. 数据库管理系统

数据库技术是计算机科学技术的重要分支,是迄今为止数据管理最有效的技术。设计数据库的目的是方便管理大量信息。作为数据库技术的核心软件——数据库管理系统(Database Management System,以下简称DBMS),为数据信息的高效存取提供了一个便利途径,数据库管理系统的相关技术包括数据存储方式、数据结构、数据操作和数据安全等方面。DBMS是任何档案文献信息资源管理软件(系统、平台)的核心,用户可以利用DBMS建立、使用和维护数据仓库,对数据进行增删改查、备份、检索、调用等操作。利用它对数据库中的数据进行统一管理和操作时,可以有效保障数据的安全性、一致性和完整性。用户和管理员可以通过数据管理软件提供的数据接口访问数据库中的数据,也可以利用数据库操作工具直接管理数据。DBMS可以实现海量用户请求并发数的均衡性处理,多个用户或程序可以同时进行访问、修改和查询数据的操作。每一个DBMS都有自己的数据操作语言(Data Manipulation Language,简称DML)和数据定义语言(Data Definition Language,简称

---

① 郭春霞,谷爱国:《CALIS对专题特色数据库的整合》,《图书馆学刊》2010年第7期,第49—51页。
② 刘葵波:《特色数据库及其相关概念辨析》,《图书馆建设》2015年第4期,第14—17页。

DDL），用户可以通过这些语言对数据进行增加、删除、修改等操作，也可以通过这些语言对数据库的模式、约束条件、类型进行定义。总之，数据库管理系统就是人们在现实工作中需要处理大量的数据，通过对应的逻辑关系将其转到计算机中进行处理的软件，有了数据库管理系统，用户就不用考虑数据存放在计算机中的物理情况，可以在系统中对数据进行处理而不对硬件产生影响。[1] 常见的数据库管理系统包括 Oracle、Sybase、Informix、SQL-Server、Access、Visual FoxPro、MySQL、DB2。其中 Oracle 数据库系统是目前世界上流行的关系数据库管理系统，适用于高吞吐量的数据库解决方案。Visual FoxPro 是数据库开发软件，主要用于学校教学和教育部门。MySQL 是在 WEB 应用方面最好的关系数据库管理系统。

（二）文献信息资源数据库和档案文献专题数据库

1. 文献信息资源数据库

数据库是众多数据的一个集合，其种类的划分标准比较多。按照数据库中资源的主题类型可以分为综合类、专业类和专题类等；按照数据库的管理和利用方式可以分为单机数据库和网络数据库等；按照规模程度可分为总库和子库；按照数据库的结构模型可分为层次型、网状型、关系型和面向对象型。按照数据库中数据资源的性质划分可分为数值数据库、实时数据库、多媒体数据库和文献数据库等类型。其中文献信息资源数据库指存储的数据是由各种类型的文献所构成的数据库，按照文献信息资源收录的详细程度可再分为目录数据库和全文数据库等。目录数据库是只存储文献资料的目录信息，属于二次文献，比如题录数据库、文摘数据库、引文数据库、期刊目次数据库以及图书馆馆藏目录数据库等。全文数据库是存储文献全部内容或其中主要部分，以一次文献的形式直接提供文献资源的数据库，比如，将经典著作、法律条文及档案记录、期刊论文、新闻报道、百科全书、手册、年鉴等文献的全部文字或主要文字转换成计算机可以存储的形式，供用户使用这些资源的数据库。

2. 档案文献专题数据库

档案文献专题数据库属于文献信息资源数据库的一种，它以档案文献作

---

① 徐述，习胜丰，杨轶芳，等：《数据库管理系统概论》，北京：清华大学出版社，2018 年，第 1—2 页。

为数据库保存和利用的信息资源对象,资源内容反映某一特色或专题信息,主要作用是利用计算机和网络存储有价值的档案文献信息并向用户提供服务。其存储的资源主要是结构化数据库,对于非结构化数据库,数据库中存储的是其标引著录之后的信息,这些信息也是结构化数据。档案文献的类型包括书籍、图片和音视频等,而且都是反映某一特色或专题的资源,大多数都是非结构化数据,因此,在档案文献数据库建设过程中要完成大量的标引著录工作,这也是档案文献专题数据库建设区别于其他数据库建设的显著特点。

（三）档案管理系统与档案文献专题数据库应用平台

1. 档案管理系统

档案管理系统是一套计算机应用软件,有单机和网络联机两种版本。单机版本只能在安装有该系统的设备上访问,网络版本可以安装在服务器和终端设备上,支持多台终端设备同时访问该系统。档案管理系统在设计时遵循了统一的标准,参考了档案管理和使用的具体流程,为文件管理提供了一个标准化的操作规范,构建了一个档案资源信息的管理和服务平台,支持档案管理全过程的信息化处理。档案管理系统的具体功能包括档案的采集、移交、接收、归档、存储、借阅、查询、编研和发布等,使得档案管理和使用人员可以通过该系统方便、快捷、简单地处理档案业务和数据,从而提升档案管理部门的工作效率。档案管理系统也在不断进化和发展,最新的系统可以和本单位的OA办公自动化系统、DPM设计过程管理系统、MIS信息管理系统相结合,实现网络实时在线办公,无纸化办公等新办公理念。在"互联网＋"的背景下,档案管理系统也发生着重要的改变,正在由纸质管理模式向电子管理模式转变,计算机和网络技术的应用,对实现档案工作现代化产生了巨大而深远的影响。由于部分档案有保密的要求,档案管理系统一般都是安装在内网运行和使用,其对用户有严格的管控规定和要求,有的地方甚至采用了与互联网的物理隔离措施,其管理的主要对象是该档案馆的馆藏档案。现代的档案管理系统可以实现纸质和电子档案的统一管理,实现电子化的收集、归档、鉴定、借阅等档案管理和服务流程。常见的档案管理系统有润普档案管理平台系统、紫光档案管理系统、泛微OA、东软智能档案管理系统、鸿翼文档管理系统、HAMS数字档案管理系统等。

2. 档案文献专题数据库应用(管理)平台(系统)

档案文献专题数据库(管理)平台(系统),以下简称数据库应用平台,它的部分功能和作用与上述档案管理系统类似。它是利用计算机和网络技术,按照软件工程的模式和流程由专业人员、团队或企业设计研发的一类文献数据库管理和应用软件。它与档案管理系统的主要区别有三点。第一,它们管理的对象不同。一个是管理现行档案和历史档案,有保密要求。另一个是管理某一专题的档案文献资料,这些资源一般没有保密的要求,只有版权的问题。第二,系统的使用对象不同。档案管理系统的使用对象主要是某个档案馆的管理者,人员相对固定。数据库应用平台的使用对象主要是参与专题库建设的人员和大量互联网用户。第三,软件的利用需求不同。档案管理系统主要是用于档案的内部科学管理和查询,数据库应用平台主要用于资源的保存、在互联网上提供查阅以及知识的传播。目前通用的数据库应用平台的产品很多,但是由于少数民族档案文献专题资源种类繁多,数据类型多样,大多数平台都无法适应少数民族档案文献信息资源的管理和利用需求,要建设少数民族档案文献信息资源专题数据库,一般都需要定制开发专用的数据库应用平台。

(四) 彝族传统医药档案文献数据库开发

在界定彝族传统医药档案文献数据库开发之前,要先对彝族传统医药档案文献数据库建设进行说明,数据库"建设"和"开发"的含义比较接近,一般情况下可以替换使用,比如在具体开展数据库资源建设的过程中,讲到数据库开发和数据库建设是一样的意思,但在文中有的地方是有差别的。在本书中,"建设"一词更强调结果,虽然建设也需要搜集整理资源,开发平台,但更注重通过各种方法最终把数据库完整地建出来,对文献资源的搜集整理以及平台软件开发等建设过程不是很在意,不管采用什么方法策略,只要能把数据库建成就行,"建设"一词更适用于申报数据库建设相关的课题。而"开发"一词强调过程,一个从无到有的创造过程,更注重概念、学术思想、理论方法的研究与创新,更注重研究数据库建设的各个细节的实现路径、步骤、原则、方法等。

因此,彝族传统医药档案文献数据库开发是指利用计算机、网络和数据库技术,搜集整理并数字化彝族传统医药专题档案文献信息资源,使之形成一个合理的数据库资源体系,然后把这些资源按照统一的标准规范进行加工、标引、著录并保存到数据库和存储设备中,在数据库管理系统和相关软硬件的支持下,开发数据库前台网站和后台管理系统,使得非专业人员也能对这些资源进行有效的管理和利用,最终实现资源的永久保存和便捷高效的互联网检索与存取。彝族传统医药档案文献数据库属于文献信息资源专题数据库,其开发与建设是一项十分复杂的系统工程,涉及的工作内容包括数据库资源体系规划、元数据设计、标引著录标准制定、前台网站系统和后台管理系统的需求分析和功能设计、数据库运行支持系统的建设等方面,涉及的学科知识包括管理学、计算机科学、档案学、图书馆学、历史文献学、艺术设计等。

三、传统整理方法与面向数据库建设的整理方法

对中国少数民族档案文献进行整理,不仅是继承弘扬各民族优秀传统文化和丰富中华文化宝库的重要任务,也是为现代精神文明和物质文明建设服务的迫切需要,为了让更多的现代人读懂古代各民族文字的文献,并更好地为各学科领域的研究提供翔实的文献资料。要实现各民族文化资源共享和加强各民族之间的文化交流,就必须采取不同的形式和方法,对民族档案文献进行科学的整理。对档案文献的编目著录是对所有档案文献进行系统整理研究和深入开发利用的基础工作。

(一) 传统整理方法

少数民族档案文献传统的整理方法归纳起来,主要有以下几个步骤和要点。

1. 编目与著录

编目是整个民族档案文献整理过程中最重要的基础工作,通过编目能够系统全面地了解民族档案文献的种类、数量和大致内容,并为进一步的收集整理提供线索和依据。编目后可以提供目录服务,使读者不见原书就能按图索骥,迅速地查找到自己所需要的档案文献资料,节省大量的时间。著录就是用特定的方法记录档案文献,将其内容、形式和特征按照一定的方式和方法记录下来,以便档案文献管理人员和研究人员及读者。通过记录内容了解和确认这部档案文献,使著录内容在目录中起到揭示和宣传档案文献的作用。目录一般分为书本式和卡片式两种,编目的理论和方法与普通书籍基本一致。

2. 底本的选择与校勘

民族档案文献在历史上几经厄运,破损、焚毁和散佚都极为普遍,能有一部分幸存,实为不易。对这些文献进行整理时,不能一概而论,也不能见书就整理出版,见文便翻译注释,需要有个轻重缓急或优劣差异的辨别。在底本的选择上一是要选择具有重要学术价值和实际应用价值的民族古籍文献。二是要选择能够反映档案文献特点的论著。三是要选择年代久远、书写工整、全书完整的民族典籍。四是要从同书异抄的不同版本中优先选择文字错误较少的。即使选择了好的版本,民族档案文献在反复传抄和版刻的过程中,难免会有文字上的谬误、词语的脱落、句子的增衍缺漏等问题,这些问题都需要通过校勘来解决。校勘的方法包括对校、本校、他校和理校等,只有确定档案文献没有了讹字、脱文、衍文、倒文之后,才能进行翻译。

3. 翻译与注释

翻译是古往今来人际关系与语言沟通、文化思想交流的一种重要的方法。对民族档案文献的翻译原则与译注者应具备的知识水平、文化修养、专业技能等方面有特殊的规定和要求,具备广博的知识,精通民族语言及其历史文化,翻译与注释前要做好充分准备,对原文进行通读和断句标点。翻译和注释时实事求是,逐段逐字逐句精读,深入领会原文核心要义。翻译时要尽量保持档案文献的原有形式,翻译的内容不偏不倚、客观公正,根据原文的特点进行翻译,译文的用词要符合原著产生时的历史背景及其文化特点,不能牵强附会,使用音译语词时要注意适度。最后要严谨审慎,不能急于求成匆忙定稿。译文还可以添加注释,注释时要反复阅读,认真推敲,对注释对象认真考究,多方参照,使注释具有解释性、校勘性和研究性。

4. 编纂辑录与汇编

档案文献汇编的方法主要有以下四种:第一是把不同地区的档案文献汇编为一般图书,让读者在一本书中就能了解到各方言区档案文献的特点和风格。比如 19 世纪 30 年代翻译编纂的彝族历史档案文献《爨文丛刻》。第二是把同一类型的档案汇编为一本书。这样的汇编方式能够让读者对一个文种的档案文献进行纵向和横向的比较,了解此类文献的基本面貌。比如中央民族学院彝文文献编译室把滇、川、黔、桂四省区的《指路经》汇编为《彝文〈指路经〉译集》。第三是把多部档案文献中的部分章节选编为一本书,很多历史档案文献所记载的内容都涉及诸多学科,体系繁杂,因此,可以根据某一方面或某些专业学术研究需要,从中抽取相关章节编译为一部文献。第四是把零散的有价值的档案汇集起来编纂成档案汇编或档案辑录,这样就方便了档案信息的保存和查阅。

(二) 面向数据库建设的整理方法

随着计算机和网络技术的发展,建设数据库已经成了保护和利用少数民族档案文献的重要手段,以建立档案文献信息资源专题数据库为目的是面向数据库建设的档案文献整理方法(以下简称数字化整理方法)最为显著的特点,该整理方法主要包括以下一些方面。

1. 体系化归类

在开展数据库开发或建设前要制定数据库的资源体系,然后就可以根据资源体系对各类资源进行归类,形成文献信息资源数据库的资源结构。资源体系的建立可以指导资源的前期收集、分类、平台建设、开发利用等环节。在建设资源体系之前,要充分调研和了解建库对象的载体、内容主题、特点、分布、数量等情况,这也是熟悉建库对象,明确整理内容的一个重要过程。同一档案文献如果涉及多方面的知识和信息,也可以按资源体系的类目进行分割与组合,形成新的电子文件,使其更加符合类目范畴。

2. 数字化转换和电子文件编辑

如果搜集到的资源已经被数字化了,可以直接对电子文件进行加工编辑并进行后续处理。但目前还有很多历史档案存储在磁带或纸质材料上,对于这些非数字形式的档案文献资源如果要建立数据库,整理前要先进行数字化转换处理,之后才能开展面向数据库建设的资源整理工作。数字化处理时要尽量保持档案文献的原始性,同时,还要记录档案转换编辑的相关信息。比如,采集时间地点、责任人、数字化方式和参数等。档案文献的数字化方式有扫描、拍照、文字识别和人工录入(汉文或民族文字)等。数字化处理之后的文件还需要进行加工编辑和规范化处理,包括按类分割与合并,清晰度处理,无效信息去除,格式转换,电子文件参数调整等。

3. 元数据标引著录

元数据是描述数据的数据,其作用主要是记录其他数据的基本属性和相关信息,比如记录文件存储的位置、数据转移的历史、文件内容主题、数据查找的检索点等信息,有时也可称作中介数据或中继数据。标引著录是指在组织检索系统时,对档案文献的各种形式特征、内容特征和物质形态等进行分析、选择和记录的过程。标引著录时要符合事先制定好的标引著录的标准和规范,著录的结果要全面、客观、准确地揭示档案文献的内容和形式特征,坚持标准化和规范化原则,严格遵循既定的著录项目特点、著录等级、著录格式,标引著录的最终成果是元数据表,著录质量决定了档案文献信息被揭示、组织和检索的全面性和准确性。

4. 电子文件的有序存储和信息入库

对于经过著录和标准化处理的电子文件和元数据表,需要在计算机中进行有序化存储,并记录每个文件的存储路径。文件在计算机中按照统一的目录结构进行存储,把不同处理日次或不同批次采集的统一档案文献合并到一个文件夹中,并按日期分开存储,对于经过分割与合并的电子文件要记录工作日志。保存时还要检验数据的完整性和规范性,最后把存储的数据由特定的专业人员导入数据库系统。

(三) 二者的联系与区别

传统整理方法是指对采集来的零散的、需进一步条理化的原始材料进行保存、分类、组卷、排列、编目和上架,使之形成一个系统的整理方法。数字资源整理方法是以建立档案文献数据库为目的,将采集来的零散的、需进一步条理化的原始材料进行数字化处理、翻译、分类、编辑、有序存储、数据导入,使之形成数据库的过程。二者在整理环节上既有联系又有区别,相辅相成,缺一不可。第一,前者所做的文献修复、分类、编目、底本选择、汇编等工作是后者开展工作的资源基础,没有前期的基础工作,数据库建设就无从谈起,后者的工作将无法开展。第二,后者是对前者整理成果的进一步发掘和利用,让前者的整理成果通过数据与网络发挥更大的作用。第三,前者的编目著录与后者的标引著录有相似之处,两者都是为了充分揭示档案文献的内容和形式,提高检索效率和准确性。第四,二者都是将零散的档案文献有序化,前者主要是针对纸质文献,后者针对电子文献,在具体工作中,两者可以作为一个有机整体,相互结合。

第二节　相关理论支撑

一、少数民族档案文献管理相关理论

（一）少数民族档案文献多元属性与集中保护理论

1. 理论阐述

2013 年，云南大学华林教授提出了西部民族历史文献的多元属性问题。他指出少数民族历史档案大多具有古籍、文物、档案、史料等多元属性。收藏这些档案文献的机构包括档案馆、图书馆、民族文化研究所、民委古籍办、史志办、博物馆、纪念馆、文化馆、群艺馆、政协等。由于它们具有多元属性，档案保存分散，因此要实行集中管理。[①] 管理方法可以采取大家共同管理或者采用数字化的方法实现数字资源的共建共享。共建共享是目前历史档案文献保护和开发利用的重要理念，通过数字化技术把数字资源进行集中保存，统一提供利用，可以用最少的经费取得最大的社会效益。数字化资源的共建共享提供的理论依据就是其具有的多元属性。此外，2014 年，华林教授还提出了社会记忆构建与保护理论，他指出西部散存民族档案文献因其多样而散存各单位，亟待集中保护与抢救，具体包括基于现行体制和保护条件的实体集中保护和资源共建共享视野下的数字化保护理论。[②] 这些理论为数字化资源共建提供了建设契机，如果以国家综合档案馆为核心，与图书馆、民委古籍办、民族研究所和博物馆等机构一起合作开展彝文档案文献遗产数字化资源共建工作，将对彝族医药传统档案文献的保护传承、资源建设和民族社会记忆的构建都将具有重要的现实意义。[③]

---

① 华林，姬兴江，王晋：《西部民族历史文献多元性研究》，《思想战线》2013 年第 3 期，第 94—96 页。

② 华林，刘大巧，许宏晔：《西部散存民族档案文献遗产集中保护研究》，《档案学通讯》2014 年第 5 期，第 36—39 页。

③ 华林，石敏，李帅：《基于数字档案馆建设理念的西藏藏文档案文献遗产数字化资源共建研究》，《西藏大学学报（社会科学版）》2017 年第 1 期，第 128—133 页。

2. 应用场景

该理论在本书中主要应用于研究彝族医药档案的分布和数据库的资源建设策略。资源建设和资源组织是数据库建设的基础,特别是资源的抢救性采集和共建共享都涉及资源散存机构的问题。彝族医药档案文献的多元属性使其散存于图书馆、文化馆、博物馆、民委、档案馆、史志办、医药研究所、医药院校、学术团体以及个人手中,如何在这些收藏单位中实现实体和信息资源的共建共享是目前需要研究的重要课题。

（二）少数民族档案文献分类理论

1. 理论阐述

早在 2006 年学者华林就提出了少数民族历史档案的分类体系,把少数民族历史档案分为原生和官方汉文两种少数民族历史档案。原生又可分为少数民族文字、汉文和图像符号三类,官方汉文又可分为文书、石刻和印章三类。2011 年,学者陈海玉提出了西南少数民族医药古籍文献的种类与构成,包括少数民族文字、汉文、石刻、图像符号、口碑等医药古籍文献。2016 年,学者徐士奎、罗艳秋提出了彝族医药古籍文献的分类方法,共分为 10 大类,即医经类、诊治类、医理类、本草类、病症用药类、护理类、医史类、作祭献药类、医算类和综合类。2017 年,华林在《西部散存民族档案文献遗产集中保护问题研究》一书中提出了少数民族档案文献遗产的分类方法,分为少数民族源生、口述、民族文字、汉文、图像等类别。2020 年,罗艳秋等学者提出的少数民族医药古籍文献分类体系中把少数民族医药古籍分为医经、医理、诊疗、本草、方书、临床、养生、医案、医史、兽医、综合性医书等 11 个类别。

2. 应用场景

以上众多学者提出的少数民族档案文献和医药古籍文献的分类理论主要是从档案学、文献学和医学等角度提出,本书将结合图书馆学、计算机科学等学科,把这些理论用于研究彝族医药档案文献的种类和构成,在此基础上提出彝族医药档案文献数据库的分类方法和资源体系。

（三）档案鉴定理论

1. 理论阐述

20 世纪 80 年代初，德国档案学者布姆斯提出了"社会分析与职能鉴定论"，该理论的核心思想是：在进行档案鉴定时，除了查看档案本身外，还需全面分析档案文件形成者的社会职能和文件产生的时代，以此来判断档案的价值。20 世纪 80 年代中期，美国学者塞穆尔斯提出了"文献战略"理论，其核心思想是：档案鉴定时不再检验具体的档案文件，而是根据档案文件产生的背景来判断其价值。20 世纪 80 年代末，加拿大档案学家特立·库克提出了"宏观鉴定战略"理论，该理论认为在档案鉴定时，应把文件形成者的职能、社会级别和形成背景作为判断文件来源的重要性的主要依据。

2. 应用场景

按照以上鉴定理论，对于彝族传统医药档案文献，从其形成的年代和来源就可以大致判断其价值，一般年代越久远价值越高，这也便于彝族医药文字档案的收集和版本的选择，因为大多数人不懂彝文。对于抢救性采集的口述档案资料，可以通过判断口述者的社会角色和职能来分析其社会价值。总之，对于电子资源的价值判断，一般都采用宏观鉴定理论，不看档案文献的具体内容，而是根据它的其他相关来源和载体等信息来判断其重要性。

二、数字人文与数据库设计相关理论

（一）数字人文的技术和方法

1. 理论阐述

目前大数据、云计算、人工智能等计算机相关技术都已经被应用到了我们生活工作的方方面面，数字人文就是要把这些技术和手段融入人文学科的研究领域，把数字和计算等概念带入人文学科的研究工作中，推动人文学科的创新和发展，利用计算机及其理论来解决传统人文社科研究中遇到的问题。数字人文的概念自 2004 年提出并逐渐被该领域的多数学者接受，研究的影响在全球范围内不断扩大，2009 年，数字人文作为舶来概念进入中国学界，也被称为人文计算。2020 年，学者孟建从媒介研究的视角进行分析，认为数字人文

是学术生产资料的数字化整合,跨学科研究的数字化超越,学术生产的项目化、团队化和技术化,学术产出的多样化、开放化和复杂化。[①] 数字人文学科领域的许多学者都致力于将技术融合进入学术研究,例如文本分析、GIS、互动游戏和多媒体等在历史、哲学、文学、宗教学或社会学等学科的应用。

2. 应用场景

数字人文究其本质来说是一种方法论,究其研究范围来说,它是一门交叉学科。在本书的研究中,以上理论主要用于资源的数字化和共建共享,利用数字人文的技术进行彝族传统医学档案文献数据的有序化和精确化管理。数据库建成后,彝族医药知识挖掘、大数据分析和可视化展示、云计算和人工智能应用等功能的实现基础都有赖于数据库的建设。

(二) 档案信息资源的知识元化与知识服务理论

1. 理论阐述

2017 年,中国人民大学牛力等学者提出了档案信息知识化利用的相关理论。该理论认为只有降低档案信息资源中知识组织的粒度,找到更小粒度的知识单元,然后对其中的知识进行颗粒化表达与组织,才能找到组成档案知识和内容的基本要素,实现档案信息资源的知识元化。[②] 知识服务是信息提供与咨询机构的高端服务,过去知识服务往往需要借助人脑对信息进行分析,给出规律、趋势及人脑的判断来实现。在网络已经普及的今天,自助式获取信息已成为主要手段。因此,为了实现知识服务,需要将信息组织成能够提供服务的知识资源。对于本书而言,就是开发彝族传统医药档案文献信息资源库及其应用平台并提供彝族传统医药知识服务。[③]

2. 应用场景

知识服务的基础资源也是档案文献信息资源数据库,数据库建设的过程就是一个知识组织和知识服务的过程,面向数据库建设的数字医药档案文献整理就是把档案文献信息进行知识元化的一个过程,彝族医药传统档案文献

[①] 孟建主编:《数字人文研究》,上海:复旦大学出版社,2020 年,第 9—11 页。

[②] 牛力,袁亚月,韩小汀:《对档案信息知识化利用的几点思考》,《档案学研究》2017 年第 3 期,第 26—33 页。

[③] 苏新宁:《面向知识服务的知识组织理论与方法》,北京:科学出版社,2014 年,第 9 页。

数据库的资源组织开发不仅以文献为单位,还将以知识元为单位进行搜集和整理。知识服务的理论将用于数据库应用平台的需求分析与功能设计,开发时将分析不同文化程度、不同工作特征等用户类型的知识需求,开发基于词典、语义关联、数据关联和用户行为的知识服务。

（三）　电子文件和软件的生命周期理论

1. 理论阐述

国际档案界根据电子文件孕育、生成到存在这一过程,将电子文件的生命周期划分为设计、形成和维护三个阶段,这就是电子文件的生命周期理论。以此为基础的相关理论还包括文件的分阶段管理、全过程管理和前端控制理论。档案管理工作中前端控制理论是指在处理电子文件时,可以将一些原流程中处于后期的工作移至前期实施的思想,电子文件的前端控制理论贯穿了文件管理系统的设计、后续形成和维护三个阶段。[1] 软件生命周期(Software Life Cycle,SLC)又称为软件生存周期或系统开发生命周期,是指一个软件从被提出开始研制至软件最终被废弃不再使用为止的全过程。软件项目开发的整个过程总体上可以分为计划、开发和运行三个时期,具体可分为九个阶段。其中,计划时期可分为问题界定和可行性研究两个阶段;开发时期可分为需求分析、概要设计、详细设计、编码和测试五个阶段;运行时期分为系统运行维护、消亡两个阶段。常见的生命周期模型(Life Cycle Model)包括瀑布模型、迭代式模型、快速原型模型、螺旋模型等。[2]

2. 应用场景

上述理论可以用于数据库应用平台的软件前期设计与实现的开发模型选择,后期的管理和维护的方法策略制定等,具体应用在数据库应用平台软件系统的功能设计、需求分析、平台架构设计和实现(概要设计和详细设计)以及运行维护阶段。为应用平台开发节约时间和经费,保证功能需求与研发工作无缝连接,使软件系统完全达到彝族传统医药档案文献数据库开发的要求。

---

[1] 冯惠玲,张辑哲:《档案学概论(第二版)》,北京:中国人民大学出版社,2006 年,第 216—217 页。

[2] 杨文静,唐玮嘉,侯俊松:《大学计算机基础》,北京:北京理工大学出版社,2019 年,第 298—300 页。

（四）软件质量保证理论

1. 理论阐述

软件质量保证理论是进行软件质量评估和度量的一个指标,贯穿于软件开发的全过程。它通过一定的技术、方法和工具来处理软件产品相关的需求、成本、时间、质量等影响软件质量各因素之间的关系,确保软件产品满足或者超过产品预先设定的技术指标和功能要求。如果事先没有规定质量标准,质量保证的相关措施要能够保证成品满足,超过最低工业标准或达到经济上能够接受的最优水平。其主要任务是按照用户要求进行定义,减少重复劳动,尽量采用新技术,开展内外协作,排除无效劳动,提高计划和管理能力。[1]

2. 应用场景

根据以上理论,本书将分析影响彝族传统医药档案文献数据库建设质量的因素,建立评价指标,提出彝族传统医药档案文献数字资源的质量控制策略和数据库应用平台的软件质量控制策略,提出具体的质量控制方法和评价方法,通过开展单元测试、集成测试和验收测试,得到最终的评价结果。当需求与评价标准发生冲突时,综合考虑各方面的经济和技术因素,减少需求或提高评价标准,保证软件产品的基本性能。

三、彝族医药相关理论

（一）彝医基础理论和彝医的辨病辩证治疗理论

1. 理论阐述

（1）彝医基础理论。彝医的基础理论体系概括而言主要有四种:一是"三气理论",二是由清浊二气化生的"五行学说",三是清浊"二气六路学说",四是"毒邪理论"。彝医基础理论由多层面构成。其中,元气（元始祖气）及其分化的清浊二气（合称三气理论）,是彝医基础理论的精髓。彝医的基础理论均源出于"三气理论",包括"五行学说、二气六路学说、五行化生的毒邪理论"。"三气理论"和清浊二气六路学说、毒邪理论乃彝医所独有,是彝医基础理论的核

---

[1] 刘怀亮,相洪贵编著:《软件质量保证与测试》,北京:冶金工业出版社,2007年,第1页。

心。彝医的这一基础理论具有如下特点："元气化生清浊二气,清浊二气化生五行、六路,五行化生毒邪",即"一生二、二生五和六"的关系。这是一套完整的、相互循环或相互化生的、密切联系的基础理论体系。

(2) 彝医的辨病辨证治疗理论。现代彝医摈弃了古老的病名,在临床上采用"症状群"和"综合征"来进行病名诊断,称之为辨病。彝医的辨证体系,主要有"二气六性"辨证、毒邪辨证、各脏器组织的辨证、外感寒温疫毒病辨证。这些内容构成了彝医基础理论的辨证体系。二气指清浊二气,六性指表、里、寒、热、虚、实。清浊如果发生有余而不足,就会失去平衡,导致人体生病,因此,人们的身体必须维持脏器机体组织的正常生理功能,才能保持二气的平衡协调。毒邪理论把人体的致病因素分为风毒、热毒、燥毒、寒毒、湿毒五种。脏器系统辨证将人体分成"肝胆系、心血脉系、胃肠系、肺皮肤系、肾膀胱系、脑神经系、脾胰系、生殖系"等脏器系统。寒温疫毒病辨证体系属彝医的外感寒温两大类辨证体系,相当于中医的伤寒和温病两大体系。

2. 应用场景

根据上述理论,在研究彝族传统医药档案文献的特点、价值和分类方法时,可以更加深入理解彝族医药的内涵,在进行元数据设计时可以更好地体现彝族医药的本质特征和价值。

(二) 彝药分类理论

1. 理论阐述

彝药资源是指在彝族分布区域和聚居区域内,有传统应用的、可供彝族或其他民族防病治病使用的植物、动物、矿物药资源品种数和蕴藏量的总和。古代彝药有很多分类方法,比如,三品分类法把彝药分为养命、养性和治病三种功效。现代分类法主要有六种:一是按中药功能分类,如中药学、中药临床学和普及性中药著作多采用这种分类。二是按药用部位分类,如中药志、中药鉴定学、药材学、中药加工炮制等著作大多采用这种分类。三是按中药的原植物自然分类,如药用植物学、药用植物图鉴、中药本草学等多采用这种分类。[①]四是按自然属性分类,比如分为植物药、动物药、矿物药三种。即区别彝药的

---

① 杨本雷主编:《中国彝族药学》,昆明:云南民族出版社,2004年。

不同来源之后,再根据其天然的外部形态对彝药进行归类。例如,把植物药分为全草类、根类、枝叶类、花类、果籽类、寄生类等;把动物药分为胆类、骨类、血类、皮毛类、脏器类、生殖器类等。五是按照现代的植(动)物学分类。比如按照其植(动)物的自然属性分为门、纲、目、科、属、种等。六是按功效分,比如分为发表类、清火类、杀寒类、补养类、泻利类、顺气类、活血类、消食类、咳喘类、风湿类、跌打类、收涩类、癫疮类、解毒类、止血类等。

2. 应用场景

通过研究彝药的分类方法,在研究彝族传统医药档案文献的种类构成时可以更加合理地制定分类方法,在构建彝药相关的资源体系时,可以使其更加科学、全面和完整,使数据库在使用时用户能更加便利地查找到所需的彝药信息,更好地体现数据库资源建设的科学性。

第三节　彝族传统医药档案文献数据库开发的必要性

一、抢救和保护彝族传统医药档案文献信息

(一) 及时抢救和保护彝族传统医药历史档案的主要手段

彝族传统医药历史档案是重要的一手资料,由于受各种人为和自然因素的影响,比如保管不当、自然流失、流传错漏、秘不外传等,彝族传统医药历史档案的损毁现象比较普遍,现在还能够完整保存的历史档案数量不多。此外,随着彝族大量彝医的离世以及受到现代医药的冲击,彝医事业后继无人的现象越来越严重,很多彝族传统医药历史档案也随之消亡,如不及时抢救和保护,这些珍贵的彝族传统医药历史档案文献将流失殆尽。建立彝族传统医药档案文献数据库,有利于抢救珍贵的孤本、善本等档案文献资料,保护这些珍贵的历史文化遗产。由于历史的原因和印刷术条件的制约,彝族传统医药档案文献大部分以手抄本形式存在,因年代过久、风雨侵蚀、人为损毁,大量珍贵的彝族历史文献日渐减少,濒临灭绝。因此,为了进一步继承彝族医药这一宝贵的民族传统财富,造福于全人类,也为了完善和发展彝族医药学本身,建立彝族传统医药档案文献数据库是一项迫在眉睫的工作。

（二）永久准确保存彝族传统医药档案文献信息的需要

在没有数字化技术之前，在漫长的历史中一定会有一些档案文献流失，这也是不可避免的，如今很多彝族传统医药历史档案文献都濒临消亡，这些资料是珍贵的民族传统文化资源，急需更好的信息保存方式。虽然彝族传统医药知识已经形成了自己的文献体系和理论体系，但纸质文献和口述档案在流传过程中都有其自身的局限性和弊端，如在交流知识和使用的时候不够便捷，载体容易损坏和丢失，保存、记录和管理需要耗费巨大的人力、物力和时间，在摘抄和流传的过程中非常容易产生人为错误和流失，最终使得彝族传统医药知识结晶付诸东流，严重阻碍彝族传统医药技艺的传承与发展。随着计算机、网络和信息技术的发展，借助数字化的手段，通过建设数据库的方式将彝族传统医药档案文献的信息准确、完整、永久地保存和记录下来，已经成为当下彝族传统医药档案文献保存机构的一项重要使命。因此，目前迫切需要对保存机构的彝族传统医药档案文献进行数字化处理和整理，构建彝族传统医药档案文献数据库应用平台，有效管理和利用这些资源，永久保存彝族传统医药档案文献信息，使其能够世世代代传承和延续。

二、传承和传播彝族优秀历史文化

（一）传承彝族传统医药文化的客观要求

彝族传统医药档案文献数据库的建设是彝族传统医药文化的保护和传承的客观要求。首先，彝族传统医药文化受汉文化的影响不断加深，彝族文化逐渐被汉文化所同化，彝族医药文化中所蕴含的医理、药理和哲理逐渐被埋没。其次，彝文和彝语使用率的下降加速了彝族传统医药文化的流失。国家在彝族地区推行标准普通话，从根本上改善了彝族地区人民的生活水平和文化水平，但也加速了彝族语言文字的消失，能读懂彝文医药历史文献的人越来越少，通过口述的方式传承的彝族医药传统文化失去了其本身的特色，彝族传统医药档案文献的流失同时伴随着传统医药知识和医药文化的流失。彝族传统医药档案文献数据库的开发可以使彝族传统医药档案文献通过数字图书、网络文献和音视频文献等新型文献形式进行保存和使用，数字化手段的运用使得彝族传统医药文化的传承更加生动、形象、快捷、准确，这也是当代民族文保护与传承的客观要求。

（二）快速传播彝族历史文化的重要途径

恩格斯指出，人类社会"由于文字的发明及其应用于文献记录而过渡到文明时代"。传播是与他人共享信息、观念、意见的过程，文献信息的传递与共享必然离不开传播媒介。彝族传统医药档案文献大量散存在彝族的其他历史文献中，通过开发彝族传统医药档案文献数据库，不仅是将彝族传统医药知识与现代信息技术相结合，更是为了扩宽民众了解彝族传统医药文献信息的渠道，让这些文献中蕴含的医药知识、科学知识和历史文化知识得到广泛传播。这些知识既是我国传统中医药理论的重要组成部分，也是彝族人民经过漫长的历史发展所凝聚的思想成就和科学文化表现。从中能够不断发现彝族古代历史中曾经创造过的医药文化成就和杰出历史人物，也能够展现现代彝族医药研发和运用中的重要人物，用全新的信息技术将这些历史文献信息结合在一起，通过互联网进行快速传播，能够让更多的人了解到彝医的历史文化和医药知识，也能够助力彝族地区的经济发展，保障彝族人民的生命健康，为地方经济和社会文化的发展与建设提供特色文献素材和文化资源。①

三、有效管理和发掘彝族传统医药档案文献信息资源

（一）使馆藏彝族传统医药档案文献的管理方式与时俱进

彝族传统医药档案文献是一套非常复杂的医药理论体系，其中蕴含的知识量以及资源种类众多，若是用传统的收集和整理方式难以实现科学管理。数据库是如今网络时代的重要应用，建设文献信息资源数据库是对文献信息进行管理的基础，是最有效的文献管理方式，而彝族传统医药档案文献专题数据库的建立可以让这些资源被有效标引和管理，只有建立数据库，才能将计算机技术与彝族传统医药档案文献的管理联系起来，实现彝族医药文献信息的现代化管理，使管理工作走向数字化和网络化，进一步融入一体化的纸质和电子文献信息资源管理系统。通过现代信息技术，彝族传统医药档案文献资源就可以用简单高效的方法进行管理和利用，从而使管理的措施更加精准有效。

---

① 张莉红：《中国藏医药系列数据库建设》，《电子技术与软件工程》2017 年第 12 期，第 180 页。

如今各行各业都在向着信息化和网络化管理的方向发展,彝族传统医药档案文献要想实现科学化和信息化的管理,建立数据库是必要的。

（二）让彝族医药文化的保护工作更加科学化

开发专题数据库,可以对彝族传统医药档案文献的资源结构和用户利用行为等数据进行大数据分析,根据分析结果指导彝族医药文化的保护和传承工作。第一,根据大数据分析的结果,可以优选保护对象,筛选出重点保护的文献、划定优先保护类型、保护内容和保护区域进行抢救性采集。第二,通过查找和统计数据库中读者访问量最大的专题模块,统计检索词的词频率,查找热点资源和重点作者相关的文献,可以识别重要的档案文献并进行重点收集。第三,根据数据库中的资源统计模块,可以分析各种类型资源的比例,宏观控制每类资源的数量,以此为依据指导数据库建设中的资源建设工作,从而优化资源结构。如分析资源的主题、地域分布、数量情况,可以发现资源的分布规律,指导资源的收集方向和更新频率,使数据库资源体系不断优化。

（三）数据库开发为馆藏资源的智慧化利用奠定了基础

第一,利用已建成的专题数据库,可以对彝族传统医药档案文献中的内容进行数据挖掘和聚类分析。发掘彝族传统医药档案文献资料中蕴含的丰富历史文化资源,充分反映彝族在历史上创造的思想文化和医学成就。通过计算机算法进行分词和语义分析,可以提取人名、地名、药物名、方剂名等名称的出现频次,从而研究其与彝族医药的关系。第二,根据用户访问数据统计,可以得出访问的流量情况和受访情况。利用这些数据,可以完善数据库服务平台,优化检索策略。如通过数据找出用户访问量最多的栏目、数据条目或字段,完善检索库和索引库,自动推送热门资源,发现数据之间的关联,建立语义检索策略。第三,大数据也是资源,是智慧化利用的基础。运用大数据思维开启智慧化利用,可以创新服务方式,提高资源利用率。如利用各种大数据统计分析结果支持彝族特色资源和民族文化的智慧化宣传展示,为其提供数据支撑。

（四）数据库开发为彝族医药的相关研究提供方向

彝族传统医药档案文献数据库是彝族医药研究热点和趋势的追踪与分析的工具。根据一般专题数据库的使用情况推断,彝族传统医药档案文献专题数据库的用户大多是科研人员和医务人员以及对彝族医药学感兴趣或者从事医药工作的人员。利用大数据分析工具对资源和利用情况进行统计和聚类分析，可以总结和挖掘大数据背后的规律，为彝族医药历史文化学、彝族语言文字学、彝族历史文献学等学科研究指明热点和趋势。比如，可以通过分析用户检索词的学科属性来拓展研究领域，通过统计资源中时间和事件的对应规律可以总结出彝族医药历史发展过程中医药疗法、方剂创新的规律。此外，通过数据挖掘工具分析用户访问的热点知识可以为彝族医药学的学术研究增加新的方向。[1]

四、满足现代社会多元化的档案文献信息利用需求

进入 21 世纪，随着信息技术的快速发展和互联网的普及，各种彝族医药档案文献保存机构都依靠现代技术，发挥自己的馆藏特点和优势，开展了数字资源建设，为读者提供高层次、高效率的信息服务，彝族地区的文化机构可以依托丰富的馆藏彝族医药文献资源，积极开展有特色的彝族传统医药档案文献数据库建设，在竞争激烈的信息社会中求得生存与发展空间。

（一）满足科研、教学和展示需要

首先，彝族地区的图书馆、档案馆、博物馆等文献收藏和服务机构经常会根据服务要求和群众需要，在服务范围内开展宣传展览工作。为提高展览工作的质量和服务水平，最大限度地满足读者的需要，相关机构可以开展彝族传统医药档案文献的数字资源建设工作，为展览和展示提供素材。其次，少数民族医药文献数字资源总体上来说还是比较少，建成数据库并可供使用的更是凤毛麟角，很多设有民族医药专业的高等院校十分缺乏这方面的资料。开发与建设彝族医药档案文献信息资源数据库，可为师生提供高层次、高效率的信息服务，为培养高素质的、合格的彝族医药人才和促进彝族医药的教学和科研发展发挥作用，为他们提供具体、独特的适用信息和经过加工、整合、分析、研究而形成的含有新知识的医药信息。彝族传统医药档案文献数据库应用平台的构建能为医学专业的学生提供高质量、高层次，更加方便快捷的信息检索与

---

[1] 高建辉,祁建华,师薇:《基于大数据分析的彝族口述历史资料数据库智慧化开发利用研究》,《红河学院学报》2020 年第 6 期,第 30—34 页。

服务平台,在高水平、高层次民族医药人才培养领域发挥重要作用。目前,对中医数字化研究做得比较好的机构是成都中医药大学,其陆续完成了"云健康""中药溯源"等项目。总之,建设少数民族医药档案文献数据库,构建民族医药档案文献数字资源体系,开发应用平台,可以有效开展民族医药档案文献信息的收集、加工、整理与整合工作,极大地丰富和充实中医学专业的教学内容,使得民族医药研究迈上一个新的台阶。①

（二）满足传统彝族医药信息的在线查阅需求

彝族医药是一门古老的科学,发展至今已有两千多年的历史,由于历史的原因,其文献资料分散在民间和众多其他文献中。彝族传统医药档案文献数据库开发是民族医药现代化发展的必然要求。利用现代医学简明、准确、科学、应用、验证等基本特点,可以促进彝族医药学向现代科学发展。数据库记录的彝族传统医药档案文献都是经过鉴定和筛选的,其显著特点就是内容准确和权威。开发专题数据库可以很方便地通过网络查阅彝族传统医药档案文献信息,为从事彝族医药教学、科研、医疗、生产的人员提供快速、查全率高的信息服务,对促进彝族医药事业发展具有十分重大的意义。比如,进行不同医药的比较,认识和了解不同医药的品性,针对不同的病症选择合适的药品等这些问题都是现代医学的基本需求。② 数据库的开发使得通过数据库的资源体系分类浏览各类资源变得极为容易,极大地方便了彝族医药工作者和普通民众查阅彝族传统医药档案的需求。总之,为了更好地服务于社会,服务于人民,准确地检索和开发利用彝族传统医药档案文献资源,必须利用最新的现代化设备和信息技术,建设彝族传统医药档案文献数据库。③

（三）在新媒体环境下开发利用彝族医药档案文献的需要

首先,有了专题数据库之后可以开展联合电子编研。在互联网普及的时

① 曹继忠,谢天宇,黄玲,等:《民族医药数据库平台构建探讨》,《亚太传统医药》2017 年第 9 期,第 13—15 页。

② 毕秀芹,张玉德:《水族医药口传文献数据库系统建设刍议》,《农村经济与科技》2020 年第 3 期,第 323—324 页。

③ 卓玛草,扎巴:《建设藏医药古籍文献数据库的研究与探讨》《信息通信》2015 年第 4 期,第 159—160 页。

代,网络数据库资源与档案文献编研工作有着重要的联系。一方面,数据库可以作为档案文献编研工作的依托和工具,其建设和发展深刻影响着档案文献编纂工作。随着新媒体应用形式的出现,解决了不同机构之间的档案文献编研内容重复和无法协作的问题。另一方面,有了专题数据库之后,档案文献编研工作就体现出了即时性与互动性,丰富与发展着编研的内涵,作为文献信息中较为特殊的彝族医药档案文献,开展联合电子编研既是一个文献编纂过程,也是一个信息传播的过程。其次,档案文献专题数据库的开发与建设是目前各种新媒体应用的基础和新媒体应用的重要信息来源。在数据库的基础上,利用新媒体的开发手段,可以筛选优秀资源,编制各种形式的电子读物。同时,可以利用新媒体推送档案文献信息,制作专题性强、形象生动、宣传效果显著的彝族医药历史文化相关音视频。可以打造彝族医药 App,开通彝族医药微信公众号和微博账号,专题介绍彝族医药相关信息。通过互动平台与受众进行沟通,听取公共意见,优化新媒体开发工作。[①] 利用新媒体手段开发利用彝族传统医药档案文献,可以加深人们对彝族传统医药历史文化和医药科学技术的了解和认识,促进我国经济文化的发展。

(四) 彝族医药档案文献信息共建共享的需要

共建共享和开放获取是目前文献信息资源建设的一个发展趋势,避免了资源的重复建设,极大地降低资源建设成本和用户的利用成本。彝族传统医药档案文献的机构散存和民间散存这一现状也决定了要进行文献实体馆藏的共建共享是不现实的,只有电子文献信息的共建共享才是具有可操作性的方式。而实现电子文献信息资源共建共享的重要条件就是要建设一个数据库共建共享应用平台,最终建成彝族传统医药档案文献专题数据库。通过申报共建共享项目可以把分散各地的文献保存机构所收藏的彝族传统医药档案文献数字资源及相关信息上传到一个统一的数据库应用平台,在该平台上实现数字文献的管理和利用。比如,统一检索、权限控制、联合编研、众包建库等。共建共享可以使散落各地的彝族传统医药档案文献信息资源和彝族医药历史文化得到有效保护和传承。

---

① 华林,张继蓉,李婧楠:《南侨机工档案文献遗产新媒体开发研究》,《档案与建设》2019 年第 6 期,第 27—30 页。

第二章
彝族传统医药档案文献的历史、形制、特点和价值

彝族曾经创造过辉煌的文化,在医学、哲学、文学、宗教、天文历法、历史、农牧业、术数、军事、政治、经济方面均有建树。据初步统计,北京图书馆、国家民族文化宫和中央民族大学所收藏的古代彝文典籍就有 650 余部,共计 1 000 多册。滇、黔、川、桂四省区发现和收藏的彝文典籍和彝文手抄本达 11 000 余册。这些古籍是中华文明的宝贵遗产。20 世纪 80 年代至今,西南各省区在发掘整理彝族传统医药档案文献方面,已经形成一股彝族医药学研究热潮,对其历史、形制、特点和价值方面的研究已经取得许多研究成果。

第一节　彝族传统医药的源流和历史

一、彝族医药源流简史

彝文的存在使得彝族文化遗产丰富多彩,成就辉煌,历史源远流长。据彝文《帝王纪》及《西南彝志》记载,彝族医药文化可追溯到 5 000 年以前。彝族医药与闻名于世的“十月太阳历”一样,在彝族文化中独树一帜,内涵丰富,是中华民族医药的重要组成部分。

(一) 哎哺原始时期至大理国时期

彝族人民世代生息繁衍,在历史的长河中不断与疾病、毒虫、猛兽抗争,总结出了一套独特的疗伤和防病治病的方法。据《西南彝志》记载,彝族的医疗实践活动产生于哎哺原始时期。《彝族医药史》一书中也认为彝族医药萌芽于

原始社会,在母系社会时期,彝族先哲就利用本地生长的彝药内服、外敷、熏蒸治疗疾病。古彝文记录最早的药物疗法是:"毒蛇咬伤的,麝香拿来敷;蜂子螫伤的,尔吾拿来敷。"支格阿龙是彝族母系社会时期的先祖之一,是古滇国的国王,他在与雷神的医药问答中谈到腹痛、腹泻、咳嗽、疟疾、麻风、秃疮、冻疮、牙痛、眼睛红肿等 9 种病征的治疗,涉及 10 余种彝药的临床应用方法,在 10 余种彝药中,有动物药 4 种,植物药 7 种。这是迄今为止最为古老的彝药临床应用的记载。①

汉代以后,运用彝药治病的文献记载逐渐增多,如诸葛亮入滇南征蛮王孟获。蜀军误饮水毒而患哑瘴,渡泸水而染烟瘴,军士染病或死亡甚多。后遇孟获之兄孟优,"孟以苦良皮、黑霸蒿、青茶、紫茎菊熬水服食,而肿消毒平"。据《云南志》记载:"韭叶芸香,治瘴症,解毒,治疮毒。一切疮毒瘴症,并捣汁服。"明兰茂《滇南本草》记载"昔武侯入滇,得此草以治烟瘴",这是汉代较早运用芸香等彝药治病的文献记录。

晋代和唐代时期,犀角、琥珀已当作彝药应用,并成为皇宫贡品。东晋《华阳国志》记载:永昌郡(今保山)产"琥珀、犀角"。唐《蛮书·卷七》记载:"号珀,永昌城界西去十八日程琥珀山掘之……片块重者达二十余斤。"唐《酉阳杂俎》记载:"犀出越赕(今腾冲)、丽水(今丽江),夷人以陷阱取之。"在晋唐时期,矿石类药物如朴硝、芒硝、火硝、硫黄、曾青、空青、青盐、蛇含,植物药如干姜、乌头、附子、菖蒲、金星草、木香、升麻、常山、蔓荆、茯苓、合欢、榧子等,动物药如牛黄、露蜂房、熊胆、土蜂、蜂蜜、麝等上百种药物,盛产于滇、黔、川、桂四省区,那时就广泛在彝区临床上运用,这些药品自古就属于彝药。

南诏时期,随着民族战争及狩猎活动的发展,毒药的研制应运而生。唐开元(713—741)年间,有一味制作箭毒的彝药叫作独自草,被陈藏器收入《本草拾遗》,言其"有大毒,敷箭簇,人中之立死"。《后汉书》记载:"此草出西夜国……今西南夷獠中犹用此敷箭镞。"据《云南卫生志》记载:"唐昭宗天复三年(903 年),名医溪智治愈大长和国公主重疾。"从中可以看出,在南诏时期,彝族已经使用当地的草药制作毒箭和治愈疾病。

大理国时期,彝族医药已经久负盛名,广泛传播和应用,产生了很多知名的彝医,其中最著名的就是被称为"彝族药王"的名医杜清源,他在彝族民间治

---

① 李耕冬,贺延超:《彝族医药史》,成都:四川民族出版社,1990 年版,第 2—11 页。

病救人,事迹广为流传。杜清源去世后,他的后代杜广对他留下的彝族医药手稿进行了整理,编纂了《点苍药王神效篇》这一经典的彝族医药传世典籍。据说该书记载了以"草、木、虫、石"为原料配制的草药 400 多种,每种草药方剂都详细记录了其成分、颜色、形状、药性、禁忌、制药方法等相关信息,是南诏到大理国时期 700 多年彝族医药的集大成,可惜后来由于战乱流失,终未寻回。

(二) 明清时期至民国时期

明清时期产生了很多彝族传统医药档案文献,临床应用的彝药数量逐渐扩大,据当时彝医古籍记载,已有 400 余种彝药,仅《明代彝医书》就收入彝药231 种。这一时期,彝药出现了两个特点:一是广泛使用动物药,入药部位涉及皮、毛、骨、角、筋、血、脏器。二是在双柏、禄劝、元江、新平等地出现了相互通异的区域性用药特点。此后,还在四川凉山地区发现两本《此母都齐》残卷,系彝药验方古籍。另外,还发现诊断治疗牛、马、羊的兽医药学,治疗手段采用彝药灌服和针刺放血疗法。彝医特殊的用药经验和彝族地区丰富的药物资源,构成了彝族医药的自身医疗特点。

成书于明嘉靖四十五年 (1566 年) 的《齐苏书》记载常见病 59 种,单方验方 226 方,彝药数量达 231 种。具有浓厚的区域性用药特点和纯朴的彝族方言特色,明白易懂。成书于明天启年间(1621—1627 年)的古彝文书《献药经》明确记载了 10 种动物药和 5 种植物药。《西南彝志》及《宇宙人文论》均形成于清康熙三年至雍正七年(1664—1729 年),以彝文写成,包括宇宙万物的起源、历史、哲学、天文历法及彝医基础理论等。

清康熙三年至雍正七年(1664—1729 年),还产生了一部重要的彝族医药古籍《启谷署》,原书系彝文手写本,1991 年整理出版。全书分 5 门 38 类 260方。其中,内科门 7 类 76 方,妇科门 6 类 34 方,儿科门 4 类 12 方,外科门 16类 88 方,五官门 5 类 50 方。为彝文医药古籍中的验方单方善本,具有较大的参考价值。

陆续在楚雄彝族自治州各地区发现的彝文古籍尚有《医病书》《医病好药书》《看人辰书》《小儿生理书》等多部彝文古籍。其中《医病书》的彝文抄本形成于雍正八年(1730 年),收录病种 49 类,方剂 70 余方,彝药 103 种;《医病好药书》产生于乾隆丁巳年(1737 年),收载病种 123 个,方剂 280 余方,彝药 420余种。尚有按摩、刮痧、火罐、水罐等疗法。收载的病种、方剂及彝药的数量均超过《齐苏书》，是继《启谷署》之后内容较丰富的古籍。这些古籍代表了彝族医药在明清时期质朴流畅的彝族方言文字特点和浓厚的区域用药特色，为彝族医药的发展增添了光辉的一页。

清光绪二年(1876年)，川西人龚锡麟撰写了一部称作《天宝本草》的地方性本草书籍，以七言歌诀记述药物疗效，载药149种，有药名而无歌诀的33种，共计182种，无附方。该书内容虽然不多，但便于背诵记忆，是普及川西地方性天然药物的简明读本。

民国时期，滇中及凉山地区的彝药贸易兴起。1942年的《西昌县志》记载：云南彝区出产的茯苓、猪苓、沙参、石斛……在西昌交易后运往四川的各三千斤以上，而凉山售往云南的防风达两万斤，贝母、秦艽各数千斤。民国政府还对凉山地区的彝药进行了考察，发现了一些疗效特殊的彝药，"据吾人发现及访问所知，金河(金沙江)沿岸尚有治疗疟疾之奎宁树、治疗痢疾之苦根……雷波有治疗疯犬咬伤之特效药物"。另外，在民国时期，著名彝医曲焕章研制了"万应百宝丹"，即后来的"云南白药"，因其显著疗效被誉为"伤科圣药"而蜚声海内外，是目前中国完全拥有自主知识产权的两个医药产品之一，一直是以国家绝密级别进行配方保护的产品。

(三) 中华人民共和国成立至今

新中国成立以来，由于党和政府对民族医药的重视，西南各省区对彝族医药展开了全方位的研究，取得了丰硕成果，涌现出许多彝族医药研究的著述，丰富和拓展了彝医基础理论，发现了不少新彝药，大大促进了彝族医药的发展，可谓异军突起，使彝族医药跻身于我国民族医药研究的前列。现代西南各省出版的彝族专著，以云南省最多。如云南省出版的《彝药志》是我国现代最早的彝药专著。还有《彝族医药荟萃》《彝族医药学》《哀牢本草》《楚雄彝州本草》《峨山彝族药》《中国彝医》《2005全国民族民间医药学术研讨会论文集》《滇人天衍——云南民族医药》等书。四川出版的有《彝族医药史》《彝族动物药》《彝族植物药》《彝汉针灸》《彝族医经》等书。

1984年的民族医药普查比前次普查新增了200余种彝族药物。通过普查，初步摸清了彝药的种类、产区、产量及分布情况，为开发利用彝药资源提供了信息。其中，《彝族医药学》一书由云南中医学院关祥祖主编，共7章，第一章收录了6本彝医古籍的部分彝文内容，系统总结了彝医基础理论。书中包括了大量的彝医的治疗、药物和方剂，是迄今为止收集彝族医药内容最为丰富的综合性医书，可谓汇集古今彝族基础理论及方剂药物的大成之作，具有较高的参考价值。

20世纪80年代初，楚雄成立了云南省楚雄彝族自治州彝族文化研究所，全面开展对彝族历史、文化、社会、经济的综合研究。以后又相继成立彝族医药科、楚雄彝族自治州彝族医药研究所、云南省彝族医药研究所，并设立相应的门诊及住院病床，多层次全方位开展对彝族医药古籍、彝族医药基础理论、彝药新药、临床治疗的研究工作，在各级各类杂志上发表彝族医药研究论文近百篇，取得了一批重要科研成果。2003年，在楚雄正式挂牌成立云南省彝医医院。现代彝族医药研究进入快速发展期，彝药数量扩展至1 000余种，开发出数十种新药，其中部分已经成为全国知名品牌，为全国人民的健康事业做出了贡献，推动了楚雄地区的地方产业发展。展望未来，深入进行彝族医药基础理论的继承和创新，加强彝族医药的现代科学研究，扩大彝族医药的临床科研与应用，仍是不懈努力的方向。

总之，从现在收集到各文献保存机构彝族医药古籍文献和民间散存古籍调研情况来看，彝族传统医药古籍文献在彝族医药学史上存在着断代现象。目前保存下来的彝族传统医药古籍主要是明清时期形成的，明以前的基本上都已失传。分析其原因，既有客观因素，也有主观因素。第一，从以上彝医的发展历史看，彝族医药的产生年代久远，体系成熟，适用范围广泛，特别是南诏至大理国期间产生的经典医药古籍文献比较多，在大理灭国时，由于当时的统治阶级对彝族传统医药文献的重视程度不够，战乱使几百年的典籍文献大部分损毁殆尽，只有少部分民间散落的保留了下来。第二，明清时期的中央王朝为了强化在彝区的统治地位实行了"改土归流"，同时，对不服从政策的地方政权进行了镇压，使得民间散存的彝族医药古籍进一步流失。第三，客观上讲，由于古代彝区科技文化落后、交通闭塞，懂得文字的人很少，印刷技术没有得到广泛应用，使得口耳相传成了彝族医药文献的主要传承方式，文献的传播范围和影响力受到了很大的限制。第四，我国各彝族聚居区之间的彝文及彝语在语音和文字书写等方面存在很大差异，据调查，云贵川三省相同的文字只有三分之一，文字难以统一也使得很多彝族医药手写本未能以文字的形式传播开来、留传后世。

二、彝药的起源和发展

彝药的起源和发展，与彝族生产生活实践、周边环境以及经济、文化的发展水平密切相关。彝药主要通过以下两种方式传承下来，一是通过彝族文献记载的用于防病治病保健强身的药物，这种方式传承的药物一般都具有良好的医药理论基础。二是通过口碑和图像图谱的方式代代相传用于防治疾病的药物，这种方式传承的药物一般都具有悠久的药用历史。彝族医药最早产生于远古时期，随着彝族先民的生存繁衍、生产实践和社会进步，彝药也得到了长远的发展，逐渐形成了内容丰富、特色鲜明的彝族药学。彝药具有显著的民族性、传统性、区域性以及用法疗效的独特性。

（一）两汉前后

关于彝族人的祖先，学术界还没有统一的说法，其中一种学说认为彝族人起源于元谋人。元谋人生活在距今约 170 万年的旧石器时期，他们在云南元谋上那蚌村一带繁衍生息，过着原始社会的生活，主要通过采集野果和猎杀各种动物获取食物。西汉之前，由于西南地区交通闭塞，彝族地区大都处于封闭状态，几乎不受外来文化影响，医药学的发展也自成体系，生病时除了靠巫术，最重要的就是利用当地采集的草药来治病救人。西汉时期，彝族聚居的西南地区逐渐进入了奴隶社会，人口主要聚居在云南省昆明市一带（称为滇人）、贵州省遵义市一带（称为夜郎人）和四川省西昌市一带，统称"西南夷"。汉武帝时，中央政权在西南民族地区设置郡县，封滇人的首领为"滇王"，并发给印信，即今云南省博物馆馆藏的"滇王之印"。从此之后，西南彝族地区与内地的联系越来越紧密，彝汉交往不断加强，形成了"蜀汉入彝地，彝地通驿道"的局面，彝汉文化交流互相影响和借鉴，商品互通有无，彝族地区的土特产品、山珍稀物，如虎骨、虎皮、熊掌、熊胆、鹿茸、康香等流入汉族地区。同时，汉族文化、农耕等先进的生产技术也进入彝地，彝汉医药也开始相互交流。

文献记载和研究结果表明，彝药最早是彝族先民防治疾病的经验总结，但随着社会的发展和人类文明的进步，彝药在理论和实践层面都不断完善，最终形成了彝族独有的药学体系。

（二）南诏和大理国时期

1. 南诏前

从公元初年到南诏彝族奴隶制建立之前,彝族历史经历了彝族奴隶社会前期。随着彝汉交流的不断深入,冲突也逐渐显现。据《后汉书·南蛮西南夷列传》记载:光武帝建武十九年(公元43年),居住在凉山一带的彝族"邓人"酋长在与汉军的战争中大量酿制毒酒用于战争。这说明彝族先民不仅很早以前就认识了有毒植物,而且能将其与酒合制成毒剂。公元354年的《华阳国志》收载了出产于彝族地区的琥珀、蜻蛉盐、青碧、犀角、蜜、金沙、升麻等药物。公元520年的《水经注》记载了云南寻甸等地用彝药"都拉"解救草乌中毒。公元456—536年的本草名著《名医别录》,收载了产于云、贵、川彝族地区的很多药物,如越诸(即今四川木里、西昌,云南腾冲、丽江、祥云等地)的空青、曾青、盐、犀角等;牂柯(即今贵州部分地区及云南东部地区)的土蜂、露蜂房;永昌的犀角、银屑、木香、聚木;益州康香、肤青、金屑、朴硝、芒硝、升麻、蛇含、合欢、蔓荆实。以上记述均证明,早在公元536年之前彝族就已经认识很多动物药、植物药、矿物药,并用于防治疾病,而且不少彝族地区的药物已经传入汉族地区,被汉医所吸收、应用。

2. 南诏时期

南诏政权是彝族历史上的一个重要时期,它起始于公元七世纪末,是当时彝族头领乌蛮建立的六诏中最为强大的一个。唐玄宗时期,在朝廷的支持下南诏第四世王皮逻阁统一了六诏,定太和城为都城(今云南大理),受封为云南归义王,管辖云南、四川南部和贵州西部等地。这时,彝族医药与汉族医药交流进一步深入,在很多唐代汉文记载的医书中就发现了大量彝族药物。比如公元741年的《本草拾遗》中就有彝族先民用"独自草"制作箭毒的记录。公元794年《蛮书》记载:"南诏蒙异牟寻进献琥珀一块,重二十六斤",又说"犀出越赕,其人以陷阱取之"。大约公元863年的《酉阳杂俎》记载了可治腹泻的南诏石榴,以及用鹿胎屎敷恶疮、蛇虺毒等。

3. 大理国时期

南诏后期,彝族地区逐渐过渡到封建社会。公元859年,南诏王世隆即位后,改国号为"大礼",公元902年,南诏灭亡。后又经历了大长和国(903—928

年)、大天兴国、大义宁国(929—937年),938年,段思平即位,建立了大理国,仍定都于阳苴咩城,统治云南全境和四川西南部等地。大理国时期,彝汉之间的贸易随着社会生产力的发展而发展,彝区药物大量流入汉区,《宋史》中就有彝族进贡犀角、象牙、康香等药材的记载。宋朝的《本草图经》和《证类本草》收载了彝族地区的石菖蒲、金星草、庵摩勒等彝药。

(三) 大理国后

公元1254年,大理国被元朝所灭。在随后元、明、清等朝代统治下的近700年时间里,中央政权为了巩固自己的统治,在彝族地区颁布和执行了很多制度,包括移民制度、屯田制度、改土归流等,这些制度从某种意义上说很好地促进了彝族地区的经济文化发展。彝族传统医药也在曲折中不断积累和发展壮大,比较明显的现象就是明清时期出现了大量彝族医药档案文献。据史料记载,在明代早期,著名本草学家兰茂(公元1397—1476年)经常深入民间进行调查研究,收集彝族医药经验并进行记录,最后撰写了一部彝药经典专著《滇南本草》,书中收载的民族药有332种,占全书药物总数的65.5%,其中有很多属于彝族药。明世宗嘉靖十四年(1535年)的彝医古籍《献药经》中,记录了彝医使用的熊胆、岩羊胆、青猴肉等64种动物药以及余甘子、草果等植物药。明嘉靖四十五年(1566年)的彝医古籍《齐苏书》收载的植物药、动物药、矿物药共计231种。雍正八年(1730年)的彝医古籍《努苦苏》(又名《医病书》),记载彝药103种。清乾隆丁巳年(1737年)的彝医古籍《医病好药书》记载彝药421种。清道光二十二年(1842年)的彝医古籍《元阳彝医书》记载彝药200种。此外,清代的彝医古籍《老五斗彝医书》《三马头彝医书》《洼埋彝医书》中都分别记载了数百味彝药。很多疗效明显的彝药随着彝汉的交往逐渐被汉族人所知晓和接受,这些彝药传入汉族地区后,融入了我国传统中药中,之后经过大量医学家的研究和实践,不断改良和优化,其治病的原理也逐渐清晰,这些药也被汉族医学家记录到了中医的本草著作中。比如清乾隆年间的著名中医药学家赵学敏,他对彝族的各种草药非常感兴趣,经常深入彝族民间寻访彝药配方,同时也在彝族地区实地采集各种草药,经过数十年的积累,最终完成了一套医药丛书,其中就有一本《本草纲目拾遗》,该书中收载了大量彝族治疗疾病的药物。比如彝族地区出产的药物五色石斛、蜕娘鱼、春水、雪茶、昭参、狐察、脆蛇、芸香草、棕虫、菊花参等,使我国的中医药本草学的内容更加丰富。①

总之,在明、清之前,彝族传统药学文献要么已经损毁,要么记录零散且数量稀少。到明清时期,医药学的很多爱好者和从业者才将彝族民间的大量药物和方剂进行搜集整理,并编著成书,流传于后世,明清时期也是传统彝药发展的一段黄金时期。名声享誉海内外的云南白药就是在这段时期发明创造出来的,1898—1902 年,出生于云南江川县的彝族后裔曲焕章先生世代行医,医药知识渊博,通过自己多年的刻苦钻研,把彝族药和汉族药结合,进行了大量的临床试验,最终创制发明了云南白药。一个多世纪以来,云南白药因疗效独特,而成为家喻户晓、风靡海内外的伤科要药。云南白药的问世,在彝族医药史上增添了光辉的一页。

(四) 现代彝药的发展

民国时期,随着社会制度的变迁,医药学也发生了很大的变化。从 19 世纪开始,在西方科学文化的冲击下,早期的革新派中出现了全盘否定传统文化的思潮。在此情况下,北洋政府和中华民国政府错误地奉行"扬西抑中"政策,企图以行政命令取缔中医,并提出取缔中医的六条措施。全国医药界和人民大众竭力反对和抗争,才使得这个议案未能核准执行,但给中医药工作造成了巨大的压力。

1949 年新中国成立之后到 20 世纪 80 年代,民族传统医药的继承和发展问题受到了党和政府的高度重视,国家采取了很多有效措施来发展我国的中医药事业。在各民族平等的政策影响下,各少数民族群众的文化素质不断提高,彝族药影响范围不断扩大,逐渐被卫生部门和民间认可,彝族传统医药档案文献的整理和发掘工作也逐渐被重视起来,并且已经取得一定的成就。其中比较具有代表性的是 1974 年云南省药品标准收录的 8 种彝族药和 1 个彝医药方。1978 年,国家卫生部组织人员在云南、贵州、四川等彝族聚居地区进行了广泛的医药调查工作,发掘了大量散存民间的彝文医药古籍。同时,调查组还采集了很多彝药标本,对大量彝族药的药效和配方进行深入调查,在此基

① 云南省彝医院,云南中医学院编著:《云南彝医药·云南彝药 下》,昆明:云南科学技术出版社,2007 年。

础上编写出版了部分彝族医药专著,比如《巍山彝族回族自治县医药志》等各彝族自治县的医药志书。

20 世纪 80 年代以后,医药科研人员根据彝医用药经验,先后研究开发出 20 多种新药。例如,治疗类风湿病的昆明山海棠,治疗心脑血管疾病的灯盏花素片、彝心康胶囊,治疗胃肠疾病的养胃解毒胶囊、利胆解毒胶囊、止泻胶囊,治疗颈椎病的紫灯胶囊,治疗呼吸道疾病的果依咳喘胶囊、灵丹草颗粒,排毒抗衰老的排毒养颜胶囊,治疗风湿跌打伤的痛舒胶囊、散痛舒胶囊、肿痛消擦剂、蜂毒擦剂等。这些彝药产品临床疗效都很好,经国家批准,已被正式生产并投放市场,取得了良好的社会效益和经济效益,为人类的健康做出了较大的贡献。

第二节 彝族传统医药档案文献的形制

一、彝族传统医药档案文献的制作

自从纸张在古代彝族社会生活出现以后,彝族传统医药档案文献的总体构成便发生了根本性改变,纸质彝族传统医药档案文献成了其主体构成部分。从彝族传统医药档案文献产生与发展来看,纸质档案文献的形成主要有书写、传统印制和现代印刷等几种方式。

(一) 人工书写

书写是古代彝族纸质历史档案形成的主要方式,在现存的彝族传统医药档案文献中,书写而成的档案文献占 80％以上,是纸质档案文献的主要组成部分。关于纸质彝文历史档案书写形式和工具,彝文文献记载与民间传说均有涉及。例如王正贤在《呗耄彝文文献漫谈》一文中说道:"远古之时,洪头人用石头当墨,松巅作笔,后来发现用燕毛作笔,木叶当纸,记录下日月星辰。"[①]《楚雄彝族文学简史·彝文书概述》通过实地调查在论述当地彝文古文献的形成时说:"彝文书写一般是用竹签笔或毛笔蘸松烟墨汁写在白棉纸上,字序自

---

① 王正贤:《呗耄彝文文献漫谈》,《贵州民族研究》,1990 年第 4 期,第 50—59 页。

上而下，行序自右向左，直行书写。"①在纸质彝族传统医药档案文献的书写原料方面，上述几种传说都提到了血，鲁突知那尔蘸鹰血写字，叹兴祖将自己的手划出鲜血用来书写，这和早期彝族文字主要用于原始宗教活动有关。再者，用牲畜的血来写字有特殊的宗教意义。在原始宗教活动中，彝族祭司常常要用献牲的血在神牌、道图、法具上写字或画画，使整个宗教仪式更具有敬畏神灵的虔诚和驱邪除魔的法力。传统的纸质彝族传统医药档案文献书写原料除血之外还有胭脂、紫土等。墨砚传入彝族地区后，纸质彝族传统医药档案文献的书写原料则以墨汁墨水为主。各地纸质彝族传统医药档案文献的书写工具不一，除上述鹰、雁毛、树枝、头发之外，近代则以毛笔、钢笔、圆珠笔为主要书写工具。通过手抄而成的纸质彝族传统医药档案文献有《热泽苏》《二十八穴针灸》《元阳彝医书》《尼苏夺节》等。

（二）传统印刷

早期的纸质彝族传统医药档案文献主要产生于原始宗教活动，各彝族地区流通量不大，以人工抄写的传播方式也能满足社会的需求，因而纸质彝族传统医药档案文献的产生形成长期滞留在人工抄写时期。随着社会的向前发展，彝族群众对文化知识有了新的追求，彝族地区出现了民众读物，大量的纸质文献仅靠人工抄写远远不能满足彝族社会的需要，于是出现了木刻等印刷方式。

1. 木刻印刷

木板雕刻印刷技术大大促进了纸质彝族传统医药档案文献数量的增加，且其质量得到根本性提高。现存木板雕刻印刷的彝文医药古籍中较早的版本是《劝善经》，成书时间在明正德十二年（1517 年）前后。《劝善经》有两种版本，不同的版本内容大体一致，其区别在于一种刻本有"前言"，正文用彝文将汉文"太上感应篇"对译，然后对译文逐条讲解，原文文字稍大，解释部分文字较小；另一种版本没有"前言"，正文文字的大小始终一样，仅个别同音字稍有变动。这部书的两种版本均流传于云南武定、禄劝彝区。"劝善经"彝语为"碾母苏"，该书讲述了彝族的养生预防观念，包括择地而居、调摄饮食、起居有节、劳逸适度、适度饮酒、优生优育、强健体质、避忌病邪、控制传染等内容。其中

---

① 杨继中，芮增瑞，左玉堂编：《楚雄彝族文学简史》，《中国民间文艺出版社》1986 年，第 137 页。

有大量劝诫世人的话,比如"不要信巫师的话,有病要吃药,传染病要隔离","不能相信鬼神,有病就要积极治疗,只有这样人丁才会兴旺,有病不去治疗而是去请巫师做法驱鬼的人,只能落得亡族灭种的下场","提倡要预防疾病,要根据天气的变化增减衣被,以顺应自然的变化"。该书还记载了"对医治无效而死亡的人应尽快火葬","病死的家畜必须挖深坑埋葬,绝对不能食用","对患病家畜必须及时与其他家畜和人隔开,不然会把病传染给其他牲畜或人",等等。

乌蒙彝区、凉山彝区和哀牢彝区三个不同区域的木刻本有两个共同点:一是刊印时间都在明、清时期,二是木刻本的内容都是反映伦理方面的,可见彝族人民非常注重伦理道德的修养。彝族地区有良好的社会风气,与彝族先辈所进行的伦理教育是分不开的。用木刻雕版印刷彝族医药档案文献,一次可印出几百部乃至上千部,比起一字一句地手工抄写确实先进得多。木刻印刷技术应用于彝文文献制作,在彝文文献发展史上有着不可低估的重要作用。

2. 石印与铅印

彝文石印技术并非传统彝族刊印技术,而是把汉民族石印技术应用到彝文文献的印刷发行之中,确切地说,彝文石印技术是汉民族学者在发掘整理、研究彝文文献时,将其成果以石印的方式正式出版的一种技术。石印技术运用于彝文文献的印制,对提高彝文典籍的制作水平,扩大彝文文献的影响和推动彝文文献的整理研究起到了积极作用,在彝文文献发展史上无疑是个很大的进步。

铅印技术运用于彝文文献的印制早于石印。制作彝文铜字和铜模印刷彝文典籍最早出现在云南路南彝区。1906年,云南路南尾则村的彝族撒尼人毕映斗曾在教会学校就读,因此,他经常帮教堂做事,和神父保禄也就逐渐熟悉起来。在路南传教的法国神父保禄·维亚尔为在彝族地区用当地人的文字传教,希望实现《法罗词典》《教义问答》两部经典著作的彝文的铅字印刷,他便带着彝族青年毕映斗前往香港铸造铅字彝文。但到香港后不久,保禄因为特殊原因提前返回了路南彝区,只留下毕映斗一人在香港继续制作彝文铜模和铅字,后来毕映斗又开展了很多彝文书籍的排版、校对、印刷、装订等工作。1909年,毕映斗回到彝区,他利用带回来的彝文铅字印制和再版了部分彝文书籍,包括《教义问答》《领圣体前后经》等。印书坊由毕映斗一个人经营,彝文书籍所有制作工序都由他一人完成。虽然印制的彝文书籍的品种不多,但对彝文书籍的制作和发展产生了积极影响。比如《明代彝医书：译文》铅印本就是《明代彝医书》的汉译稿，由施学生、者伦、周德、汪宗俊、蔡永祥、张之道、袁小波等翻译，1982年11月由上海嘉定县中医医院周德整理校订，上海嘉定县教育局、文化馆铅印出版。遗憾的是，"文化大革命"期间，彝文铅印工具被当作"四旧"遭受清扫，彝文字模现已无存。

（三）现代印刷

1. 打印与出版

随着我国图书出版行业的快速发展，彝族的很多传统医药档案文献，包括古籍、图画、口述档案等都已经被搜集整理并编纂成书公开出版发行。为了便于阅读和利用，彝族传统医药档案文献编纂的现代图书的内容大多数已翻译为汉文或采用彝汉对照的形式，有的图书一本书就汇集了彝族众多医药古籍文献，有的则摘录和其他文献中的一部分进行汇编。这些图书是相关专家学者通过认真编纂和仔细校对后利用现代打印或印刷技术批量生产的，具有统一的规格和严谨的文字表述，其记载的内容都来源于彝族传统医药档案文献，具有一定的原始性和真实可靠性。如中国医药科学出版社1991年出版的《彝族医药珍本集》，由方文才、关祥祖编著，此书将《明代彝医书》《医病好药书》《医病书》三种古籍进行彝汉文对照翻译编写而成。四川民族出版社1986年出版的《彝医动物药》、1990年出版的《彝医植物药》、1983年出版的《彝药志》是汉文印刷图书。《彝医动物药》主要收集了彝族医药古文献记载和民间流传的用药经验，根据所挖掘的彝医药古籍及对彝族传统医药实地考察资料编写而成，收载彝医常用动物药224种。《彝药志》是楚雄彝族自治州药检所彝医药专家张之道从1978年开展彝族医药普查工作过程中，在所收集的28本彝文医药古籍和实地调查民间彝族医生口述档案的基础上编撰而成，收载药物103种。《彝医植物药》是根据所挖掘的彝医药古籍内容及彝族传统医药的实地考察资料编写而成，该书共收载彝医传统使用的植物药106种。

2. 复印与影印

复印一般是指通过一定的手段复制文献原件的一种印刷方式，也称重印。由于最早重印时要使用复印机，因此这种方法被称为复印。随着科技的发展和计算机技术的进步，复印的方式方法也越来越多，复印的概念也随之拓展为对原件复制印刷的一种方式。影印在古代称为"景印",一般是指对图书或者手稿真迹原件进行原样复制的印刷方法。影印时首先使用薄纸勾摹原书或稿件的文字图画和版式等,然后刻成木板,最后用照相法制版印刷。板材一般采用珂罗版,流程主要是照相、修版、晒版、印刷四步。纸质彝族传统医药档案文献的复印件很多都是以片段性和零散性的资料单独保存,但影印版一般都是和原书一样,有版权授权,单独或载入其他图书公开出版。复印本中比较具有代表性的有以下两本,一是《西南彝志(卷3)》。它是关于大自然的形成和哎哺氏族世系的叙述,其中记录了彝族先民对万物生成关系的认识。书中记载的主要思想是在"人体同天体"的理论指导下,人们对日月星辰、四季和气候、物候的变化规律同人体气血生成和运行的生理规律相结合并对照,再通过经验总结和归纳,进而得出指导临床活动的原理。该书经过复印后收藏于贵州省毕节地区彝文翻译组。二是《元阳民间单验方》手抄本。1985年在红河哈尼族彝族自治州元阳县勐品村首次发现了彝医药古籍《彝文药书》,之后由攀枝花文卫助理员马里文进行了抄写、翻译和整理,最终取名《元阳民间单验方》,书中记录了21种疾病验方和200多种植物药的采集、加工、煎服方法。该书经过复印后收藏于云南省食品药品监督检测研究院。

(四) 拍摄与录制

这是一种数字化文献信息资源的记录手段,主要用于记录原始的音频和视频,具有较强的原始性和真实可靠性,通过这一方法获取的彝族传统医药档案文献都是数字化的,可以直接用于数据库建设。

1. 拍照与扫描

拍照与扫描是文献数字化转化过程中最常用的方式,根据中国国家古籍保护中心制定的《国家珍贵古籍名录申报中的古籍书影拍摄相关规范与样例》中的要求,古籍数字化建议使用扫描或拍照的方式进行数字化或影印,两种都可以的情况下优先使用扫描。相机拍摄古籍时分辨率(像素)越高越好,推荐使用单反相机和定焦镜头。此外,规范中还对照片分辨率、尺寸、格式以及书页的选择、摆放、背景、光线、对焦、取景等方面做了规定。扫描分为平面扫描和3D扫描两种,平面扫描效果与拍摄类似,3D扫描可对彝族医药档案文献的结构进行多方位扫描,建立档案文献的三维数字模型,充分展示和记录档案文献的各个角度信息,主要用于记录档案文献的外观材质和形态。对于图像记录的彝族传统医药档案文献,在进行数字化保护时,一般也采用扫描或拍照的方式。比如,楚雄师范学院图书馆"彝族文化数据库"中《占病书》《看病书》等彝文医药古籍就是采用拍照的形式记录其载体形态和内容。

2. 录音与录像

录音主要用于搜集彝族口述医药档案文献,访谈精通彝族医药的医生、彝族医药技艺传承人或者彝族医药研究专家,可以获得大量彝族医药相关的信息,其中包括彝族医药相关的理念、民间故事、历史文化、草药、方剂等内容。楚雄师范学院图书馆搜集整理的西南彝族口述历史资料数据库中就包含了大量彝族医药相关的音频内容。比如,2017 年云南省楚雄州元谋县羊街镇木溪悟村委会李加村毕摩口述的"请药神经文"音频,2018 年,云南省大理州弥渡县传承人"李毕讲述当地彝药的治病效果"音频等,其中包含了"肠胃不好,怎么利用松花粉配药"等药材配药治疗的方法。对于活态传承的彝族传统医药档案文献,主要是通过录制视频的形式进行记录与保存,保存的载体有光盘、硬盘或 U 盘等,光盘记录的彝族传统医药文献,如《耐姆——中国彝族罗婺人祭祖大典》光盘中的"耐姆之献药祭"部分视频,《云南民族传唱艺术》光盘中的"找长生不老药"部分视频。

二、彝族传统医药档案文献的形式

(一) 彝族传统医药历史档案文献的书面形式

1. 书写形式

历史上各个彝族地区发展不同步,虽然至今在物质生活和文化状况以及方言或支系之间仍存在一些差异,但纸质彝族传统医药档案文献的书面形式保持了一致的风格和共同的特点。彝族文字的书写顺序一般为从上到下,从左到右,先外后内,先主体后附加,使用的基本笔画有点、横、竖、撇、横折、竖折、撇折、弧形、曲线、圆形等。彝族传统医药历史档案文献的书写从上到下,行间从右到左,也有从左到右的,这取决于书口的方向。书口朝右开的行间为从左到右,书口向左开的,行间为从右到左。彝族传统医药历史档案文献(古籍)的版面既有打格子并统一行距的,也有不打格子而凭手感直接书写的。早期的彝族医药历史档案文献由于没有标点符号,每行以有规律的字数为读者念读时提供断句的方便,因而每一本古籍每一行文字的多少都是有规律的。彝文经典多为五言一句,这样一般的古籍每行或两句共 10 字;或三句 15 字;或四句 20 字,每行字数的多少应以书籍开本的大小而定。撰写彝族医药历史档案文献的彝族毕摩及其他知识分子大多要参加农业(畜牧)生产活动,编著彝族医药历史档案文献劳作之余或过年过节、婚丧祭祀之时才可进行,以致书写运笔笨拙,同一个字笔画粗细不匀,同一篇或同一行字的字体大小不等,此篇与彼篇的字体也有差异。

2. 目录与页码

目录是指彝文书籍中正文之前所列的目次,它主要为使用者指明纲目,提供阅读方便。早期的彝族医药历史档案文献没有目录,后来使用者为了方便,在书的正文前面加了些目录。汉文书籍是通过目录让读者了解书中的内容,所以在目录中要列出章节,以及每一章节的标题页码。彝族医药历史档案文献目录则不同,其目录的功能与特点是目录只有书名或章名,没有页码。目录只用于一本书中有几种不同的内容或同一套书的几个章节抄写在一本书上,所以在某种意义上可以说书名与目录没有严格的区别。

早期的彝族医药历史档案文献没有编排页码,后来由于受汉文书籍的影响,部分地区的近代彝文文献也出现了编写页码的现象,甚至连编码的符号都是汉文书籍常用的阿拉伯数字或汉文数字字体,可见彝文典籍编写页码是近代之事,而且仅限于在熟识汉文的彝族知识分子中间使用,在彝文文献中尚未形成自己的体系。彝文目录的写法也没有统一的规范,它是根据正文风格来书写的,正文是横行的,其目录也是横行的,正文是竖行的其目录也是竖行。彝族医药历史档案文献一般是写完正文以后才根据正文来题写目录,有些目录写在书前,有的写在书后。有些档案文献的目录旁还画有装饰性的图案,起点缀作用。

3. 书名与作者署名

书名是指每一本历史文献的名称,不仅反映了文献的内容,也为我们查找每一本具体的文献提供了方便。彝文历史文献往往是先写后命题。彝族医药历史档案文献没有内容揭示类的附加说明,它是以书名点题,通过书名使读者大概知道该书讲的是哪方面的内容,所以彝文书名的题写讲究切题、简明,彝文书名的命名通常有以下几种方式。① 根据书的用途来题名。某本彝族医药历史文献用在某一方面就叫作某一方面的书,比如,流传于四川凉山的《医算书》,是彝医根据十月太阳历和阴历来推算病人的年龄、禁日和衰年的一部著作,记载了大量治疗疾病的方法。② 根据书的内容来题名。以这种方式为书题名,使人一看书名就知道全书的主要内容。如《宇宙人文论》阐述了彝族对宇宙万物的认识。③ 后人编译时题加的书名。后人在整理、译注彝文文献时常把几个本子集为一个本子,其后根据全书的内容再题写一个书名,这种情况在近代文献中时常可见。比如《驱天上星神书:送星神书》就是两本书的合集。④ 一些没有汉文书名的彝文古籍,后人在编译、整理时为了便于文献的流传使用,就按彝文读音翻译对应的汉字并题加书名,这样的题名容易造成同一古籍的不同翻译的题名。比如彝族医药经典《齐苏书》,又称《双柏彝医书》。⑤ 宗教经典的书名。彝文古籍中宗教经典是一类博大精深、年代久远的典籍文献,从书名中很难理解它的内容。比如记载了原始群时期彝族先民对植物药的认识的《俄勒特依》。

现存于彝族医药历史档案文献大都没有作者署名,早期的彝文历史文献,特别是宗教经典多为社会群体创作而非个人撰写,所以彝族宗教经典和早期文献没有作者署名。也有一部分彝文古籍为个人完成,但亦未署作者名。这可能与古代彝族的传统观念和习俗有关。随着社会的发展和认识的进步,部分彝族地区的近代彝文文献出现了署作者名的现象,但更多的是传抄者和书主人的名字。早期的彝文历史文献一般没有成书年代,目前所见的彝文历史文献的成书年代多为传抄成书时间而非原作成书日期。传抄时间的落款方式用天干地支纪时法,如"鼠年龙月(虚)写是说""虎年虎月(虚)写是说"等。

（二）　彝族传统医药历史档案文献的装帧形式

为了使彝族传统医药档案的装帧形式既具有实用价值又具有艺术价值,彝族祖先将各种装帧形式都应用到了彝族传统医药档案文献中,使得物质实用与艺术欣赏价值有机结合。

1. 版面

彝文医药历史档案文献主要是毕摩或其他彝族知识分子个人或集体编纂而成的,其版面形式没有统一的标准,一般都是按照祖传模式加之时代特征与地方特色来设置版面,因而各地彝文古籍的形式大同小异、五花八门。同一地区的彝文古籍也风格不一、各有特点。同属于一个毕摩的典籍,由于书的用途不同或制作时期的先后,其书籍形式也各有差异。从彝文古籍所用纸张的开本来看,主要有 4 开、8 开、16 开、32 开和 64 开等几种规格。有装订成横式的,也有装订成直式的。彝文典籍有长达百余页的,也有寥寥数页的,这主要取决于篇幅的大小和材料的多寡。同一著作有装订成一卷的,也有数卷的,如《西南彝志》就分别装订成若干卷。不同的开本和不同的材料在版面上有某些共同之处,如在内页中从上到下地画出等分线,这种等分线有红色的,也有黑色的,许多古籍打红线写黑字。这样做一是色调协调;二是格条明确,易书写,撰写出来的书籍极为工整,在阅读过程中移行时不容易产生混乱。彝文古籍的格条是彝文竹书的遗迹,它源于彝文竹简,由模仿每片竹简间所形成的条格界线而来。

2. 插图

彝族先民在传统医药档案文献装帧时,会在书中采用插图。插图是古籍美术的重要组成部分。它既有对书籍内容的从属性,又具有艺术的相对独立性。这些插图在彝族绘画艺术中占有很重要的地位,在我国美术史乃至人类艺术宝库中都应有一定的位置。彝文古籍的插图作为高层次的美术艺术形式,综合了彝族各种美术艺术的优点,吸收各种艺术精华而又自成风格体系。在图案上具有写实的直观性,又采用了夸张的艺术手法,体现了彝族图画古朴、优美的艺术风格。彝文古籍插图以单色为主,以墨汁先勾画物体的轮廓线条,在抄写彝文字时一并用墨画出插图。除以黑色线条勾画物体轮廓绘画外,也有采用投影式涂抹法的。以黑色线条勾勒物体的绘画方式有两种风格:一是直线式勾勒绘画法,主要运用于早期的彝文古籍装帧。二是曲线式勾勒绘画法。这种绘画技法运笔熟练,多出自有一定抄写、绘画能力的毕摩之手,风格接近水墨画。彝文古籍文献插图有与内文相关的,也有与内文无关的。有一些内容并非用文字就能直观地表达作者的意图,使用插图则能使文字内容更加生动、鲜明、突出,让读者通过形象化关键情节潜移默化地接受书本的主题。

3. 装帧

彝族传统医药档案文献一般都是线装书,不过线装书也各有不同,有的在书的一边打上眼,用绵纸捻订成册,有的则用麻线或棉线来装订,线装书又分为卷书和平装书等类型。卷书虽然没有封面,但是有书底,卷书的卷曲方向由外向内,使得卷起来时封底在外,这样后底部就成了保护书籍的封面,这是其一大特点。封面的材质主要包括麻布、棉布、硬纸或毛皮等,尺寸比书略大,最常见的是麻布。也有一部分彝族传统医药档案文献采用了平装的形式,平装书有封面和封底,封面与封底也多以麻布或硬纸做成。平装书的装订与卷装书一脉相承,所不同的是平装书有封面而卷装书无封面;平装书的保管是平放,而卷装书则是卷放。彝文历史文献通常用棉纸,只在单面书写,内页对折,在书写时可防止墨迹渗透到下页。也有在折页中垫上一层薄纸的。折页一端向外,装订在非折叶一端。装订时一般用四眼线订法,较大开本的古籍,也有用六眼线订和八眼线订的。除了线装外,还有封底裹卷装、轴夹纸裹卷装、经折装、卡片装、包背线装等。

（三）　彝族传统医药档案文献的版本

彝族传统医药档案文献的单页版式与汉文古籍的单页版式类似,主要包括界行、版心、版框、仇尾、象鼻、天头、地脚、书耳等要素。其中版心又称中缝、书口、版口,指每页正中较窄的一格。鱼尾是版心全长四分之一处的鱼尾形标志,版框是每张书页四周的围线,象鼻是连接鱼尾和版框的一条线,界行是字行之间的分界线。彝族传统医药档案文献的外形结构通常包括书衣、书签、书名页、书根、书脑、书脊等。内部结构主要有序、目录、跋、凡例、卷首、卷末、附录、外集、卷端、小题和大题、牌记、墨钉、墨围、阴文、自义、行款、藏章、帮手等。彝族传统医药档案文献的种类非常复杂,既可以按刻书的时间、地点、单位,也可以按装订形式、制刻工艺、写本种类、字体、行款、纸张、颜色、版式、内容、用途等进行分类,常用到的分类方法如下:① 以装订形式区分,比如卷子装本、经折装本、梵夹装本、蝶装本、包背装本、线装本等。② 以制版工艺区分。比如写本、拓本、刻本、活字本、套印本、石印本、影印本、铅印本等。彝族传统医药档案文献以写本居多。③ 以写本种类区分。有写本、稿本、抄本、旧抄本等。④ 以活字种类区分。有泥活字本、木活字本、铜活字本、铅活字本等。⑤ 以颜色区分。有朱墨本、朱印本、蓝印本、金汁儿本、银汁儿本等。⑥ 以内容区分。有单刻本、合刻本、抽印本、丛书本、增订一本、删本、节本、足本、残本、校本、注本、批点本、真本、伪本、序跋本、插图本、过录本等。⑦ 以用途区分。有底本、样本等。⑧ 以流传情况和价值区分。有俗本、孤本、秘本、善本等。

（四）现代彝族传统医药档案文献的形式

彝族传统医药档案文献除了 1949 年以前形成的历史文献外，还包括很多现代抄录、印刷和录制的文献。这些文献都来源于彝族传统医药档案文献，但适应了现代查阅和利用需求，符合现代人的使用习惯，是彝族传统医药档案文献的重要组成部分。目前能见到的主要包括 6 种形式，分别是音视频、条目、图片、手抄本、图书。其中音视频是目前彝族传统医药档案文献的最新形式，利用其形象生动的记录方式和便捷高效的知识传播特性，使得彝族传统医药档案文献焕发出了新的活力。具体形式包括报道和记录彝族医药知识的各种专题片和纪录片。比如，记录彝族医药理论的专题片《彝族医药——中国医药瑰宝》，记录云南彝族医药的专题片《彩云之南——彝族医药》，推广彝族水膏药疗法的专题片《彝医水膏药疗法》等。条目主要来自彝族医药相关的百科、词典和专著，包括《百度百科》《中国彝族大百科全书》《云南民族药大辞典》《彝医本草》《彝族验方》等，其中记录和罗列了大量彝族草药、医方和疗法。图片主要是来自彝族传统医药历史档案文献中的插图和部分现代图书中的药物标本图谱。手抄本是彝族传统医药历史档案文献比较多的一种形式，由于原本古籍流失严重，很多都是后来各个时代通过手抄的形式来记录原古籍内容，这里指的手抄本主要是新中国成立后抄写形成的版本，新中国成立以前的手抄本归入历史档案文献。图书是指搜集整理彝族传统医药档案文献之后编纂、汇编或辑录而成的现代彝族医药书籍，这些书籍大多数都翻译成了汉文或是采用彝汉对照的形式。比如，1991 年四川民族出版社出版的《贵州彝族民间传统医药》，其收录了 5 门 17 类共 250 个方剂，1983 年，云南省彝族自治州卫生局药检所在明代古医书的基础上编纂的《彝药志》记录了 56 种病 87 个处方和 234 味药，2008 年，楚雄彝族自治州图书馆请双柏县毕摩施文贵抄写的《医药书》记载了彝医经常使用的药房及其服用方法。从中可以看出，现代彝族传统医药档案文献是彝族传统医药档案文献的重要组成部分，其汇编、辑录和编纂的内容都来源于历史档案文献，同样具有社会性、历史性、原始性、确定性和真实可靠性。

第三节 彝族传统医药档案文献的特点

一、医药学理论深邃博古

彝族传统医药档案文献所记载的彝族医药学理论和实践方法体系完善、古朴博大、价值极其珍贵。第一，彝族传统医药学理论历史悠久，深奥难懂。彝族医药源于临床实践和古代天文历法，秉承中华上古医药学理论并结合彝族文化、信仰、习俗以及其居住地的地形地貌、天候气候等民族元素，经过一代又一代的实践，不断积累而产生的一门民族医药学，目前存世的各种彝汉文典籍直接或间接地证明了这一点，彝文典籍卷帙浩繁、内容丰富，其文字产生年代可追溯到甲骨文产生时期。彝族古代科学技术，特别是代表人类文明史标志的古天文历法是彝族医药理论形成的主要来源。彝族医药自有文字记载以来，就有着本民族的医药理论基础。比如，彝文医药古籍《宇宙人文论》和《西南彝志》中就记载了彝医理论中对天地、阴阳、五行、气血、经络的认识及其辨证体系，形成了风症、箭症、毒症、蛊症、尔症、麻风症、色捞症等病症机理。第二，医药学理论体系完善，具有独特学术内涵。彝族运用宇宙八卦、天地五行、十生五成、气浊、哎哺、五生十成、青线赤线、天干地支、六色、八方位年等属于彝族古代哲学范畴的理论，将生命与疾病放入时间与空间中探究，从而了解人体生命活动规律及人与自然、社会之间的关系，进而发展出用于预防、治疗疾病和保健的各种医疗实践、知识经验和技能，形成了彝族特有的医学理论体系和内涵。

二、医学学科门类齐全

彝族传统医药档案文献在历史上形成了学科门类齐全的医药知识体系。医学文献涵盖望、闻、问、切、占卜等诊法，针灸、推拿、拔罐、食疗等疗法，临床包括内科、外科、儿科、妇产科等科室，药物包含植物、动物、矿物等药物的采集加工和炮制，此外，还有医经、医理、养生、医案、医史等作为补充。比如彝族医药古籍手抄本《启谷暑》（音译），该医书共分为5门、35类、262个方剂，其中内科门有传染性疾病、消化系统疾病、呼吸系统疾病、血液循环系统疾病、生殖系统疾病、神经系统疾病 6 类 76 方,妇科门有调经、带下、妊娠、产后、乳症、杂病 6 类 34 方,儿科门有传染病、胃肠炎、疳积、杂病 4 类 12 方,外科门有痈疽、结核、疔疮、梅毒、疥癣、黄水疮、跌打损伤、虫兽伤、破伤风、烫火烧伤、头面疮、肾囊、病气、杂症 14 类 90 方,五官门有耳疮、眼、口齿、咽喉、鼻病 5 类 50 方,全书学科体系成熟、完整,标志着彝族医药学已经发展到了一个较高的水平。

三、方剂和药物载录丰富

彝族传统医药档案文献汇集了丰富的药物知识,形成了体系完整的方剂和药物知识。记载彝族药物知识的彝族医药文献很多,如比较珍贵的彝医档案文献《医病好药书》,它成书年代早,记载的彝族药物内容丰富而完备,在迄今发现的几十种彝医古籍中,其收载植物药或动物药总数在明、清时期各种彝医书中占首位。其所记载的 269 种植物药中,根类 45 种、全草类 58 种、花果类 34 种、蔬菜食物类 35 种、树皮类 18 种、树木类 13 种、果类 14 种、寄生类 13 种、根茎类 6 种、叶类 10 种、植物水汁类 5 种、菌类 5 种、其他 13 种。其所记载的 152 种动物药物中,肉类 26 种、骨类 16 种、内脏 15 种、血类 16 种、分泌物 22 种、油类 9 种、皮毛 5 种、生殖器官 2 种、胎卵类 2 种、胆 13 种、结石 1 种、虫鱼蛇蛙类 25 种。其所记载的矿物药有雄黄、石膏、黑盐、铜手镯、锈水 5 种。此书中记录的植物水汁用途比较多,例如竹子树、追栗树、黄栗树、菠萝栗树等树的水汁,这些汁液的用途在其他民族传统医药档案文献很少见到。寄生类收录很多,其中花椒寄生、野坝子寄生、松树寄生、水冬瓜树寄生、椿树寄生、马缨花树寄生至今仍在彝医中广为流传,疗效奇特。动物药中大部分是山区特产的彝医常用药,如山螃蟹、豪猪肚、猴脑、廖香、绵羊油、鹿子胎、岩羊胆等,这些彝医动物药也确有特殊的效果。彝族传统医药中的方剂或处方也非常丰富,比如《彝医处方集》一书中的采用彝汉对照的方式记录了内科、口腔科、皮肤科、外科、眼耳鼻喉科、妇产科、儿科等各类处方 600 多个,其中治疗哮喘的处方就有 10 个,治疗肺结核的处方有 9 个,治疗鼻出血、咳血、呕血、尿血、便血、紫癜等血症的处方有 30 多个,每一个都写明了原料组成、用法用量、主治疾病、处方来源、注意事项等内容。

四、医药知识地域性鲜明

彝族传统医药是历代彝族人民集体智慧的结晶,它根植于本民族特有的医药文化、宗教信仰、生活习俗中。彝族传统医药档案文献具有丰富的内容，深刻地体现了浓厚的民族性和地域性特点。发掘于云南江城县的彝医古籍《彝族治病药书》，记述了 40 余种病症，列举病例 216 例，其中内科 62 种、妇产科 14 种、儿科 14 种、外科 69 种、传染科 30 种、解毒 5 种、其他 22 种。这些所载疾病多数是彝族居住地区的常见病和多发病。该书收录彝药方剂 263 首，方剂中涉及药物 384 种，其中植物药 290 种、动物药 79 种、矿物化学类药 109种。其所录药物多数是沟边路旁、田头地角、村前村后容易找到的野生植物和水池林间经常栖息的动物，许多药物至今仍在彝族地区民间沿用。另外，彝医书《医病好药书》具有鲜明的云南楚雄地区质朴的彝族方言及用药特点，如称"疟疾"为"打摆子"，称"疥疮"为"干疙瘩"等，均通俗易懂，具有典型的楚雄彝区方言特色。其记载的治疗烂头疮的炮掌桐，配制头痛的老妈妈针线包，治疗肠鸣腹泻的翻白叶根，配治疗跌打损伤的小红参等，均为楚雄地区常用或特有的彝药。

五、内容记录真实可靠

彝族传统医药档案文献历史悠久，延续古今，具有成熟的记录系统，文献内容都是社会活动中直接形成的，即使是现代抄写本和出版的图书也是对这些历史档案的搜集、整理和编纂，同样具有真实可靠性。第一，彝族通过彝文可以准确记录彝族医疗和用药等活动中形成的经验。虽然许多流传下来的彝文医药典籍以明清时期历经辗转反复抄写手抄本居多，但根据彝文典籍中"父子连名制"和彝族谱牒进行逆向追溯，公元前 45 至公元前 39 世纪，彝族已形成了最为古老的象形文字用于记录社会活动。彝族医药知识和经验通过彝文记录下来，在后来的历史长河中经历了几千年的实践检验，是真实可靠的历史记录。第二，明清统治者对彝族的残酷镇压、烧杀抢掠，使得彝文典籍几乎殆尽。庆幸的是彝族以独特的文化传承方式"口传述唱"将彝族传统医药档案文献代代相传，并且通过"精通天文历算、哲学及巫术"的有识之士根据传唱内容和记忆断断续续抄录的一些只言片语进行传抄和整理，使得我们能将彝族医药历史追溯到五千年以上，口承性也是医学界片段民族医药属性的一个重要特征。第三，彝族传统医药档案文献的记载方法科学，记载内容体系完整，便于彝族医药知识的传承和应用。成书于 1 000 多年前的彝文古籍《彝族诗文论 •医书的写法》设有专篇论述"医书的写法"，书中已经明确对药物记载必须写明药性和功效,治疗疾病必须详查病根,说明彝族传统医药理论的客观存在,彝族著书立说和传抄医书的习俗历时已久。明清时期涌现出一大批彝文典籍,如《哎哺啥额》《宇宙人文论》《双柏彝医书》《启谷署》等,推动了彝族传统医药知识体系的发展。彝族医药的原始版本很多都是穿插记录在各种古籍之中,内容较为集中的版本首推《哎哺啥额》,较系统地阐明了彝医药的基本理论、学术内涵和医训医约等。

六、载体和记录形式多样

彝族传统医药档案文献卷帙浩繁、种类繁多,载体和形式多种多样。载体方面主要包括口碑、皮书、布书、木质、刻本、纸书等,记录的文字主要有彝文、彝汉对照、汉文三种。记录的形式主要有手抄本、木刻本、影印本、排印本、打印本等。其中最为常见的载体就是纸书,包括古籍、现代手抄本、现代印刷的图书三类。比如,1988年发掘于贵州省赫章县的彝族医药手抄古籍《疾病的根源》和1989年发掘的《治疗疮》。1985年,红河元阳马里文根据古籍《彝文医药》誊抄的《元阳民间单验方》汉文手抄本。现代图书比较多,包括彝汉对照的彝族医药著作印刷本,古籍文献的辑录和汇编而成的图书,民间收集整理的药方和疗法资料汇编等,比如《彝族医药珍本集》汇编了《明代彝医书》《医病好药书》《医病书》三种古籍并进行了彝汉对照翻译。现代图书比如《凉山彝医》(又称《彝医药经》),是郝应芬在1989年经过多年努力,将彝族医药古籍文献中记载的内容和民间调查收集的资料整理而成的现代图书。毕摩常在卜骨上刻写文字,从而产生了兽骨彝文医药古籍文献,这种兽骨医药古籍文献十分罕见。彝族医药古籍排印本也是一种重要的形式,整理者需要通过注释、校对和标点等方法来整理古籍文献,可以将其进一步细分为选注本、新注本、笺校本、点校本和标点本,索引也是排印本的一种形式。① 彝族医药古籍文献抄本有着多种多样的开本,规格多种多样,有64开、32开、16开、8开和4开等。② 另外,彝族传统医药档案文献口承性突出,有很多世袭的彝医,其掌握了大量祖传秘方、疗法和大量民间流传的验方,这些彝族医药相关的口述历史档案资料通过歌谣、故事等方式传承了下来。这些口述资料传统的记录形式最早是文

---

① 胡梁雁:《云南彝族医药古籍档案开发利用研究》,云南大学学位论文,2017年,第16—18页。
② 马伟光:《彝族医药述要》,《云南中医学院学报》1990年3月,第1—8页。

字记录,到了现代有了录音录像设备后,就可以通过音视频的方式永久保存这些珍贵的声像档案文献。

第四节　彝族传统医药档案文献的价值

一、经济和实用价值

（一）医学理论创新的原始依据

彝族传统医药档案文献记录的医学理论博大精深,见解独到,为世人所瞩目,在漫长的历史发展过程中为彝族医疗卫生事业提供了大量珍贵的第一手资料。彝族医药学理论主要体现在它利用古代朴素的唯物主义和辩证法思想来解释人体的生理病理等方面,形成了以"清浊二气"和"气路学说"为核心的彝医基础理论,既体现丰富的中医学哲学原理,又有古代彝医对于哲学观的独到见解,还体现了脏腑辨证及其他辨证观点。比如,《宇宙人文论》揭示了客观世界的物质性和物质世界运动进化的绝对性,形成了彝族先哲朴素的唯物论和辩证法思想以及彝医辨证的总纲,从而折射出彝医天人合一的哲学观。《双柏彝医书》详细说明了 76 种疾病名称、疗法和 275 种药物的疗效和使用方法,开列了 243 个方剂,这些知识都是彝族人民在长期实践验证中行之有效的,此外,在预防医学、流行病学、胚胎学方面,留存了大量文献史料与临床实例,它们对彝族医药理论体系的完善和创新研发都具有极大的促进作用,是彝族医学理论创新的原始依据。

（二）推动了民族医药事业的振兴

彝族传统医药档案文献真实而详细地记录了彝族总结和积累的具有本民族特点的医学理论体系、临床诊断经验以及鲜明地域特色的药物资源史料,为我们掌握彝族的卫生习俗、保健思想、治疗习惯、生活理念、民族医药文化特色、药物资源及其分布等方面提供了翔实的原始资料,充分展示了彝族丰富多彩的医药文化和多种多样的医药资源,为今天各地区各部门制定民族医药政策,开发民族医药资源,推动民族医药事业振兴发挥了重要的作用。1993 年,为响应卫生部发布的《关于制定民族医药部颁标准的通知》,各地积极组织力量搜集整理民族医药典籍,总结临床经验,同时制定了很多民族医药相关的地方标准。据 1999 年统计,进入《中国药典》和各相关标准的民族药共 461 种,其中绝大部分是成方和验方,这些方剂一般都是由民族医药古籍记载。2014年,楚雄师范学院的彝学专家杨甫旺教授建议当地政府进一步出台和完善彝族医药事业发展的政策,从财政上给予资金支持,在彝族地区优先发展彝族医药产业,扶持彝药新品的研发,由政府牵头建立彝族医药的教育和资格认证体系,使彝族医药成为我国的第五大少数民族传统医药,加快搜集整理民间广泛使用和认可的彝药,并对其效果在临床实践中进行验证,推动彝族传统医药进入《中国药典》或相关标准。[①] 彝族传统医药档案文献为我国发展彝族医药事业打下了深厚的理论基础和可靠的理论依据。研究彝族传统医药档案文献,可以使我们更加有理、有利、有效地规划和发展彝族地区的医疗卫生保健事业。

(三) 人民健康的保障

高额的医疗费用已成为我国农村和边远山区人民新的致贫因素,大力发展民族医药,振兴民族医药事业,旨在全面挖掘社会医疗资源为广大人民群众的健康服务。彝族聚居地区大多属于经济欠发达地区,在边远地区和农村,还有相当比例的贫困人口,缺医少药的现象非常普遍。由于农村地区交通不便,医疗卫生条件基础薄弱,开展医疗服务难度大,医疗器械配备落后,药品价格偏高,彝族地区的很多群众更多依靠彝族民间医药来解决现实医疗问题。彝族地区目前还存在很多彝医,他们主要活跃在村镇的群众中,他们应用彝族医药的技能比较娴熟,了解当地群众的卫生状况和疾病特点,治疗方法极具针对性,特别是在经济落后、卫生条件不好的农村地区,他们能够满足群众多层次的健康需求。通过对彝族地区群众的了解得知,当地群众对彝族医药的疗法有着广泛的心理认同,乐于接受。其原因主要包括两个方面,一是彝族医药价格便宜、疗效显著。二是适应当地常见病和多发病的治疗。比如,彝族群众大多居住在山区,跌打损伤比较常见,彝族医药中的各种药膏对于这类疾病有比较好的疗效。除了治疗疾病,彝族医药在预防、康复、养生、食疗等方面都

---

① 杨甫旺:《扶持彝族医药事业发展》,http://www. 360doc. com/content/14/0310/09/13335947_359204915. shtml,访问日期:2021 年 5 月 21 日。

能发挥良好作用,在这些方面也具有广阔的发展前景和经济价值。深入发掘利用彝族传统医药档案文献并使其特色优势得到充分发挥,可以切实帮助解决彝族地区群众看病难、看病贵、因病致贫、因病返贫等问题,在卫生扶贫工作中充分发挥彝族传统药物的作用,实现彝族地区"人人享有基本医疗卫生服务"的目标,让丰富的彝族传统医药档案文献资源能更好、更广泛地服务于人民群众的健康。

（四）促进了彝族医药研发

首先,彝族传统医药档案文献记录了彝族千百年的医药经验,其医药资源丰富,剂型品种繁多,用药经验独特,临床疗效确切,为彝族医药的研究和创新提供了大量的经验成果和可靠的研发依据。比如彝医独特经验方:《供牲献药经》中记载用"俄里节"治疗哮喘,《彝医植物药》中记载用"木库"治胃炎、胃溃疡等引起的上腹部疼痛,四川凉山彝医用"不史"（天麻）泡酒内服治中风偏瘫等。这些彝族传统医药档案文献中记录的经验方对彝族新药的研发具有重要的作用。其次,彝族传统医药档案文献中极富特色的传统诊疗方法,也极大地推动了民族医药学的研究。国家级非物质文化遗产代表性项目名录就记录了两种彝族疗法:一种是清热解毒的外治法水膏药疗法,另一种是楚雄老拨云堂药业有限公司研发的彝族传统医药"拨云锭制作技艺"。最后,彝族传统医药档案文献资源是天然药物研究的摇篮。在医药科技发展的历史进程中,很多新药都是从天然植物中探索和开发出来的。目前,楚雄彝族自治州以彝药为基础,研究开发了有自主知识产权的新药 20 个,在研和待开发彝药还有几十个,彝药的研发产业逐渐形成,市场规模也不断扩大。实践证明,彝族医药档案文献载录的独特的医药经验和用药方法,大部分都还未得到有效开发合理利用,它为彝族医药学的研究提供了丰富的资源保障,为彝族新药的研发开拓了广阔的领域。

（五）推动了彝族地区的经济发展

如果将彝族传统医药档案文献中包含的很多治疗方法、药物和方剂开发出来,进行市场化运作,不仅可以增大彝药的影响力,促进人民的身体健康,还将为彝族地区带来巨大的经济效益。例如,盘龙云海药业有限公司研发的"排毒养颜胶",其产值有十几亿元,该产品就是在彝药的基础上研发的。以彝药为基础,该公司还陆续研发了"龙灯胶囊""灵丹草颗粒""喉舒口含片""云南白药"等药品。云南金碧制药有限公司研发的"复方仙鹤草肠炎胶囊"为国家中药保护品种,"咽舒胶囊""咽舒口服液"两个产品为国家部颁标准首批通过注册审批上市的彝药。因此,为了加快彝族地区群众脱贫致富的步伐,带动医药产业的规模化发展,必须加快彝族医药的研发和应用,这就要求尽快建设彝族传统医药档案文数据库,使得彝族医药档案文献中蕴含的信息大量揭示出来。彝族传统医药档案文献的研究利用价值是多方面的,其潜在的经济价值不仅体现在民族药产业上,还关乎诸如民族药材种植业、民族药材收购、药品销售的流通产业,以及教育产业、旅游业等相关产业的发展,为促进当地经济提供了新契机。比如,位于经济技术开发区东部的"楚雄天然药物产业园区",盘龙云海药业有限公司、云南老拨云堂药业有限公司、云南万鹤鸣药业有限公司等制药企业已入驻园区,目前已初具规模,为地方的就业和税收等方面做出了较大的贡献。

二、历史研究价值

(一)研究彝族语言文字的参考价值

早在距今 6 000 年前,古彝(夷、羌)民族就已经进入了有文字的文明时代。目前,古彝文研究者发现的古彝文字为 87 000 千字以上,根据学者的文献整理和研究成果,目前可识别的古彝文有 10 000 多个。彝语属于汉藏语系藏缅语族,与汉语同源,但方言种类较多。随着社会的发展,彝语也借鉴了汉语的很多词汇和语法。为了规范各地的彝文和彝语,我国于 1975 年制定了彝文规范方案。彝族虽然有自己的语言文字,但在近现代消亡得十分严重,特别是新中国成立之后,全国推广普通话和汉字,懂彝族语言文字的人逐渐去世,云贵川等地的文字和方言难以统一,彝族历史档案成了目前研究了解彝族语言文字的重要资料来源。彝族传统医药档案文献由于其具有较强的实用价值,记载的内容比较明确和准确,在彝族语言文字消亡的过程中保存相对较好,比如,《造药治病书》就包含了 6 000 多个彝文,大量的医药历史文献被传抄和印刷,新中国成立后部分彝族毕摩和学者也手抄了很多彝族医药历史文献。此外,彝族医生还通过授徒和口传的方式把很多彝族医药知识流传了下来,比如,很多草药的名称都是彝族语言发音转换过来的,通过这些口传和文献中记载的内容、书写方式、载体形态和编写体例等要素，可以研究彝族的语言文字发展历史，更好地保护彝族语言文字。

（二）研究彝族科学技术发展史的凭证价值

科学技术史是研究人类认识自然、改造自然的历史，是研究和认识人类文明史的重要基础。彝族医药科技史翔实地记录了彝族医药科技发展史的轨迹，是研究彝族人民进行医药科技生产活动的重要史料，是中华民族科技史的重要组成部分。发掘整理彝族传统医药档案文献，将对研究彝族科学技术发展史具有重要的凭证价值和实证性意义。在医药学方面，彝族的医药学从祖先崇拜、神灵祭祀、巫医看病到医学独立，体现了彝族医药学是经过了漫长的实践——提高——再实践——再提高的发展过程的，是我们应该承认、维护和发展的民族科学。随着社会生产力的不断提高，彝族医药学积累了相当丰富的医疗经验，并从现代医学中吸收大量的精华，逐步建立了适应现代需求的医药理论知识和药物知识体系。大量口授流传的口碑医药经验得以集结，极大地推进了彝族医药文化的传播和研究。整理与研究彝族传统医药档案文献，将会较全面、具体、深入地为彝族医药科技发展史研究提供资料，推动社会各界增加对彝族传统医药档案文献价值的认识，弥补彝族科技史研究的不足之处。

（三）研究彝族社会发展历程情况的史料价值

民族不论大小，都有与疾病斗争的独特经验和知识，在过去相当长的一段时间里，外界对彝族的印象是尚鬼巫而无医药。事实上，认为彝族"病无医药"是对彝族历史的一种误解。巫医合流是彝族乃至其他大多数少数民族社会发展初期的一个共同现象，彝族医药与其他医药一样经历了与巫术合流，并与巫术艰苦斗争最终形成独立的医药体系的过程。考察毕摩医药书《供牲献药经》《造药治病解毒书》《医算书》等可以发现，毕摩作为彝族社会的知识分子，担负了许多职责，医病治病、积累和传播医药知识是其职责之一。一般资深的毕摩在教授学生和徒弟毕摩的过程中，都要传授有关医和药知识。许多毕摩在为病人做仪式的时候也运用不少医药手段。例如《供牲献药经》虽为毕摩的宗教经典，其中却记载了很多医学理论，内容已涉及内科、妇科、儿科、外科、伤科、胚胎、采药、药物加工炮制和大量疾病名称等，书中所列药物的功效和主治则掺杂有宗教色彩，反映了彝族医药知识通过宗教经文传播的情况。同时，彝族以药治病的朴素唯物观能渗透到宗教仪式活动中，也说明了彝族医药在整个彝族社会历史发展中的重要作用。发掘整理彝族传统医药档案文献，将会对改变一些人所认为的彝族无医药或只有药无医的成见大有裨益，同时，对于彝族社会发展历史，特别是民族医药发展史的正确认识具有重要的作用。

（四）研究彝族哲学发展的查考价值

彝族医药学理论把古代朴素的唯物主义和辩证法思想作为说理工具，以解释人体的生理病理等方面，形成了以"清浊二气"和"气路学说"为核心的彝医基础理论，既体现丰富的中医学哲学原理，又有古代彝医对于哲学观的独到见解。古代彝医还把八卦、五行与方位、天干、地支、颜色、季节、人体脏腑组织相配属，用来说明人体脏腑组织的属性、生理功能、病理变化及相互联系，以根据病情定时治疗或配合穴位治疗，或推算人辰流注的部位和时间，提供针灸禁忌参考。彝医对许多病症病因的认识，皆以毒邪立论，体现了脏腑辨证及其他辨证观点。例如，彝医典籍《启谷署》记载的"心火上炎之咽痛舌疮，心阴亏虚之烦躁失眠"就体现了心脏辨证的哲学辩证的观点。综观彝族医药古籍文献所记载的"清浊二气，天人相应，八卦、五行与脏腑的配属，人体气路，病因与疾病"等医学理论，无不反映了彝族医药学是经历了实践——认识——再实践——再认识，由感性到理性、由理性到实践的积累过程，是朴素唯物论和自然辩证法思想基础上产生的唯物论的认识论。

三、文化和教育价值

（一）弘扬彝族群众的文化认同感

在不同的民族社会中，族群间的相互联系除了地域接近外，就是靠共同传承的民族文化来达到群体间的认同、凝聚和整合。彝族医药文化作为民族文化的一个组成部分，可以在民族的现实条件下，为民族个体提供一种心理与认知模式，以实现族群的凝聚和同化功能。当前，群体认同、民族认同、社会认同是和谐社会建设的核心和目标，而文化认同则是实现社会和谐的重要基础。当今社会，文化软实力的作用越来越重要。彝族传统医药虽然属于医学范畴，但它蕴含了彝族群众在历史中创造的大量优秀传统文化,体现了很多人文要素,对提升民族的凝聚力和创造力,增强国家的综合竞争力具有重要作用。彝族传统医药档案文献凝聚着中华民族的智慧,蕴含着丰富的人文科学和哲学思想,包含很多极具哲理的观点。比如,人对自然的尊重,人与自然和谐相处,对自然药物的认识和利用,趋利避害的方法等。数据库的建设,可以深入发掘和利用彝族传统医药档案文献,充分体现其文化价值,增强彝族同胞的凝聚力和自信心,促进民族团结,提高我国的国际影响力。

(二) 创造彝族医药文化的源泉

彝族医药文化是民族医药的根基,应当大力开展彝族医药文化建设,培植彝族医药文化底蕴,提高发展彝族医药的原创力,而彝族传统医药档案文献是提供民族医药文化创造力的根本。文化创造是一个持续不断的发展过程,在这个过程中档案文献是不可缺少的依据和工具。因此,档案文献的真正魅力并不仅仅表现在真实地记录历史面貌和延续文化传统上,更重要的是它能为文化的发展提供动力和源泉。2009 年颁布的《国务院关于扶持和促进中医药事业发展的若干意见》中明确提出:"中医药作为中华民族的瑰宝,蕴含着丰富的哲学思想和人文精神,是我国文化软实力的重要体现。"[①]彝族医药文化的创造必须建立在对本民族医药文化资源的有效整合基础上,持续而深厚的彝族传统医药档案文献的积累,是彝族医药文化创造的途径,也是原始性创新的潜力和后劲。它既不能依赖西医,也不能通过其他医学理论进行建设,只有依靠彝族群众自己历史上的医学创造和经验的积累,并珍视这些在千百年实践中产生和形成的珍贵遗产,对其进行科学的管理和开发利用才能实现。彝族传统医药档案文献是医药文化的历史沉淀,真实反映了各个时期医药文化演化的轨迹,也昭示着医药文化未来的发展趋势,历史上彝族先民创造出的博大精深、医理深邃的医学文化不仅是我国优秀传统文化的瑰宝,也是世界医学文化的重要组成部分。

---

① 中华人民共和国中央人民政府:《国务院关于扶持和促进中医药事业发展的若干意见》,http://www.gov.cn/zwgk/2009-05/07/content_1307145.htm,访问日期:2021 年 5 月 23 日。

（三）教育民众的生动教材

彝族传统医药档案文献是彝族优秀传统文化的重要载体,蕴含了大量医学、药学、哲学、民俗等各方面的知识内容,是实施教育的重要知识来源;其中涉及的大量独特医药技艺技能可用于传授,这也构成教育活动的重要内容和方面;彝族传统医药档案文献中有不计其数的口碑古籍文献,它们靠口耳相传,代代相承,传人向传承人传授本民族有关传统医药知识技能的过程,就是学习活动的过程。可见,彝族传统医药档案文献具有重要的教育价值。对其进行研究和整理、弘扬这些珍贵的内容,可以让这些人类文化的优秀成果为社会所知,为人类健康所享。彝族传统医药档案文献的价值是多方面的,通过多角度、多层面地对它们所蕴含的价值进行探究,开发其价值,展示其魅力,赋予其应有的学术地位和科学尊严,社会才能充分认识到这些彝族医药文化遗产的宝贵和重要,继而教育民众,特别是彝族的年轻人,让他们对本民族先民创造的医药文化遗产的内容、作用、价值、地位、重要性等有全面而正确的认识,让他们熟悉彝族文化,热爱彝族文化,并能够运用和创新彝族文化,成为彝族医药文化的继承人。这样,彝族传统医药文化的保护、传承、管理和开发才能落到实处,彝族医药文化的精髓才能得以传承。

（四）研究彝族宗教和民俗的参考资料

宗教是人类进入文明社会的重要途径,各个国家、各个民族都曾经历过宗教意识笼罩整个社会的历史时期,宗教意识曾经深入广泛地渗透到了医药文化之中。彝族主要生活在西南地区,这一区域的少数民族宗教呈现出种类繁多、形式各异的多元化特点。彝族以毕摩为代表的原始宗教,因受不同的宗教文化背景的影响,对疾病的认识和理解呈现出不同的文化内涵。由于我国民族医药与巫术深远的渊源,彝族传统医药档案文献中也渗透着厚重的巫术文化色彩。例如,凉山甘洛的古籍《此母都齐》在记载了许多医药资料的同时,还夹杂着一些巫术用语。又如,发掘于云南省禄劝县团街乡安多康村彝族毕摩张文元家的彝族医药古籍《供牲献药经》记载了大量疾病名和药物的采集、加工、炮制、配比、禁忌、煎煮以及大量的动植物药的适应证,但都以经文的内容、向死人献药的形式表现出来。《供牲献药经》充分体现了彝族医药起源、思维与巫术有不可分割的关系,反映医药知识的民间文学、歌谣、故事等口碑古籍文献中也折射着不少巫医合一的文化特点。彝族传统医药档案文献还包含着对疾病的认识、疾病预防、养生保健、常用疗法、常见疾病的治疗方法和药物以及民族医药发展历史等知识，通过研究这些珍贵的医药文化遗产，我们可以看到，彝族的衣食住行、人生礼俗、岁时节令风俗以及疾病的诸多俗信与禁忌等民俗都与医药密切相关，因而我们不仅可从中发掘出具有潜在价值的传统医药知识、药物资源和具有民族特色的诊疗技法等，也可大力弘扬各民族民俗文化。

第三章
彝族传统医药档案文献的分类方法

彝族传统医药档案文献数量浩繁,版本众多,内容丰富,是彝族医药传播、交流、利用的重要工具,是彝族传统医药学存在和发展的基础,也是当代彝族医药学继承和创新的源泉,具有重要的研究价值和实用价值。但是目前还没有形成权威和系统的分类方法,各种分类方法并存。此外,彝族很多医药档案文献分散在其他文献中,给彝族医药档案文献的整理和文献资源建设工作带来了困难,制约了民族医药的传承和发展。为了便于彝族传统医药档案文献的整理和发掘利用,全面揭示彝族传统医药档案文献的文化内涵和学科属性,需要建立一套彝族传统医药档案文献分类体系。彝族传统医药档案文献的分类方法主要包括档案文献的用途、地域分布、部落支系、医学内容等几种。这些分类方法为彝族传统档案文献的整理及其数据库建设奠定了基础。但是这些分类方法在构建数据库资源体系过程中难以发挥作用,还需要研究新的分类体系。

第一节　按文献内容进行分类

分类是整理和认识彝族传统医药档案文献的重要方法和基础,按文献内容进行分类主要是从尊重彝族医药诊疗医治疾病的知识理论体系层面考虑,同时体现彝族医药独特的历史和文化。彝族传统医药档案文献是一种专题类文献,它以医药学内容为主题,可以从医药学的角度进行分类。笔者根据前期工作中对彝族传统医药档案文献的实地调查和了解,查阅了中国图书馆分类法、中国中医古籍总目、古籍普查分类法、古籍编目规则等文献资料,充分考虑彝族传统医药档案文献的医学属性和诊疗特点,结合徐世奎和罗艳秋等学者的研究成果,从医学的角度把彝族传统医药档案文献分为医算、医理、本草、调护、医经、诊疗、病症用药、医史、作祭献药和综合共十种类型。

一、医经类

医经主要是指在历史发展中具有里程碑意义的彝族传统医药经典档案文献。"医经"一词最早见于《汉书·艺文志》,该书将"方技略"细分为经方、房中、医经、神仙四类。《黄帝内经》《旁篇》《白氏内经》《扁鹊内经》《扁鹊外经》《白氏外经》《黄帝外经》等七种事关病理、生理、解剖和治疗原则的基础性医学著作被归入"医经类",其特点是权威性、独创性和不可替代性。彝族先贤将八卦、宇宙、气浊等哲学理论用于认识人体病因、病理、病机、生理、诊法、治法等各个医学领域。这些理论基础是基于对天文历法的观测而形成的哲学思想,彝族将这种哲学思想向生命健康范畴推衍和延伸,并具体运用于疾病诊疗方面,是彝族传统医药理论的基础。包含以上相关基础理论内容的彝文医药典籍主要有《董怀兴〈彝文古籍译注〉手抄本》《宇宙人文论》《八卦天文历算(一)》《哎哺啥呃(额)》《彝医药经》《彝医揽要》等。其中《宇宙人文论》一书最为经典,该书原为彝文手抄本,本色绵纸,楷体,墨书,线订册页装。页面 25 cm×30 cm,有插图,每页 16 行,每行 28 字不等,自上而下书写。不分卷,1 册,69 页。著作年代不详,抄写于 1939 年,抄本发掘于贵州省大方县安乐公社,今藏毕节市彝文文献翻译研究中心。现在已被三部现代文献收录,一是原成都军区民族民间医药研究所方文才、关祥祖等学者编写的《彝族医籍录》,二是 1994 年四川民族出版社出版的《彝文典籍目录》,三是 2010 年贵州民族出版社出版的《中国少数民族古籍总目提要·贵州彝族卷》。该书的内容主要记载了彝族先民对宇宙万物起源和发展变化的认识,其中涉及大量天文历法知识,是彝医药理论产生和应用的基础。该书的基本观点是"轻气和浊气的发展变化形成了天地人及万物,轻气和浊气升降运动产生了哎哺,哎哺是万物的根源。哎哺虽然能产生万物,但是在五行的作用下才会产生运动变化。在哎哺基础上产生宇宙八角、天干地支、五生十成、十生五成,共同构筑了彝族文化的宇宙发生论"。该书从宇宙与生命关系的角度,提出"人体同天体"的观念,以哎哺、五行、宇宙八角、天干地支、五生十成、十生五成、气浊运行等内容来讲述人体与天体的关系,以气三条路和浊三条路的循行路线来阐释人体气血的生成和运行,反映了彝族先民对人体气血运行规律的认识,是彝医药的核心理论。

二、医理类

医理类是指彝族医药档案文献中关于生理、病因、病机、病理、解剖等基本理论的著作,该类文献主要记载了五运六气、气血、生命、精神意念、脏腑、气浊路、养命养性等概念,属于彝族医药基础性理论。只要是记录彝族医药最根本、最普遍的理论和原理的文献都可以并入此类,比如《疾病的根源》《诺样数》《把暑》《士鲁窦吉》《斯色比特依》《吡嘎鲁硕》《诺那署》等。其中比较典型的就是《士鲁窦吉》,也称《宇宙生化》,该书共分为三册,共 436 页,没有著作和抄写的年代。该书最早由贵州省毕节市彝文文献翻译研究中心王子国收藏,之后编辑出版于《彝文文献经典系列·历法篇》中。因为该书对彝族十月历和十二月历的产生依据和运用方法有详细的记载,这些理论对天人关系的认识具有重要的指导作用,所以当时归类为彝文天文历法专著类。但是,该书中有三篇专门论及医药方面的内容,分别为《论人的血和气》、《论人体与阴阳的关系》和《论天象与人象的关系》。《论天象与人象的关系》记载了气浊化生五行,天地和人体的变化是相通的,五行木、火、土、金、水主导着人体的生命运动。《论人体与阴阳的关系》记载了宇宙八方即哎、哺、且、舍、鲁、朵、哼、哈分别对应人体的头、腹、目、耳、足、股、手、口以及人体的阴本、阳本、心、肾、肚(胃)、肝、胆、肺,论述天地五行与人体五行之间的关系。《论人的血和气》记载了人体气血的通路,包括气三条路和浊三条路。此书经王子国翻译整理,于 1998 年由贵州民族出版社出版发行。原本今藏贵州省毕节市彝文文献翻译研究中心王子国处。《诺那署》的汉语意思是"看病书",它是一部集医药医理为一体的专著。全书分《逆撮诺扎》《遮其撮诺扎》《宏撮纽麻纽扎》《哟课搓诺,鸷底麻底扎》《哟宏搓诺格麻格那》《打撮诺扎》《吐鲁左不搭诺若那》《鲁撮诺若扎》《逆逼逆博诺若扎》《实索迟妮国扎》等几个部分。从字里行间可见,其采用了阴阳交替、五行相生相克的道理,以气候变化异常引起万物异常的观点解释了某人或某物为什么在这一天会产生异常的现象。彝文有关医药医理的古籍中,诊病时注重询问患者得病时间,以判断患者的疾患,以便对症下药。例如,书中载"若是子日子时得病",方剂首先应是除寒解表,水煎服,然后给予温热补气之药即可,应用方剂为:柴胡、生姜、人参、甘草、柑橘皮各适量。

三、诊疗类

诊疗技术是彝族传统医药不可或缺的重要组成部分，涉及七门六路、形影脏腑、七孔二窍、四肢百骸和肌肤毛发等方面内容，具体的医技医术包括“五技”“十术”“卡二法”等。“五技”包括骨伤医治，敷贴疗法，针刺放血，拖痧、刮痧、放痧和鼻内给药等。“十术”分为吹喷术、拔吸术、气浴术、水浴术、发汗术、熏洗术、拍打术、按压术、结扎术和埋药术等。“十二法”包括年月历算法、生辰历算法、孕产历算法、耳背测病法、疾病部位推算法和疾病预后推算法等。[①] 凡是关于诊断治疗的方法和技术，或者涉及具体的操作技能和方法步骤的古籍文献均可列入此类目。此类古籍与“病症用药类”所涉及的诊疗内容是不同的，“诊治类”是将诊断、治疗的方法单独罗列，而“病症用药类”的诊疗内容仅仅是根据病人具体情况而进行辨证施治的综合性记载中的一个组成部分而已，其更多的不是谈论诊疗方法本身而是强调病症诊治的思维过程。

（一）诊法

该类文献包括涉及望、闻、问、切、算等诊断方法的彝族传统医药档案文献，比如《看人辰书》《看穴位书》《诺谷数》等。《看人辰书》是彝汉文对照的手抄本体，绵纸线订册页装，墨书，页面 19. 6 cm×26. 7 cm，19 行，每行 11 至 15 字。今藏该书编者徐士奎处。不分卷，1 册，4 页。著作年代不详，抄写年代不详。云南省楚雄彝族自治州双柏县内发现，1981 年由楚雄彝族自治州彝族文化研究室施学生、普天文、鲁茂林和李世忠翻译整理。《看人辰书》系统记载了以十二兽法纪月、每月三十日之阴阳历，提出针刺的禁日和禁刺部位。将针刺特定部位会产生危险的日子定为“禁日”，书中说：“在这些日子进行针刺时，要注意避开人辰以免发生意外。”每月三十日，从初一到三十每一天都有禁刺的部位，例如，足拇指在初一为禁针刺部位，脚底板在初二为禁针刺部位，臀部在初三为禁针刺部位。除此以外，按照十二兽法确定禁日，即太阳历中的春季禁猪鼠，夏季禁虎兔，秋季禁蛇马，冬季禁猴鸡。

---

① 罗艳秋：《基于彝文典籍的彝族传统医药理论形成基础及学术内涵研究》，北京中医药大学学位论文，2015 年，第 22 页。

（二）疗法

该类文献包括涉及推拿、食疗、拔罐、针灸等内容的彝族传统医药档案文献,比如《二十八穴针灸》《热审查》《热泽苏》《诺期卓苏》《沘载沘夺》《常用彝药及医疗技术》等。其中最具代表性的就是《二十八穴针灸》,该书原为云南省红河彝族哈尼族自治州的弥勒市五山乡刘世忠收藏,1981 年被师有福发掘出来,原书是彝文手抄本,不分卷,1 册,本色绵纸,线订册页装,墨书。每页有15 行,每行 14 字,有部分破损。书中详细记录了使用针灸治疗疾病的相关理论,其中论证了在进行针灸治疗时,为了提高效果可以利用时间和人体血液血峰移动的关系和规律,具体如下:

> "初一血峰在拇指中,初二血峰在肩背后,初三血峰在头内,初四血峰在□□□,初五血峰在口腔内,初六血峰在拇指内,初七血峰在肚子内,初八血峰在小手指内,初九血峰在坐骨板上,初十血峰在腰椎脊内,十一血峰在脚板内,十二血峰在耳内,十三血峰在牙内,十四血峰在肋骨内,十五血峰在头顶门会穴内,十六血峰在脚拇指边,十七血峰在胳膊窝下,十八血峰在骨内,十九血峰在脖子内,二十血峰在肚子内,二十一血峰在小手指内,二十二血峰在肩背后,二十二血峰在颈椎骨内,二十四血峰在左手掌心内,二十五血峰在左脑耳后根边,二十六血峰在心门边,二十七血峰在□□□,二十八血峰在眼内,二十九血峰在手指内,三十血峰在脖子边。"血峰在何处,在施用针灸治疗时就应避开血峰所在的部位。此外,本书还记载了用于练功的点穴防身术。[①]

四、本草类

"本草"之名始见于《汉书·平帝纪》,而《汉书·艺文志》未见著录。凡属本草典籍及其注释、研究的著作,均可归入此类目。如彝医药文献《哀牢本草》是根据古彝文医药文献手抄本整理而成的,收载药物 88 种,其中植物药 701种,动物药 244 种,矿物药 31 种,其他 12 种,翔实记录了这些药物的来源、疗效和分布,故可归入"本草类"。同类档案文献还包括《超度书·吃药好书》《药

---

① 罗艳秋:《彝族医药古籍文献总目提要》,昆明:云南科技出版社,2016 年,第 17—18 页。

典《药理经》《峨山彝族药》《彝药志》《彝医动物药》《彝医植物药》《元江彝族药》《哀牢山彝族医药》《彝药本草》《彝药化学》《云南省中药材标准 2005 年版第 2 册彝族药》《彝药学》等。其中比较经典的有以下三部。一是《超度书·吃药好书》，又名《超度书中医药书》，彝文木刻本，刻于清嘉庆年间（1796—1821年），该书是从《作祭经》中摘录的，记录了大量动物肉和动物胆的功能及其治疗疾病的方法。二是《峨山彝族药》。该书于 1979 年由玉溪市峨山彝族自治县的学者根据当地彝族医药古籍和民间搜集的口碑资料整理而成，共收录彝医习用药材 23 种，这些药材对应的植物突显了彝族药的地域和治疗特点。书中记录的每种药材都配有图片，同时标注了彝族名称、生长环境、英文名、采收季节、植物形态、药用部位、药用经验和来源，后来经中国科学院昆明植物研究所的吴征镒、李锡文等专家鉴定了其科学性。三是《彝药志》。该书由楚雄彝族自治州药检所彝医药专家张之道在彝族医药普查工作过程中收集的 28 本彝族医药古籍的基础上结合当地民间彝族医生的口述文献整理编纂而成。该书收录了 103 种药物，每种药物的介绍包括中文和彝文药名、别名、汉药名、用药经验、适应证、如何识别与采集、成分、药理和临床经验等。其中彝药名能够较好反映彝医对药物命名的特点，避免彝文名称混淆。汉药名中罗列出该药物的通用学名和各种别名，用于区别彝族医药翻译后产生的各种汉语药名。比如《彝医植物药》记载的一些种植物药：[①]

无毛崖爬藤

彝族药名：吾莫列古 ꃆꄈꇖꈐ

原植物：葡萄科　无毛崖爬藤

英文名：Tetrastigma obtectum(Wall.)Planch

俗称：俗称母猪藤、小红袍、九子不离母、石猴子、跳三步、小五爪金龙、小红藤。

外形：常绿或半常绿木质藤本，小枝和叶柄有短刚毛。卷须有分枝，顶端有吸盘。掌状复叶具长柄。伞形花序腋生或顶生，花小，绿色；花瓣4，平展，顶端有极短的角；柱头 4 裂。果近球形。

---

① 李耕科，贺延超编著：《彝医植物药》，成都：四川民族出版社，1990 年，第 1 页。

来源：生山地林中。

医用药经验

跌打伤：本品泡酒服。

疮癣：本品泡酒外搽患处；或鲜品舂烂捣绒外敷；或干品为末外敷。

骨折：鲜品舂烂、捣绒，兑酒调匀，包敷骨折处，同时泡酒内服。

刀伤血肿：鲜品舂烂捣绒敷伤处；或干品为末敷撒伤处。

劳伤体弱：本品加猪肉炖服。

疯癫：本品与猪鬃草，晒干，共泡酒服。

备注：按本品所主疾病中，疯癫为癔症，俗称母猪疯，发作时突然昏倒在地，口吐白沫；劳伤体弱指身有痼疾，而形体消瘦，易病、无力，包括陈旧性腰肌劳损等。

吾莫列古，意为"母猪藤子"，云南彝语称乌诺鸡。彝医以串珠状块根入药，主骨折、刀伤血肿、跌打伤、劳伤、疮癣、疯癫等症，具接骨生肌、消肿定痛、舒筋活血、敛疮去癣、醒脑止狂之功。

杉 木

彝族药名：苏波 𖿅𖿐

原植物：杉科　英文名：Cunninghamia lanceolata(Lamb.)HOOK

彝医用药经验

痔疮：用根皮，熬水，洗。或用鲜叶，舂烂，敷。

烧伤烫伤：用根皮，烧灰为末，调清油，搽。

漆疮：用鲜叶或根皮，熬水，洗。

备注：以上流传深山地区。漆疮为接触漆树或生漆（土漆）后皮肤过敏而致之疮，痒不可耐。彝医以根皮或嫩叶入药，主治痔疮；漆疮、烧烫伤，具敛疮拔脓、止痒消肿、燥湿解毒之功，多外用。汉医《纲目》等有记述。性温、味辛。可治淋病、疝气、腹痛、转筋、关节炎、跌打伤，而治痔疮、漆疮、烧烫伤均为汉医未载，是彝医独特的用药经验。

临床用杉木叶治疗慢性气管炎有效。

《彝药本草》记录的一种植物如下[①]：

---

① 云南龙润药业有限公司编：《彝药本草》，昆明：云南科学技术出版社，2006年，第47页。

嘟活诺

彝药名:嘟活诺 ꖫꅪꆈ

意译:牙齿疼的药

汉药名:骨碎补

别名:爬树蜈蚣

彝医应用经验

主治:虚火牙痛,阴疮肿毒。

用法:虚火牙痛用根状茎,木瓜醋炒煎水服,阴疮肿毒全草捣烂外包。

用量:煎服 20—30 克,外包适量。

文献记载:苦,温。补肝肾,强筋骨,止痛,杀虫。

文献来源:丽江中草药 360 页。

原植物:水龙骨科槲蕨属 Drynaria Delavayi Fr.

识别特征:附生草本,高 20—40 厘米。根状茎肉质粗壮,长而横走,密被棕黄色小鳞片。叶扇形、羽状深裂。

《云南彝医药·云南彝药》记录的一种植物药如下:

尼姆酿

汉药名:珍珠草。

别名:漆姑草,牛毛粘,大龙叶,地兰,羊儿草。

来源:为石竹科植物漆姑草的全草。

原植物:漆姑草 Sagina japonica (Sw.) Ohwi

产地:分布于云南、贵州、四川及东北、华北、华东、中南等地。生于山地或田间路旁阴湿草地。

采集加工:4—5 月间采集,洗净,鲜用或晒干。

性味归路:味苦、辣,性寒。归肝、胃经。

功能:清火解毒,杀虫止痒,止咳,润肠。

彝医传统应用:1. 云南中、西部彝医用珍珠草 5—10 g,水煎服,治疗小儿惊风,有清火解毒、定惊作用。2. 贵州彝医用珍珠草鲜品捣敷,治疗漆疮,蛇咬伤等。又用本品 30 g,水煎服,治疗咳嗽,大便不爽。

用法用量:内服:水煎服,20—30 g。外用:鲜品适量,捣敷。

药理:动物试验证明珍珠草提取物有抗癌、镇咳、祛痰、镇痛作用,并能影响隔肌、呼吸和血压等。临床用治漆疮(对漆过敏),说明有一定抗过敏作用。

五、病症用药类

凡是根据病症特点使用相关药物和其他疗法进行治疗的古籍均可入此类目。彝医在临床用药的突出特点表现为"根据病症进行统药",实际上这是彝族先贤按照药物功能对药物进行分类的方法,也是彝医临床组用药的理论依据,称之为"病症用药"。如《彝人病痛药方》将风邪染疾分为"风邪染疾,周身无力"和"风邪染疾,昏迷不醒,叫不答应那种病"两类病症。

其中在"风邪染疾,周身无力"类病症下写道:"用虎杖、十大功劳、土大黄、大亮叶尖、垂杨柳燥水吃。萝卜叶舂捣成绒后,包敷在病人额头上也很好。臭牡丹既可舂捣包敷,也可煨水吃。"

在"风邪染疾,昏迷不醒,叫不答应那种病"类病症下写道:"用紫背天葵根、黄锁梅根娘水灌下去能好。臭壳虫的壳、家峰、门外粪堆边上那种清丝丝的积水,掺入温开水中泡吃。圆金刚寄生、紫草根、鱼腥草、青蒿煨水吃。针刺脚趾手指头后放点血,或针刺鼻尖,然后用烧过的寡鸡蛋拌葱白,涂捺针刺处也会好。"

在"肚子泻,像水一样"类病症下写道:"山茶花根煨水吃。燕子窝底、灶心土配合一起煨水吃。相思豆根、三棵针根、地板藤根、野棉花根配合煨水吃会好。鹿子或岩羊肚子里的陈血取出晒干后,用白酒兑着吃下就会好。"

在"脚手抽筋"类病症下写道:"长在万年青树枝上的树胡子、野油麻、甜白酒配合煨水吃。病了两三天,荨麻、厚皮树、小绿藤根、甜白酒配合煨水吃才会好。白薇用新铁锅炒黄研磨成细粉兑开水吃,小地藕清酒配合假水吃也会好。"①

彝医进行药物配伍会依据症状、时间和情况的变化而变化,变化主要体现在以下四个方面,一是治疗方法,二是药方配伍,三是用药剂量,四是时效,这也是彝医理论基础的主要来源。该类文献主要有《明代彝医书》《彝文医药:译本》《彝族治病药书》《启谷署》《医病书》《老五斗彝医书》《老五斗李文政医药书》《彝族医药之书》《底巴都龙者医药书》《医病好药书》《彝医处方集》《彝族验

---

① 《彝人病痛药方》原文为傈文,系云南省新平县人咩苒绕芘若所著,译文收录入《医门揽要》第113页。

方》《元阳彝医书》《洼垣彝族医药抄本》《此母都齐》《造药治病书》《诺齐书》《彝医病方》《彝人病痛药方》《彝医药验方》《除风湿病经》《武定彝族医药》《靡诺巧》《治疗疮》《李伸芳药书》《诺果索》《元阳民间单验方》《贵州彝族民间医药秘方验方选编》等。《彝医处方集》收集、整理了彝文经书中散载的、民间口传的、有关参考书目中的彝族医药知识,采用彝汉对照的方式,按照内科、口腔科、皮肤科,眼耳鼻喉科、妇产科、儿科等科目,汇集了 400 多个处方。比如胸痛的处方之一:[①]

胸　痛

　　【组成】刺头菜根适量

　　【用法】煨服

　　【主治】胸痛

　　【方源】民间单方

　　【备注】刺头菜根汉医古籍无记录,具体功效不详。

　　再如《彝族验方》一书收录了彝族验方 936 首(应用了植物、动物、矿物药材 1 108 味),用于治疗 188 种人体病症。病症名称是把彝语的意思翻译成汉语后,采用现代医学疾病名称列出,现代医学疾病名称中寻找不到合适名称时,采用中医学病症称谓列出,中医学中也寻找不到相应称谓时,保留彝语名称的汉语意译,同时,在汉语称谓下方列出彝语病症称谓。其内容按照内体病、头面病、官孔病、口舌病、肢体病、肛周病、体表病、男性病、女性病、幼儿病等,比如口舌病中的"扁桃体炎"的验方如下:

扁桃体炎

　　【题解】扁桃体位于咽部。扁桃体炎大都为急性炎症过程,表现为寒战、发热、头痛,咽喉疼痛明显,吞咽时加重,伴有吞咽困难。检查可见扁桃体充血增大,肿胀发红,隐窝口有黄白色脓点,可融合成片,状如假膜,易拭去。常伴有内耳疼痛和下颌淋巴结肿大并有压痛,严重者可出现项背及四肢酸痛。本病虽然只是一般病症,但感染后成为病菌繁殖场所,常

---

① 沙学忠主编:《彝医处方集》,昆明:云南民族出版社,2016 年,第 137 页。

殃及全身。

【处方】地蜂子、紫花地丁、金丝桃、清酒

【配制】前三味药材按各自常用剂量计量投料,混合水煎。按每 100 毫升水含 10 毫升清酒计量投入,但总量不要超过 400 毫升。

【用法】内服。

【用量】1 日 1 剂,3 次分服。

【考释】① 地蜂子,植物基原、生长环境、药用部位、采集季节、常用剂量参阅"胃炎"项下。② 紫花地丁,植物基原、生长环境、药用部位、采集季节、常用剂量参阅"截瘫"项下。③ 金丝桃,植物基原、生长环境、药用部位、采集季节、常用剂量参阅"肺炎"项下。

再如《启谷署》,是在贵州省仁怀市发现的一本彝文医药古籍,经整理将其分为五门,三十八类,二百六十三方,其记载形式如图 3-1 所示。

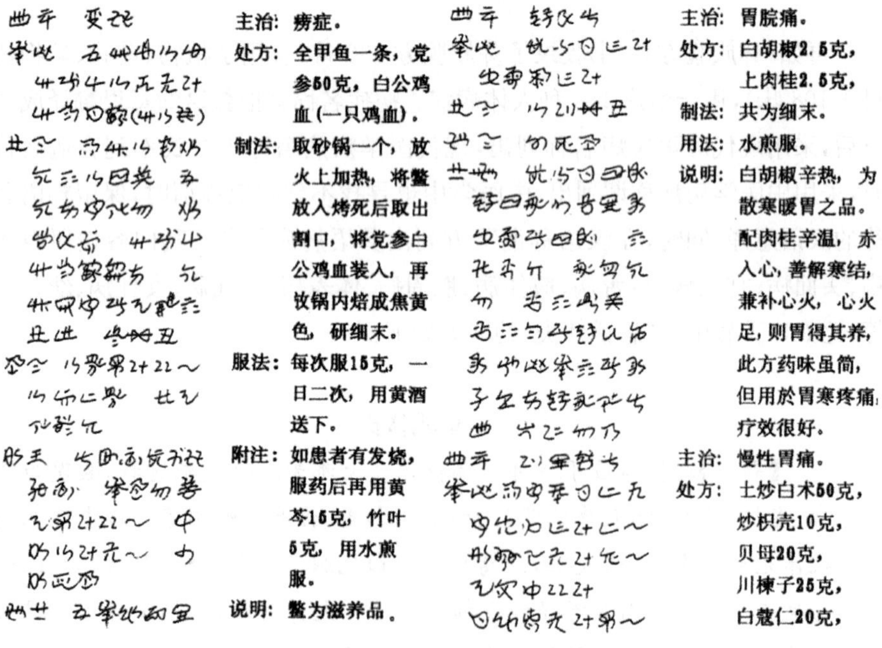

图 3-1　彝族传统医药档案文献《启谷署》部分内容①

---

① 王荣辉,关祥祖主编;晏和沙译:《启谷署》,北京:中国医药科技出版社,1991 年,第 9、15 页。

六、调护类

凡属保养、调养、颐养生命的相关理论与方法的彝族传统医药档案文献皆可列入此类目，包括《劝善经》《指路经》《小儿生长书》《查诗拉书》《几答几习若莫些赫》等。其中比较有代表性的是《劝善经》和《指路经》。《劝善经》有很多版本，比如原始彝文古籍版，2010年师有福彝文手抄本，1983年中央民族学院民语所彝族历史文献编译室编写的彝文、国际音标、字译和意译四行对照版，1986年中央民族学院出版社出版的2册《彝文〈劝善经〉译注》版。《劝善经》手抄本较多，存世最早的彝文刻本，全书约22 900字，为现存彝文古籍中字数最多的著作。书中则劝人不要信巫师的话，有病要吃药，传染病要隔离，并指以巫师以鬼神欺骗病人。其编写形式如图3-2所示，图书展示了劝善经的前几页的内容。

《小儿生长书》又名《娃娃生长书》，该书用彝文书写，原书所用纸张与《医病好药书》相同，因此可以推断成书年代为清乾隆年间。该书被发掘于云南省禄劝县团街。书的内容与《作祭献药供牲经》有些相似，主要介绍了小儿从胚胎期到八岁的生理变化和智力发育。值得一提的是，书中采用彝族古老的十月太阳历记录时间，这说明太阳历在彝族医药中具有重要的地位，而且已经被应用到了成熟的医药实践中。论述分为三个部分。第一部分描写的是胎儿从受精卵开始直到胎儿降生整个胚胎发育的过程。第二部分描写的是胎儿出生到一周岁的生长发育和生理变化情况。第三部分描写的是幼儿生长发育、智力及思维活动的变化情况。[1] 书中具体记载如下：

一月胎儿像秋水清，二月像茅草叶，三月像青蛙，四月像山壁虎，五月像四脚蛇，六月已成人体型，七月在母体中转动，八月与母共呼吸，九月降生在母怀中。

婴儿出生一个月，蒙昧无知犹如水不清。婴儿出生两个月，能够发出哇哇的声音。婴儿出生四个月，温暖睡在母怀中。婴儿出生五个月，添加辅食吃得香。婴儿出生六个月，会坐不稳头偏歪。婴儿出生七个月，坐着能够打转转。婴儿出生八个月，站立不稳常摔跤。婴儿出生九个月，面带

---

[1] 刘宪英，祁涛主编：《中国彝医》，北京：科学出版社，1994年，第236页。

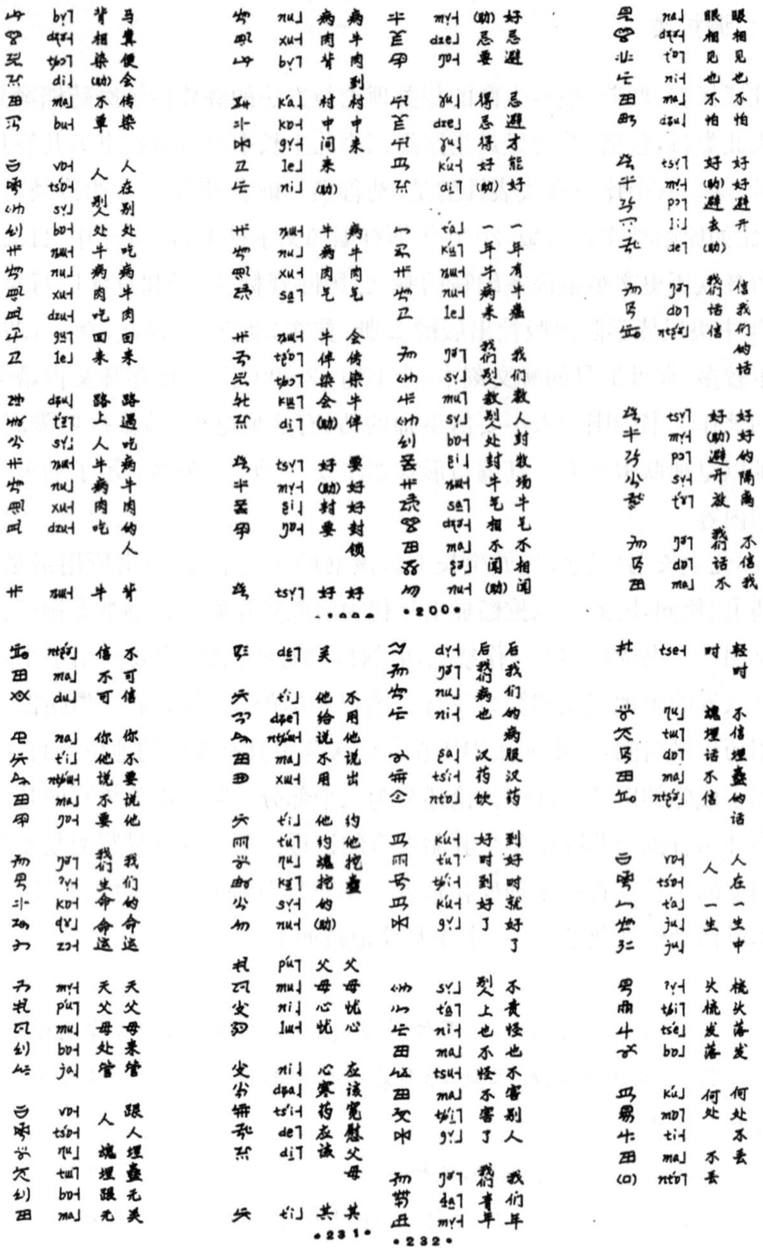

图 3-2 《劝善经》中关于医药的内容①

---

① 张学良,张兴等:《彝文〈劝善经〉译注(上)》,北京:中央民族学院出版社,1986 年,第 199、200、231、232 页。

笑容乐滋滋。

　　幼儿年满一周岁,嘴里步步学发音。幼儿年满两周岁,嘴里达达学唱歌。幼儿年满三周岁,牵着父母手游逛。幼儿年满四周岁,串家门来找小伴。幼儿年满五周岁,认亲友来走亲戚。幼儿年满六周岁,能认字来能学诗。少儿年满七周岁,学养牲畜种庄稼。

　　从该书可以看出,彝医在很早以前就认识到幼儿的整个生长发育过程,用朴素的比喻和取象比类的方法对小儿各个时期的生长发育情况进行描述。

七、医史类

　　医史是指关于彝医药的起源、形成、发展过程及其发展规律的文献。凡属医史的专门性著作及以史诗体裁记载事关彝医药起源、发展的内容均可归入此类目,如彝族早期历史上的创世史诗和英雄史诗中有大量内容是关于人类起源、疾病起因、药物功效和分类最早认识的内容。但史诗型彝族文献多为综合性文献,其内容包罗万象,需要对事关彝族传统医药发展历史的内容进行辑录,以全面揭示彝族医药古籍的历史价值和医学价值。该类文献包括《勒俄特依》《寻药找药经》《尼苏夺节》《诺札切塑黑》《挖药炼丹》《徐阿额依媸》《哦母支吾察》《寻药书》《治病书》《献药书》《投确数》《确数》《沘避沘陡数》《祭祀经·找药》《尼苏史诗·寻药治病》《丧葬祭辞·寻医找药》《彝族诗文论·医书的写法》。其中《勒俄特依》是凉山彝文古籍,不仅在四川大凉山彝族人民中流传,而且在云南小凉山和楚雄州元谋县部分彝区广泛流传,原书藏于四川省博物馆,该书分"天地演化史""开天辟地""喊日月""创造万物""支格阿鲁史""射日月""喊独日独月""选住地""合侯赛变"等13篇,主要叙述开天辟地、繁衍人类的情况,其中记载了大量彝医药知识。书中记载了原始群时期彝族先民对植物药的认识,还有关于毒蛇、蜜蜂、鹿、虎、蛤蟆、猴、云雀、蚌蝠、水糊、岩蜂、苍蝇、猫、公猪、松鼠、蚂蚁、岩燕、蛙、鹰、熊等多种动物以及藏基草、基斯树(马桑)、刺梨、阿金树(刺梨)、松、杉、竹、帕切曲(牛耳大黄)等植物的记载,记述了第一个动物药鹰香,第一个用于治疗蜂茧伤的植物药"尔吾"。该书讲述了"阿略居子时代"的原始时期,彝族先民在"吃草籽树果""野果当饭吃"的过程中认识植物的味道,逐渐学会对各种植物进行分类和命名。该书还记载了彝族对药物的最早分类,认为植物和动物都是由冰雪化生的,用"有血"和"无血"来划分动物和植物,"有血的六种,无血的六种"。动物分为 6 类 20 种,然后再按照动植物的生存环境进行进一步分类。以采摘地点的不同来命名植物,将植物分为草本 3 种,木本 2 种,藤本 1 种。书中通过记载昆虫"布色"和蚂蚁咬伤天神的脚后,从而断绝天地间的婚姻(即以母系为主的群婚)反映出彝族由母系社会向父系社会的过渡。《寻药找药经》发掘于四川凉山彝族自治州。该书是用五、七言韵文写成的集会场所说唱话本,向读者表明用于治疗疾病的药物来之不易,获取药物的艰辛和困难,只有通过劳动实践才能获得使用药物的知识,辨别药物的毒性。书中说道以"九黑牛为礼""六羊六黑牛为礼""三羊三黑牛为礼",以显示药物的珍贵性。交代了药物发现的经过和途径,说道"因为羊儿病急忙找药草。掰一枝黄药,绕向羊儿身,不见羊儿起,这不是良药。觅到青叶药,急忙采一枝羊儿站起来。羊儿蹦蹦跳,这正是良药",说明医药知识来源于生活和劳动实践。彝族人民在劳动实践过程中积累了大量药草知识,当统治者束手无策时,只好向劳动者请教。《寻药找药经》记载了天君(指首领)、天臣(指头目)、天师(指祭师、毕摩)一起出发寻找药物,但是始终找不到"不病不死药",只好求助放牧羊的天仙女,"他们三位(天君、天臣、天师)很是不甘心,寻找天仙女,一心访良药。这位天仙女,放牧羊去了"。书中有制药方法,包括炮制、捣碎、研磨和铜锅、铁匙的使用,也有以草木枝叶和虫、鱼、鸟、兽的肝胆为药的叙述。

八、作祭献药类

凡属在作祭仪式中对亡灵进行献药的典籍均可归入此类目。毕摩是彝族社会的知识分子,彝文文献大多为毕摩所掌握。毕摩作祭时必有一场"献药"的祭仪,将香附根、艾宫、生姜、草果、胡椒、鸭蛋壳等多种药物放入土锅中煎煮并加入动物胆汁等,前来吊丧的亲友均要喝此药汁。彝族通过对亡灵献药,反映了该民族对药物的选择和使用情况。毕摩能识会写彝文,在一定程度上记录和保存了彝族医药知识,促进了彝族医药的发展。在许多毕摩经书中,均记载了医药内容,不仅从纵向上反映彝族医药文化的历史发展脉络,更从横向上记载着大量彝族传统医药经验和知识。该类档案文献还包括大量口述档案和记录内容,比如《丧葬祭经·献药经》《丧葬祭经·献水》《丧葬祭经·攘邪经》《丧葬祭经·丧葬请师经》《丧葬祭辞·药祭》《丧葬祭辞·人生》《丧葬祭辞·

灸祭》《丧葬祭词·毒祭》《丧葬经书·撵兽找药篇》《丧葬祭辞·天翻地覆》《丧葬祭辞·推年轮》《丧葬祭辞·解思除念》《丧葬祭辞·灵药》《丧葬祭辞·寻医问药》《丧葬祭辞·治病》《火把节祭祀经·除病》等。其中《丧葬祭辞·药祭》是口述档案,收录于《彝族毕摩经典译注》(云南民族出版社,2008 年)第 37 卷《丧葬祭辞·永仁彝族口述档案(一)》中。该书属于丧葬祭辞,于 1933 年在云南省楚雄州永仁县猛虎村箐头片区拉可乍村毕摩李荣相(1933 年生)吟诵时记录,书的内容主要讲述了一个老者上了年纪,疾病缠身,为了其恢复健康,他的儿子多方求医,为其治病,表达了子女对父母的孝心。书中还记录了火灸疗法,重点论证了"东方与苦药、南方与甜药、西方与酸药、北方与辣药的性味对应关系",此外,书中还对煨药罐的质地进行了研究,提出最好采用泥制沙罐来煨制彝药。

由于彝族祭祀文化的比较流行和毕摩的存在,历史上流传下来的作祭献药类的图书非常多,比如《释梦经》《献药正经》《寻药献药正经》《献药祭牲经》《献药供牲经》《述药经》《献药经》《治病书》《播药经》《作祭献药经》《献药正经》《祭日神经》《供牲献药经》《猎猿寻药经》《革罗们查》《卓基们查》《们聂姆》《依基们聂姆》《吾查》《查》《解冤经》《挖药治病》等。其中比较典型的是《供牲献药经》。该书主要由毕摩使用和保管,是彝族古典文献《作祭经》的一部分,在祭奠死者时,毕摩要依照该书的内容进行吟唱,书中提到了人类生长、发育、死亡的全过程,记载了遇到生老病死等问题时寻找药物的方法和药物的炮制方法。如"采药姑娘来采药,捣药小伙来捣药,用最好的碓来舂,用最好的磨来磨"。所记述的药物有动物的胆、肉等等,病症有痢疾、嚎病、癫子、眼花目眩、哼病、霍乱、哮喘、跌打损伤、溺水、腹泻、呕吐、呃逆以及避孕方法等,并讲述了在治疗疾病时,需要对药物进行配伍,如"我们配制植物药,掺合兽类禽类药。我们配制动物药,掺合蛙类蛇类药。我们配制虫类药,掺合畜类谷类药"[1]。

九、医算类

凡属运用占卜和历算等方式将疾病发生的时令、环境和患者生辰结合起

---

[1] 施之厚主编;《云南辞典》编辑委员会编辑:《云南辞典》,昆明:云南人民出版社,1993 年,第 450—456 页。

来认识疾病的档案文献均可归入此类。"医算"是彝族传统医药中的特殊现象,以占卜和历算形式来认识疾病发生发展的规律,是彝族对生命和疾病认知的突出特点,展示了宇宙运动变化规律对人类疾病的影响及天体与人体之间的相互联系。彝族先贤通过占卜和历算等方式将疾病发生的时令、环境等与患者的生辰八字相互联系并进行归纳和分类,通过对规律性知识的记载,便于遇到类似情况可以运用相同的方式方法治疗。如流传于云南省红河州红河县彝族尼苏颇民间的古籍《诺札尼黑然额》,此占病书记载着彝族常用的占病方法,根据得病时的年、月、日及年、月、日当值的各种星宿来判断、推算病因,进而确定采取何种措施来治病,通过祭祀或驱邪以祈求病人康复。

彝族将八卦、八方位、十二尼能、五行和六色等结合起来推算和预测人体的生命节律,包括盛衰年、盛衰月、盛衰日、盛衰时辰等,是彝族医算的主要特点。彝族对每个人的盛衰年、盛衰月、盛衰日、盛衰时辰等用五行推算,年、月、日、时等与"五行"的关系,是用被称为"春牛图"的"历书"表达的,彝族人家一年一张,规规矩矩地贴在正房中堂右侧板壁上,识字的人只要抬头一看,上述涉及的内容就可以一目了然,当年雨水多寡、年成丰歉、疾疫平安等都可预先得知。[①] 彝医治病时通过"盛衰"推算以便有针对性地采取有效的调整和预防措施。通常彝医将盛衰年分为衰年(月、日)和盛年(月、日)两种。衰年(月、日)推算预测人体功能处于虚弱、低下状态的时间为何年何月何日。人体盛年(月、日)推算即预测人体功能处于旺盛、有余状态的时间为何年何月何日。此外,《医算书》记载彝医在组方用药时注重卦象、卦位、五行与人体脏腑之间的对应关系。《医算书》《戈泽特依》《看人辰书》等彝族医药档案文献列出每天的禁刺部位和时辰,也属于彝族医算范畴。

王天玺等在《先民的智慧——彝族古代哲学》一书中说:"彝族古代哲学认识的两大对象,宇宙与人类——先宇宙而后人类。"彝族在认识自然、探索宇宙、发明创造的历史长河中已经形成宇宙空间化生一切事物的认识,获得具有自己本民族特色的认知方式和思维模式,但可悲的是这些认知方式和思维模式因某些历史因素导致传承的脱节或断档现象,被后世当作神话传说而代代相传。笔者在调查中搜集到"医算类"彝族档案文献 40 余种,前人在整理研究中大多将此类文献归为占卜类文献,未归入医药文献之列。云南省红河州

---

① 易谋远:《彝族史要》,北京:社会科学文献出版社,2007 年,第 818 页。

在调查彝文古籍时就发现大量占卜类为文献,达300余部,将这些文献划分为星相占、命占、病占、吉凶占、亡魂占等类别,对疾病占卜的文献占重要部分。事实上,"医算"的概念在彝族医药历史文献中是被认可的,彝语称之为"作数",意为"推算"或"预测",是彝族古代医药理论中重要的部分,也是彝医的特色。[①]

十、综合类

　　凡是同一彝族传统医药档案文献既有医理,又有方书或其他类目内容的文献都可称之为"通论"。两本或两本以上彝族传统医药档案文献刻印或抄写成一书者,称之为"合刻本"或"合抄本"。两本或两本以上彝族传统医药档案文献合为一书并重新拟定书名者,称之为"丛书"。其他类别的丛书中有彝族传统医药档案文献的,称为"汇编类丛书"。凡属通论、合刻、合抄、丛书、汇编类丛书中的彝族传统医药档案文献均可归入此类目。该类彝族传统医药档案文献主要包括《聂苏诺期》《凉山彝医》《哀牢山彝族医药》《彝族医药珍本集》《医病书》《彝族医籍录》《彝族医药学》等。其中比较具有代表性的是《聂苏诺期》,它是由《彝族医药之书》和《彝族医药》两书合并而成,该书经过了长时间的编辑整理和传抄,最后翻译为汉语书籍并由云南民族出版社出版。书中记载了玉溪新平地区彝族医药的方方面面。新平彝族傣族自治县地处哀牢山脉中段,是云南高原的边缘地带,新平的彝族医药文化和彝族文字传承在历史上盛极一时,是形成滇南彝文典籍的核心区域,楚雄师范学院馆藏的90多卷彝文古籍大部分都来自新平。《聂苏诺期》分为四章。第一章介绍了新平彝族医药的历史源流以及诊治疾病的原理和方法。比如对急症的治疗方法,如刮痧、针刺、拔罐、割泊、按摩等等,刮痧的种类有羊毛痧、泥鳅痧、麻痧、黑痧等。其中针刺所使用的"枚针"与我国古代砭针极为相似,针形呈宝剑头菱形,拔罐又分为火罐、气罐、水罐等。在骨伤科治疗方面,书中详细论述了正骨手法的种类、骨折复位步骤、愈合标志、骨折固定夹板的使用材料、换药方法等内容,该方法是彝族医药对骨伤的典型疗法,目前已经被大量中医医院采用。第二章主要介绍了彝族治疗疾病的分类和方法,记载了53种疾病,134个药方。发热疾病4种,"病从口入"疾病7种,妇科疾病5种,泌尿系统疾病4种,伤科疾

[①] 王正坤编著:《彝医揽要》,昆明:云南科学技术出版社,2004年,第59页。

病 5 种,杂症 12 种,每种病症有数方供选择,方小力专。特别是对"风邪染疾"的认识和治疗方面比较独特,记载了"风邪染疾"共 8 种,如抽风、昏厥、风疹、脐风等。第三章主要介绍常用彝药 94 种。每种彝药包括汉文名、药用部位、彝文名、性味、功用主治、拉丁名、归经、用量用法等。其中特色药物是寄生类动物药,特别是动物分泌腺体香类,如麝香、香猫香、刺猬香等。第四章以笔画为序列出彝族医药药物名录和拉丁索引,共 273 种彝药,其中动物药 52 种,植物药 214 种,矿物药 7 种。

第二节　按文献记录方式和载体类型分类

一、彝文传统医药档案文献

（一）　彝文传统医药历史档案文献专著

彝文传统医药历史档案文献专著是指 1949 年以前形成的以彝族传统医药内容为主题的档案文献著作,历代彝族医生用彝文记录整理了代代相传的医疗技术和各种医药配方,目前发掘出的该类档案文献比较多,收藏和保存在古籍办、档案馆、博物馆、图书馆、彝文翻译研究中心等机构,为后人留下了一笔宝贵的财富。该类档案文献专著包括《齐苏书》、《娃娃生成书》(也称《小儿生成书》)、《医病书》、《好药医病书》(也称《医病好药书》)、《造药治病书》、《启谷署》、《医算书》、《聂苏诺期》、《老五斗彝医书》、《三马头彝医书(吾查吾们)》、《洼垤彝医书》、《看人辰书》、《斯色此特依(库霍)》、《择日看病书》、《测病书》、《按月占病书》、《看精神病书(甲本和乙本)》、《看肚子痛》、《按年占病书》、《看眼病书》、《看病书》、《看穴位书》、《二十八穴针灸》、《热审查》、《热泽苏》、《诸期卓苏》、《此母都齐》、《彝医病方》、《彝医病方:民国三年新平甲本》、《比姆都启(老厂彝医书之二)》、《医药书》、《李伸芳药书》等。其代表作有《明代彝医书》《老五斗彝医书》《医病书》。

《齐苏书》(意为彝族治病的医书),又称《双柏彝文医书》和《明代彝文医书》。该书于 1979 年在云南省楚雄彝族自治州双柏县发掘出土,原件为彝文手抄本,无书名,齐苏书为音译,因为发现地点是双柏,也称《双柏彝文医书》。

该书是对 16 世纪以前彝族人民医药经验的总结，是内容较丰富的彝族传统医药专业书籍。通过书的"序言"可以判定该书最早写于明嘉靖四十五年（公元 1566 年），因此该书也被称为《明代彝文医书》。成书之后历经清代、民国多次传抄。此次面世的是民国五年（公元 1916 年）的抄本，此书共有古彝文约 5 000 字，记录了 56 个病种，87 个处方，324 味药物。全书内容丰富，叙述较详，以病症为纲进行编写，所列病症、症状或体征有 60 种左右，药方共 243 个。书中内容涉及临床各科，在一病一症下，少则一方，多则十方，也有一方通治数病的。全书列方药 243 个。原书如图 3 - 3 所示，图片来源于 1993 年关祥祖主编的《彝族医药学》。

《老五斗彝医书》是南部方言区难得的一部珍贵典籍，通过该书可以深入了解南部方言区的医学流派和发展情况。该书于 1987 年在新平老五斗乡发现而得名，成书时间据考证为清末时期。该书记载了 53 种疾病，治疗方法和药方非常齐全，而且成体系，涵盖了内科、伤科、外科、妇科、虫咬伤、中毒、儿科等科目。比如，其中记载了针刺疗法中针刺 5 个部位（穴位）的方法和火罐拔毒的方法。记载动物药 123 种，植物药 235 种，金属化学类药物 21 种，方剂 302 首。该书的特点是：在动物药中昆虫类、胆类及分泌物类药物较多，记载毒蛇咬伤的疾病较多，内脏药、昆虫药较多，同时也记载了不少针刺部位。原书如图 3 - 4 所示，图片来源于 1993 年关祥祖主编的《彝族医药学》。

《医病书》1980 年发掘于云南省禄劝县，原件为彝文手抄本，成书于清雍正八年（公元 1731 年）。书中共记载了疾病 38 种，科目包括内科、外科、儿科、眼科 4 个。记载了方剂 68 个，其中单方 38 个，复方 31 个。记载了彝族药物 97 种，其中动物药 25 种，植物药 72 种。该书中介绍的药物功用和单方、验方具有很高的实用价值。原书如图 3 - 5 所示，图片来源于 1993 年关祥祖主编的《彝族医药学》。

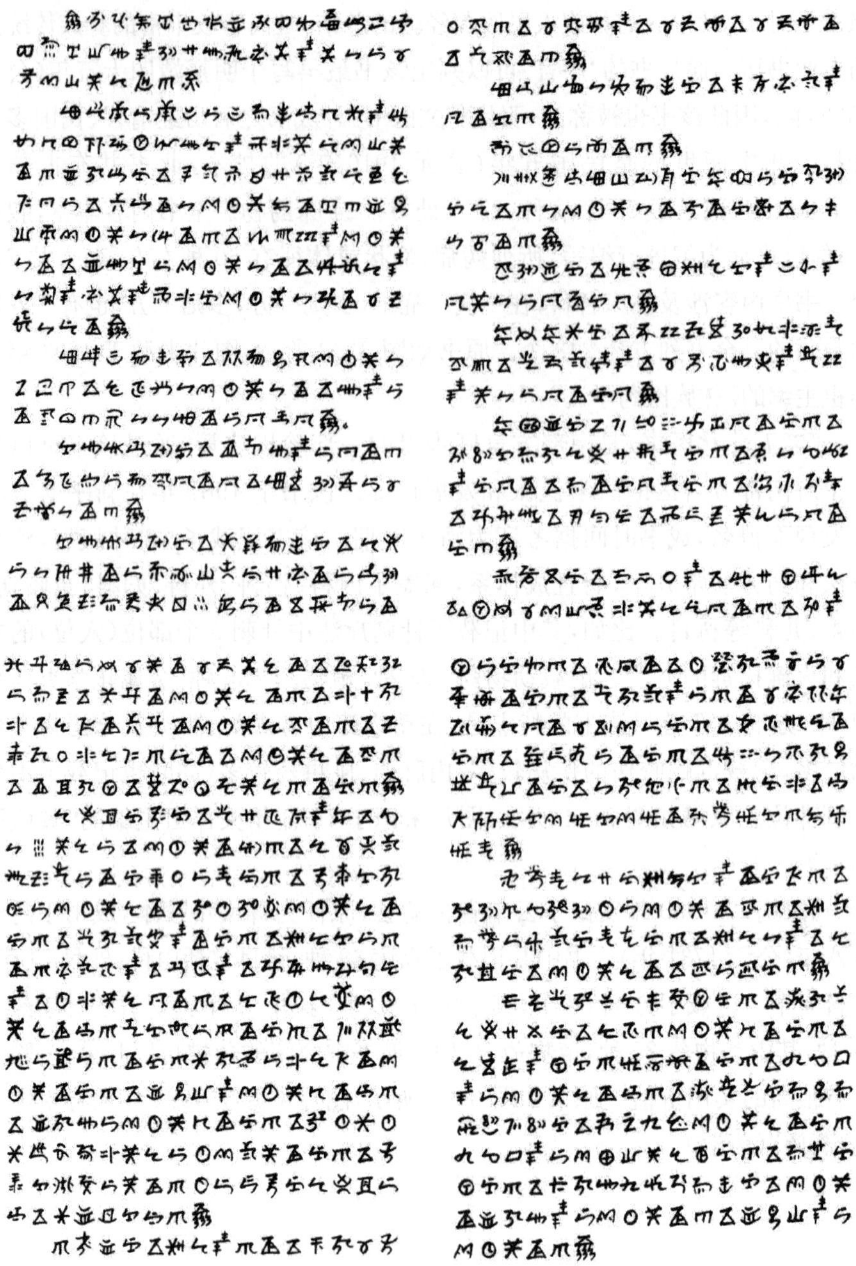

图3-3 《齐苏书》部分内容①

① 关祥祖主编:《彝族医药学》,昆明:云南民族出版社,1993年,第32—34页。

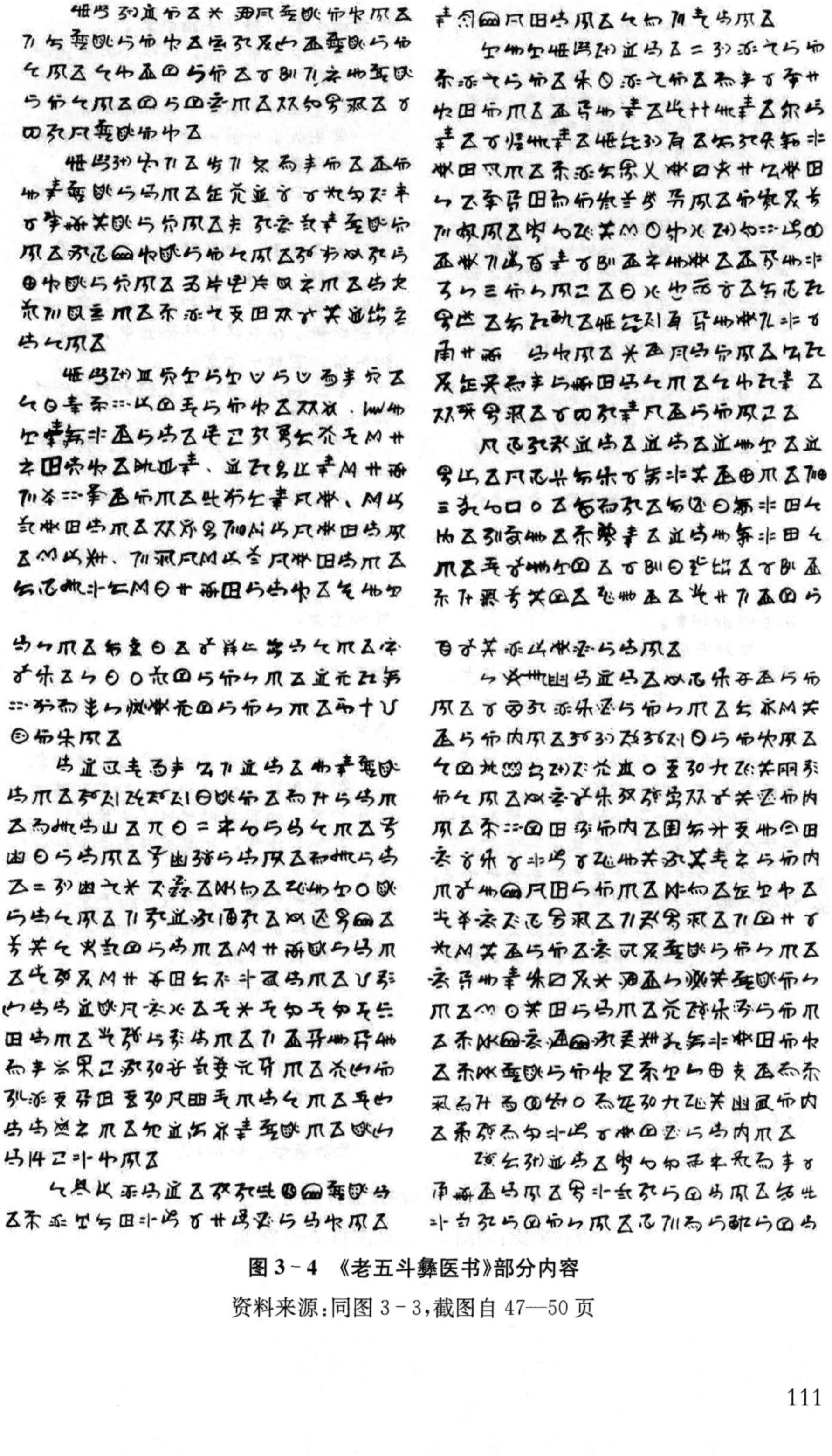

图 3-4　《老五斗彝医书》部分内容

资料来源:同图 3-3,截图自 47—50 页

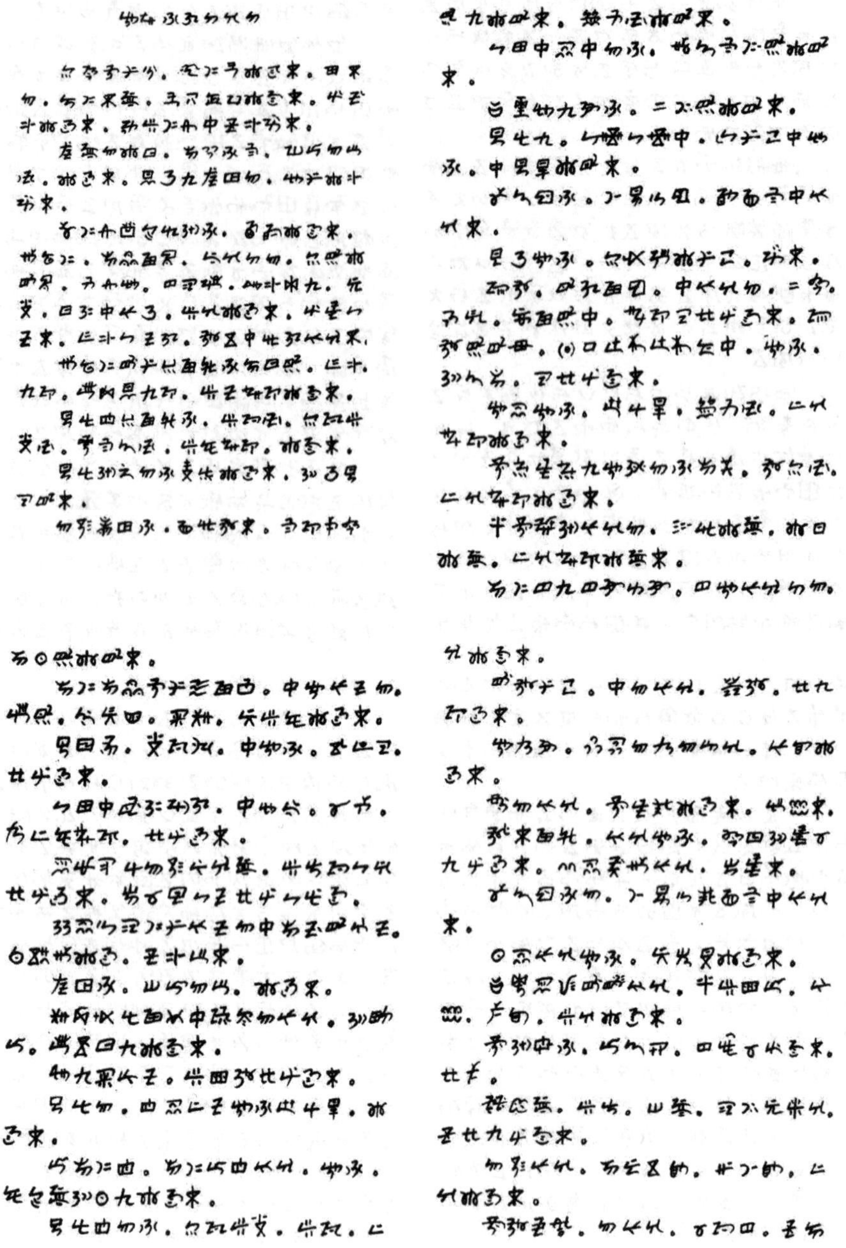

图 3-5 《医病书》部分内容

资料来源:同图 3-3,截图自 25—28 页

（二）彝文传统医药现代手稿档案文献专著

彝族传统医药档案文献虽然数量众多，但流传下来的历史文献毕竟有限。新中国成立后，随着社会的发展和科学技术的进步，人们对彝族传统医药档案文献的研究和利用需求也不断增加。为了保护和传承这些珍贵的历史文献，部分精通彝文的毕摩和学者会把自己或单位收藏的彝族传统医药档案文献进行手工抄写，形成了很多版本的彝族传统医药历史档案文献的现代手抄本。现代手抄本一般都没有出版，大多是孤本或者善本，具有很高的历史文化价值和医药研究价值，也称为手稿档案或再生古籍。还有部分学者把自己搜集的口传文献用彝文进行记录，也形成了很多彝文医药手稿。这些档案文献包括《斯色比特依（手抄本复印）》《造药治病书（手抄本）》《彝文药书（1981 年手抄本）》《哀牢山彝族医药（2007 年手抄本）》《彝医药验方（2010 年手抄本）》《医药书（2008 年手抄本）》《彝医药验方（手抄本）》《医药书（2008 年手抄本）》《劝善经（2010 年手抄本）》《看病书（2010 年手抄本）》《药理经（2008 年手抄本）》《彝文药书（1981 年手抄本）》《元阳民间验方（1985 年手抄本）》《彝医药验方（2010 年手抄本）》等。

比如，今藏楚雄彝族自治州图书馆的《彝医药验方》彝文手抄本，收集了彝族民间广为流传的部分医药验方及其使用方法。2010 年由师有福、石炳林、杨忠抄写。不分卷，15 册，本色绵纸，线订册页装，楷体，墨书，页面 26 cm ×12 cm。无缺损，保存完好。2008 年楚雄彝族自治州图书馆聘请双柏县彝族文化人施文贵抄写了《医药书》，该书发现于普洱市江城县，采用本色绵纸材质，线订册页装，楷体，彝文墨书，页面长 21 厘米，宽 12 厘米，外观保存完好无缺损，共有两册，不分卷。书中详细记载了彝族民间医生常用药的配方、疗效、适应证和用法。《彝文药书》是由彝族毕摩施学生用彝文记录的，该书来源是 1981 年楚雄州双柏县大麦地乡下莫且法村的彝医方林洪的口述资料，原稿采用彝汉文对译，手抄本，简装，长 27 厘米，宽 9.4 厘米，品相完好无缺损，今藏云南省药检所徐士奎处。后来由施学生、普天文、鲁茂林、李世忠等学者翻译成中文并出版发行。书中记载了 73 个药方，科目齐全，包括内科、妇科、儿科、外科、男科等。载录的病症非常丰富，包括排尿困难、骨折、小儿慢惊风、跌打损伤、感冒、产后腹痛、腹痛、腹泻、睾丸炎、尿痛、便血、咳嗽、月经病、烫伤等疾病的彝药治疗。《哀牢山彝族医药（2007 年手抄本）》的部分彝文内容如图 3 - 6 所示。

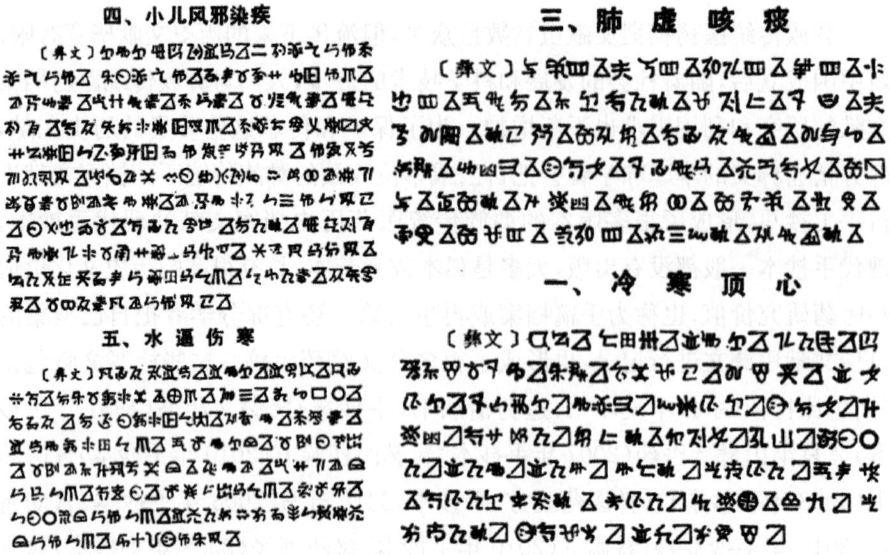

图 3 - 6　《哀牢山彝族医药(2007 年手抄本)》部分彝文内容①

（三）其他彝文文献中的传统医药档案文献

1. 毕摩经卷中的传统医药档案文献

彝族很多传统医药档案文献都零散分布在其他经书之中,这些经书包括《指路经》《查诗拉书》《作祭经》《驱病疫经》《驱"洁"邪"耐"邪经》《作祭献药供牲经》等。其中比较有代表性的是《查诗拉书》和《指路经》。《查诗拉书》是一本流传在哀牢山地区的毕摩经卷,其内容主要记录了毕摩做殡葬法事时所需吟唱的祭词。但书中也有部分关于彝族医药知识的记录,比如以下关于新生儿成长发育过程的详细论述:

新生儿期

你刚生下地,似个小苍蝇,又似林中蚊,实在小又嫩;

出生第二天,哇哇叫不停,出生第三天,会饮母乳汁;

---

① 方开荣,聂鲁,赵永康:《哀牢山彝族医药》,昆明:云南民族出版社,1991 年,第 5—7 页。

你的亲阿爹,还有亲生娘,林中采艾草,等里取清泉;

屋外置锅桩,艾草煮一锅,你身擦一遍,母亲洗一遍。

婴儿期

出生满一月,能分昼与夜;出生有二月,能认爹和娘;出生三个月,会叫阿格格;

出生有四月,嘴会喝美味;出生五个月,嘴会吃美味;出生六个月,微笑露白牙;

出生七个月,嘴里发布布;出生八个月,会辨父母音;出生九个月,会坐平地上。

幼儿期

到了一周岁,会爬出门槛;年满两周岁,门槛当马骑;年满三周岁,泥巴当饭煮。

幼童期

年满四周岁,会到亲家玩;年满五周岁,小狗当马骑;

年满六周岁,知道采果吃;年满七周岁,随人去放牧。

少儿期

年满八周岁,跟着亲戚跑;年满九周岁,学会做事情;

年满十周岁,不把吃的想,不把喝的盼,爱跟朋友玩。

少年期

年满十一岁,绵羊当马骑;年满十二岁,放牧当主人;年满十三岁,带弓把鸟射;

年满十四岁,会讲究衣着;年满十五岁,管理农作物;年满十六岁,央媒把亲说。[①]

以上这段叙述是在生活实践中,把一个人从出生到成年这一段时期的生理及心理变化进行了全面记述,根据各个时期的不同生长年龄,他们对周围环境的观察、追求及适应能力也就不同。《查诗拉书》在描述病情和治疗时是这样说的:"哎——来者哟,病人便是你。全身发木呆,从此得重病。开始脑袋疼,疼似脑汁化;随之身子疼,痛似身子熔;后来脚又疼,疼得断一般;请来大毕

---

① 刘宪英,祁涛主编:《中国彝医》,北京:科学出版社,1994 年,第 203—204 页。

摩，来看你的病。毕摩使用的药物有：寻来豹子胆，找来老虎胆，寻来野猪胆，找来山羊胆，寻来等鸡胆，找来了牛黄，林中百样药，兽中各种胆，千样百样药，样样都给服。"

《查诗拉书》记载了6种药物，完全是动物胆，说明彝医习惯于用动物胆入药。所以说，"兽中各种胆，千样百样药"。这些医学知识之所以没有以医学著作的形式出现而是以作祭经书的形式传下来，其原因主要是历代的封建统治阶级对少数民族的歧视和压迫，使得彝族文化得不到应有的发展，处于衰落状态。直到新中国成立前，所有彝文书籍几乎全是手抄本，只有少量木刻本。大量彝文医药知识掌握在毕摩手中，几乎没有彝文学校，毕摩的文化知识，大多是以师徒、父子相传的形式世代继承下来。由于毕摩主要是宗教与医学相兼者，因此，大量医药知识出现在经书里。根据该书记载的信息可以得出彝族古代就具有丰富的医药知识和较发达的彝族医学，而且自成体系，具有鲜明的民族特色。

《指路经》又名《人生三部曲》，彝语"卓莫苏"（，音标：dzo²¹ mo²¹ su³³），是彝族地区流传非常广泛的一部经书。该书成书年代大约在明末清初之际，1989年由金国库和罗希吾戈编译，云南民族出版社出版，是彝族丧葬仪式上唱诵的经书。书上主要记载了死者的祖先的出生地和死亡地。"指路"的意思就是给死者的灵魂指明回家的道路，把死者的灵魂从当地沿着迁徙而来的路线送回彝族祖先的发源地。吟唱时，毕摩会根据不同的死者和不同的死亡地点更改部分祭词。书中也记录了很多医学知识，内容涵盖胎儿生成、人体发育、妇幼保健等方面。其中有一段叙述如下："到你出生时，将你地上放。阿爸拿刀来，割断你脐带……"意思是当婴儿出生的时候用刀割断脐带后，血流不止的处理方法，书中提到用火来烧脐带头的处理方法。书中还记载了彝族婴儿出生后的擦洗、护理、喂养方法，要洗擦至婴儿皮肤发红，具体流程从头到脚，然后全身，最后用布包裹婴儿，交给母亲哺乳。同时，书中还记录了彝族婴儿3个月至20岁的发育过程。该书体现了彝族医药学中的唯物主义思想，书中记录20—30人携带药篮、药锄到山上采药的情景，提倡要重视医学发展，生病后应积极吃药治疗，而不能"降志屈节，钦望巫祝，告穷归天，束手受败"。楚雄师范学院馆藏的《指路经》部分内容原文如图3-7所示，全文详见彝族文化数据库：http://yzwhsjk. cxtc. edu. cn:8085/，首页＞图书＞彝文古籍＞《指路经》。

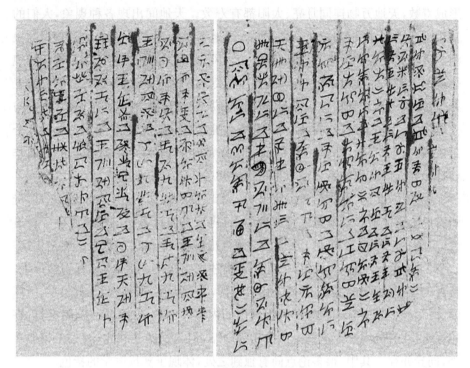

图 3 − 7　《指路经》部分内容

资料来源:楚雄师范学院馆藏彝文古籍《指路经》第 6—7 页拍照,馆藏编号 14

2. 史书和史诗中的传统医药档案文献

彝族是一个注重记录历史的民族,在彝族漫长的历史长河中,形成了很多文字史料和史诗著作。具有代表性的有《西南彝志》《宇宙人文论》《尼苏夺书》等。

《西南彝志》是彝族历史文献的一部代表作,原名叫《哎哺啥额》,意思是"影形及清浊二气"。该书记录了先民的基本的哲学观点,也反映了全书的核心理论,即清浊二气的变化才产生了宇宙和人类。书中不仅记述了彝族先民对宇宙和人类起源的认识,还描述了彝族及其有关各部族的古代社会面貌,反映了其社会政治、经济、文化、源流等方方面面的历史,论述了西南地区彝族各主要分支的世系及其相互关系。该书最早发现于贵州省大方县三元乡陈朝光家,原书为彝文书写,成书年代不详,据说为祖代收藏保存至今,现已作为珍贵的民族文献,珍藏于北京民族文化宫。《西南彝志》中记载了大量的彝族医学发展史料。《西南彝志》第二卷和第四卷为彝医药学相关研究提供了重要依据。第二卷中记录了关于万物、天象、寿数及知识根源的叙述。认为阴阳升降形成寿数,天地万物连同月亮、太阳都有寿数。天地间出现各种现象,人们的知识逐渐增多,能识别东西南北方向。天地不但是万物的根源,也是知识的根源。哼哈形成各种天象,以致形成雨、云、风、雾等。第四卷将天地万物运行规律运用于对人体气血运行的认识,提出五行是人的根本,人体五大脏器分属五行,八个脏器和八卦相应。将宇宙八卦即哎、哼、哺、鲁、舍、朵、哈、且八个卦与人体大肠、小肠、心、肾、胃、肺、胆、肝等八脏器对应起来,认为宇宙八卦的八个卦位即东、东南、南、西南、西、西北、北、东北(空间)和一年的春夏秋冬四季(时间)与人体脏腑的运化输布存在直接关系。

《宇宙人文论》是彝族先民留下的一本珍贵的彝文典籍。1981 年 8 月,贵州省民族研究所和毕节地区彝文翻译组,将该书修订本送国家民族事务委员会。1984 年 3 月,该书由北京民族出版社出版,原书保存于北京民族文化宫。《宇宙人文论》全书以生动、形象的语言描述了宇宙的起源,人和万物的产生,日月的运行,历法的推算,等等。内容广博,涉及天文学、地理学、气象学、历算学、医学等。其中有不少涉及医学理论的内容。例如清浊二气,阴阳五行,脏腑经络,八卦分属等。这些论述虽较为简略,但与汉医学相比,有很多相似之处,同异并存。其中,很多论点尚有独到之处,体现了彝族医学的特色。

3. 占卜历算书中的彝文传统医药档案文献

历算书是彝文档案文献中比较多的一类文献,在这类书籍中也有不少关于彝族传统医药的记录。彝族强调"天人相应"这一观点,因此经常利用历算中的五行元素、八卦和天文知识来分析疾病产生的各种因素,从而进行针对性治疗。比如根据患病的时间、季节、环境、方位等外部因素和年龄、病因、属相等内部因素来分析人体的阴阳协调,从而对症下药。在"将生命与疾病放入时间宇宙探究"这一学术内涵指导下,彝族对人体生理、病理、疾病、药物的认识已经具备完善的理法方药体系,表现出鲜明的地域特色和民族特色。彝族理算书中有很多疾病的推算方法,比如"十二法"包括年月版算法、生辰历算法、孕产历算法、耳背测病法、疾病部位推算法和疾病预后推算法等。该类文献包括《历算全书》《历算书》《抽签书》《占星相书》等。

《抽签书》和《签书》记载了古代彝族用来预测命运、求医问药的一种预测方法。无论贫富,大凡都会有凶灾和疾病。彝文古籍《签书》如图 3 - 8 所示。民间俗语:"官问刑,民问灾,平民百姓问发财。"古代彝族人一旦生病或不顺之时,会请彝族祭司,用抽签书以抽签的方法求得人的命运和所患的病或医治的方法。彝族抽签书一般有十二签书、二十四签书、三十六签书和七十二签书。在每签中记述了人一生中的命运和一年十二个月中的运势及所患的病种、病状和医治的方法。如在第二签中记述：

> 抽到镶银的这一签，患病是因凉水而引起的，疼时在心口钻心的疼，是被地气神所祟，有时一阵冷，一阵热的病，有时还胸口闷，难出气。是被水边因水而死的一个小姑娘所祟，去驱除此祟神能愈。

历算在彝族人民的生成活动中占有重要地位，《历算全书》由民国武定县插甸杨映发抄写，共48页，包含50多种历算方法，其内容涉及彝族社会生活的各个方面，比如地震年、月、日历算，异兆吉凶历算，宇宙八方占，六十甲子历算，婚姻嫁娶年、月、日历算，招魂历算，患病年、月、日历算等。该书今藏于云南省社会科学院楚雄彝族文化研究院。《历算书》可以用于预测生活中的各种事件，该书共132页，包括60多种历算方法，比如菁魔活动方位、遇见蛙蛇交配、人牲畜分养、死星陨落、本命在身不同位置、献祖神吉日、迁徙吉日、白虎藏匿位置、苍蝇飞入织布经线等。其中与彝族医药相关的是本命在身体不同位置的预测历算，书中说道，人生病时本命所处的身体部位不能用药或动手术，否则会伤及本命而导致生命垂危，今藏于云南省社会科学院楚雄彝族文化研究院。

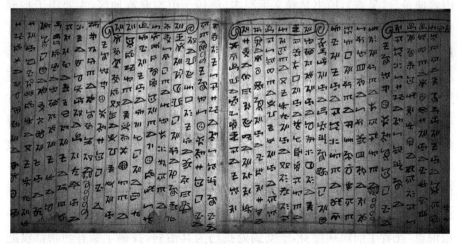

图 3-8　《签书》部分内容

图片来源：楚雄师范学院图书馆馆藏古籍《签署》第27—28页拍照，馆藏编号56

4. 祭辞中的医药档案文献

祭祀是彝族社会活动的重要组成部分,在祭祀活动时要口述、吟唱或念诵祭祀相关的经文,因而形成了很多彝文记录的口述档案和辑录内容,也有部分是彝族毕摩开展祭祀活动时诵读的彝文文献。比如《祭祀经·找药》《超度书·吃药好书》《丧葬经书·撵兽找药篇》《驱天上星神书》《送星神书》《献药正经》《献药经》《述说药理经》《革罗们查》《述药经》等。

《祭祀经·找药》摘录自《祭祀经》第127—154页,原书收藏于云南省社会科学院楚雄彝族文化研究院。该书摘录了彝族典籍中关于医药知识的很多记录。比如书中讲述的一个故事:一个小伙子名叫纳比倭,其母亲生病了,他在寻找药物过程中遇到了懂得医药知识的谢比倭、雪锁两位小姑娘,他虚心向两位小姑娘学习药物知识,懂得了辨别药物的方法,最终找到了使用猪等动物的胆与草药配制而成的药物,为其母亲治病,不幸的是其母亲最后还是去世了,这也说明了彝族人民懂得世上没有不死药,人人都会生病的道理。《超度书·吃药好书》又名《超度书中医药书》,该书摘编自《作祭经》中的部分内容,原书是彝文木刻本,成书于清嘉庆年间(1796—1821年),今藏于昆明市禄劝县卫生局。书中记载了25种药物,共治疗19种病症。记录的药物主要是动物药,占了96%的篇幅,其中重点介绍了5种动物肉和10种动物胆的功用和主治,如猴子、熊、乌鸦、猪、鹿、鹰、鱼、蛇、野猪等。《丧葬经书·撵兽找药篇》一书的内容摘录自《吴查》,原书是彝文手写本,流传于滇南彝族地区,主要用于丧葬祭祀。本篇讲述了古时放牧人娘毕额母亲生病,请来毕摩通过抽签占卜和打鸡卦等方法找出病因,向贤索小姑娘寻求药方的故事,篇中出现了"吉贝""禾埃乍阶""柴机"等古时中草药名,讲述了良药和毒药的鉴别方法,如药树长左边,毒树长右边,药树绿茵茵,毒树灰扑扑;同时还提出用露水作煨药水的方法。除此之外,书中还列举了几种动植物药材,如椎栗树的树心树皮、香茶、蟒蛇胆等。《献药正经》是用在丧葬仪式上的毕摩为亡灵献药时朗诵的经书,该书虽然用于祭祀,但其中有很多关于彝族传统医药的知识具有极高的科研价值。今藏云南省社会科学院楚雄彝族文化研究院的版本是由民国时期楚雄彝族自治州武定县插甸的杨映发手抄的。书中描述了死者生前的经历,其中一段说道"死者生前疾病缠身,子女到处找药为其治病,找遍了所有药物都没能将其治好,希望通过献药使亡灵和祖先不再生病,永远健康平安"。《述说药理经》与《献药正经》的内容有些相似,都是毕摩在丧葬仪式吟唱的经书,目前保

存在云南省社会科学院楚雄彝族文化研究院。书中记录彝族丧葬仪式中的
"献药"祭祀仪式,该仪式中用一些传统草药和祭献牺牲的胆汁配成向死者祭
献的"药"。其内容主要是讲述死者生前患病,子女为其寻药但终究没能治好,
现在献药希望死者的灵魂服用后解除疾病,与祖先团聚。祭辞说:

> 此药长天庭、捣药在地上;药树绿茵茵,病树则枯干;寻药女来寻,捣
> 药儿来捣;尹更阁来配药,六毕神来赞药,药汁浇病树,病树复苏绿茵茵;
> 药汁浇马桑,马桑长上天;笃赛查饮药,笃赛查永不死。

《述药经》目前保存在云南省社会科学院楚雄彝族文化研究院,其记录的
内容对研究彝族丧葬习俗及医学理论具有很大的参考价值。该书属于滇东北
彝族传统丧葬仪式中为亡灵献药的经书,书中记录了死者子女找到了不痛不
病不死的药献给亡魂,希望亡者服药后能解除病痛,与祖先永远快乐地生活在
一起,反映了彝族传统伦理道德以及彝族传统医药观。

二、彝族传统医药汉文档案文献

(一) 彝族传统医药档案文献汉文(彝汉)手抄本

彝文随着社会的发展逐步被汉文所取代,懂得彝文的人越来越少,很多既
懂彝文又懂汉文的人就把部分彝文传统医药档案文献抄写后加上了自己的翻
译和注释,让不懂彝文的人也能看懂彝族传统医药档案文献,这一举措,对彝
族传统医药历史文化的发展起到了重要的作用。该类文献大多数都是现代手
稿,采用彝汉对译的形式进行书写,即彝文、国际音标、汉文直译、汉文意译四
行对译本。包括《彝文医药书(彝汉对照手抄本)》《元阳民间单验方》《彝文药
书》《民国三年(新平甲本)彝医病方(直译本)》《彝文古籍译注(手抄本)》《看人
辰书》《明代彝医书(彝汉对照手抄本)》《明代彝医书(译文铅印本)》《彝文医药
(译本)》《医病书(彝汉对译本)》《老五斗彝医书(彝汉对译手抄本)》《底巴都龙
者医药书(彝汉四行对译本)》《医病好药书(彝汉对译手抄本)》《洼土至李四甲
医药书(彝汉四行对译本)》《元阳民间单验方(汉文手抄本)》《武定彝族医药
(彝汉四行对译本)》等。

代表性的著作有以下几部,一是《彝文古籍译注》。该书由云南省峨山彝

族自治县岔河地区第八代彝医传人董怀兴用汉文手抄,目前已收录于《彝医揽要》(云南科技出版社,2004 年)第 293—312 页。原书共 20 页,由 20 篇短文组成,书中首先叙述了日月的起源,年月的划分方法,风雨霜雪云雾雷电等自然现象形成的原因及其对人体的影响。然后论述了五行和八卦的起源、方位及其相互关系。据书中记载:"因为有了太阳和月亮有规律地配合运行,宇宙间才有万类万物生长;太阳是保障有生命会动的万物生存的根源;青线赤线的交织产生了二十四节气;人和宇宙是一起存在的,清气和浊气充满宇宙之后,五行便成了人体的部分;清气和浊气是万物生长消亡的根源;宇宙和人体都有清气和浊气,有五行和八卦。"以此为基础,书中提出了彝族医药的核心理论气三条路和浊三条路以及它们与脏腑、气血的关系;该书的最后三篇文章主要是记录彝族祖先寻找医药的工程,即《展药喂药》《寻根》《阿哈哼鸟》。二是《元阳民间单验方》。该书是参照彝族医药古籍《彝文药书》经过整理翻译手写而成的汉文手抄本,用信签纸抄写,抄写人不详,线订册页装,边缘有破损。《彝文药书》原书是 1985 年红河哈尼族彝族自治州元阳县攀枝花文卫助理员马里文在勐品村发现的,共 46 页。书中记载了 200 多种植物药的采集、加工、煎服方法和 21 种疾病的治疗方法。

此外,还有两本名为《彝文医书》的医药文献。其中一本是由楚雄彝族自治州双柏县大麦地乡大麦地村下莫且法村彝医方林洪口述,由彝族毕摩施学生用彝文记录,由普天文、李世忠等人进行翻译的。共 14 页,彝汉文对译,无缺损,保存完好,今藏该书编者徐士奎处。书中记载的疾病科目齐全,包括内科、妇科、儿科、外科、男科、小儿科等,治疗的疾病涵盖腹泻、腹痛、便血、产后腹痛、跌打损伤、感冒、咳嗽、慢性病、月经病、睾丸炎、尿痛、排尿困难、骨折、烫伤等。另外一本叫《彝文医书(彝汉对译手抄本)》,该书是由周德、施学生、者伦、张之道、蔡永祥等人共同合作编纂的,是将《明代彝医书》内容进行翻译整理的彝汉对照本,为《明代彝医书》翻译整理的手稿。该书是研究《明代彝医书》的重要资料,共 34 页,彝汉文对照,手抄本,包背装,左右分栏,左侧为彝文,右侧为对译的汉文。书中记录了药物 274 味,处方 243 个以及 80 多种疾病的治疗方法。

(二) 通过搜集整理彝族传统医药档案文献编纂而成的现代图书

随着彝族医药研究的热度不断增加,学者们搜集整理了很多彝族传统医药档案文献并编纂出版成现代图书。该类文献的数量很多,比如,阿子阿越编著,1993 年中国医药科技出版社出版的《彝族医药》;李耕冬、贺延超著,1991年云南民族出版社出版的《彝族医药史》;方开荣、聂鲁、赵永康著,1991 年云南民族出版社的《哀牢山彝族医药》;李耕冬、贺延超著,1990 年四川民族出版社出版的《彝族医药史》;王敏、杨甫旺、张丽清编著,2007 年云南民族出版社出版的《中国彝族民间医药验方研究(汉彝对照)》;李联会、黄建明主编,2002年云南民族出版社出版的《彝族古文献与传统医药开发国际学术研讨会论文集》;王荣辉著,1993 年四川民族出版社出版的《贵州彝族民间传统医药》;龙启顺、周树成主编,2020 年云南科技出版社出版的《玉溪彝族医药》;杨甫旺、文有贤著,2020 年云南人民出版社出版的《云南彝族医药史话》;王敏编著,2016 年云南民族出版社出版的《王敏彝族医药论文集》;徐士奎、罗艳秋编著,2016 年云南科技出版社出版的《彝族医药古籍文献总目提要》;楚雄彝族自治州人民政府编,2012 年云南民族出版社出版的《彝族医药珍本集》;方文才等主编,1991 年中国医药科技出版社出版的《彝族医药珍本集》;王荣辉翻译整理,1990 年贵州民族出版社出版的《贵州彝族医药验方选编》;云南省彝医院、云南中医学院编著,2007 年云南科学技术出版社出版的《云南彝医药·云南彝医》和《云南彝医药·云南彝药》;曾玉麟编著,2013 年云南教育出版社出版的《滇人天衍——云南民族医药》;王正坤主编,2017 年云南科技出版社出版的《彝医药理论与应用》;2017 年云南省彝药医院、云南省彝族医药研究所、老拔云堂医药馆著的《彝药本草》;刘宪英、祁涛主编,1994 年科学出版社出版的《中国彝医》;王正坤编著,2004 年云南科学技术出版社出版的《彝医揽要》;张之道编著,2018 年云南科技出版社出版的《彝药本草》等。此外还有《彝族医药学》《彝族毕摩百解经》《常用彝药及医疗技术》《彝药化学》《彝医处方集》《彝医植物药》《彝医治疗学》《彝族验方》《彝族医药起源及发展的初探》《民族医药文献整理丛书(9):彝族毕摩苏尼医药及适宜技术(彝汉文)》《彝族医药荟萃》《元阳县彝族医药》《中国彝族药学》《中国彝族医学基础理论》《彝药制剂分析》《彝医基础理论》《彝医理论溯源》《彝医方剂学》《彝医治疗技术》《彝医古籍文献选读》《中国彝医方剂学》《元阳彝文古籍医药书》《彝族医药荟萃》等上百种图书。

这些文献中有很多是把部分彝族传统医药历史档案文献汇编成现代图书,比如,《彝族医药珍本集》由方文才、关样祖编著,此书将《明代彝医书》《医病好药书》《医病书》三种古籍进行彝汉文对照翻译编写而成。《医病书》采用彝汉文对照的形式,收录了《医病书》《看人辰书》《小儿生长书》等三种彝族医药古籍,1991 年由中国医药科技出版社出版。《彝族医籍录》撰写了 27 种彝族医药文献的提要信息,包括《明代彝医书》《作祭献药供牲经》《努苦苏》《遣药治病书》《启谷署》《医病好药书》《小儿生长书》等书的内容。《彝族医药学》一书收录了《启谷署》《医病书》《洼垣彝族医药书(一)》《洼垣彝族医药书(二)》《明代彝医书》《医病好药书》《老五斗彝族医药书》等七种彝族医药古籍。此外在书中加入了对彝医基础理论清浊二气、脏腑、气血、病机、五行、预防、经络、病因的理论论述,介绍了彝医对外科、内科、五官科、妇科、儿科等各科疾病的治疗方法。这些内容均来源于彝族医药古籍文献的记载,并注明了其文献来源情况。该书充分揭示了彝族医药古籍文献的全貌以及彝族医药的特点和价值。《哀牢山彝族医药》汇编自《洼垣彝族医药抄本(一)》《洼垣彝族医药抄本(二)》《老五斗彝医书》三部彝族医药古籍。《贵州彝族民间医药秘方验方选编》详细记载了内、妇、儿、外等各科常见疾病的治疗方法,是汉文手抄本,1990年由贵州民族出版社出版。2009 年巴蜀书社出版社出版了《彝族毕摩百解经》,该书是一部集历算和医药为一体的著作,既记载了彝族天文历法、择算吉日等方面的内容,又记载了很多疾病诊疗的方法措施。

(三) 与其他内容合编的彝族传统医药档案文献

1. 其他汉文文献中记载的彝族传统医药档案文献

有一些彝族传统医药档案文献并没有形成独立的专著或文献,这些零星的彝族医药知识隐藏在很多彝族或少数民族相关历史文化书籍、志书、词典、百科全书等现代图书中。其中云南民族出版社出版的图书比较多,例如,2001年峨山彝族自治县人民政府编的《峨山彝族志》,2002 年师有福和红河彝族辞典编纂委员会编的《红河彝族辞典》,1986 年南涧县编的《南涧彝族自治县概况》,2006 杨平侠和巍山彝族回族自治县人民政府编的《巍山彝族简史》,2002年白兴发的《彝族文化史》,2016 年杨正权的《彝族文化史纲》,此外还有《变迁中的彝族社区》《巍山彝族回族自治县医药志》《凉山彝族社会传统教育与现代教育的发展研究》《聚焦彝族阿哲文化》《景谷傣族彝族自治县卫生医药志》《威宁彝族回族苗族自治县志》等。其中比较具有代表性的是何耀华主编的《中国彝族大百科全书(上下册)》,书中记录了医疗卫生方面的很多知识,其中就包括彝族传统医药档案文献的内容,例如著述介绍性内容《凉山彝族传统医药》

《云南彝族传统医药》《齐苏书》等,植物药方面有"安宁彝族草药""晋宁彝族草药""禄劝彝族家种药材""一朵云""拉莫各尔""大艾""补都拉""勒鸟""龙胆草""透骨草"等几十种,动物矿物药方面有"吉斯""杰威""大黑蜂尿""蛇肉""猪胆""俄里乌比都此""马赫目"等20多种,医方医法方面有"刀伤出血方""跌打伤方""子宫脱垂方""腹胀方""吐血治疗法""中风治疗法""针灸法""牛角拔毒法"等几十种。

　　汉文志书也是彝族医药档案文献的重要来源,比如康熙《武定府志》记载的常用中药有41种,多是一些治疗妇科疾病、呼吸系统疾病、泌尿系统疾病和风湿疼痛、跌打损伤的单验方。可能是在民间很灵验而受百姓推崇的缘故,常听老人们说:"小单方能治大病","不怕骨头打成渣,只要有了叶下花","不怕肺咳炸,只要有了厚朴花"。光绪《大姚县志》记载大姚地产中药茯苓、防风等86种;民国《盐丰县志》记载中药属53种,《续修白盐井志》又增加了35种。其中以茯苓、麝香等为名贵药材,"大姚茯苓被称为云苓"。姚安更是野生药材的天然宝库,开发利用的历史也更为悠久。南北朝陶弘景《名医别录》载:"姚境产鸡骨升麻。"《唐书·地理志》载"姚安土贡麝香",《咸宾录》说"姚安产人参",明李时珍《本草纲目》则直书茯苓为"姚茯苓",明李元阳《云南通志》称"姚安产药45种";康熙管伦《姚州志》载,姚安产药32种;道北王现《姚州志》载,姚安产药45种;光绪甘雨《姚州志》增补25种;民国《姚安县志》又增补22种,并言姚安所产诸种药材"质品均佳,为药物要品,与川、理者无异"。

　　2. 与其他民族医药档案文献合编彝族传统医药相关图书

　　很多其他民族或少数民族的汉文医药图书文献中会设置彝族医药的版块或记录一些彝族医药的相关内容,这些内容以记载草药、方剂、疗法为主,一般不出现彝医理论和彝族传统医药档案原文,大多数是从彝族传统医药文献中摘录并经过翻译整理之后形成的专题内容。例如,2016年洪宗国著,李金林、洪宗国主编,湖北科学技术出版社出版的《中国民族医药思想研究》中就包含了彝族等十多种少数民族医药的介绍。2011年陈海玉著,民族出版社出版的《西南少数民族医药古籍文献的发掘利用研究》中关于文献的种类特点和价值的相关论述中引用了大量彝族传统医药档案文献的内容。1996年云南民族出版社出版,陶永富、戈隆阿弘执笔,红河州彝学会编写的《象形医学——彝族苗族传统医药学精要》,其中记录了从彝族苗族的传统医药学中发掘总结出来的象形医学内容,是一门新的医药学,书籍内容中就包含了猫头鹰、懒猴、大土黄、水牛角等大量彝族药材的产地、药用价值、象形、用途,也有彝族的望闻问切等诊断方法。王志勇主编,2017年中国中医药出版社出版的《少数民族医药适宜技术选编》中记载了彝族火草灸治疗原发性痛经技术和彝族火疗法治疗类风湿性关节炎技术。由奇玲、罗达尚主编,2013年内蒙古科学技术出版社出版的《中国少数民族传统医药大系(修订版)》记载了医药的基础理论,治疗学,发展史,常用植物、动物和矿物药的相关内容。

3. 与其他彝族档案文献合编的彝族传统医药相关图书

部分彝族传统医药档案文献在现代图书中会与其他彝族非医药的档案文献合编在一起,其原因主要有三个:一是编著的主体不是以彝族医学为主要内容进行文献汇编,二是有很多彝族传统医药档案文献散落在其他文献中,没有摘录出来,三是有部分彝族历史档案文献本身就是医学和各种类型文献的合编文献。鉴于以上原因,这些文献在编纂出版时就没有突出其医药文献的内容。比如,2018年楚雄师范学院图书馆祁建华编著的《彝族古籍文献考略(一)》就包含了《占病书》和《占病书、占测粮种播吉日书合经》两部彝族传统医药文献。2010年,楚雄彝族自治州人民政府编的《彝族毕摩经典译注》(106卷)中的第二十三卷《哀牢山彝族医药》中就包含了《底巴都龙者医药书》《老五斗李文政医药书》《洼垤李四甲医药书》《洼垤李春荣医药书》等彝族传统医药档案文献,此外,还有第四十四卷《武定彝族医药》、第九十三卷《双柏彝族医药书》、第六十三卷《医病好药书》、第六十九卷《八卦天文历算》、第九十二卷《罗婺彝族献药经》等。2010年,楚雄彝族自治州人民政府编的《八卦天文历算》由《突鲁历眯》《宇宙历论》《杰禄占数》《日历五行算》《诺占数(疗疾经)》《雅哺旺排数(祭牲卦辞书)》《竹根二十八宿卦辞》七部古籍汇编翻译而成。20世纪90年代云南省少数民族古籍出版办公室出版的《云南少数民族古籍译丛》收录了《查诗拉书》《尼苏夺节》《裴妥梅妮苏蟆(祖神源流)》等。《红河彝族文化遗产古籍典藏》20卷收录了13种与医药有关的彝文古籍,其中11种为医经合一古籍。

三、图像记录的彝族传统医药档案文献

(一) 彝族传统医药档案文献中的毕摩绘画

毕摩绘画是彝族传统医药档案文献中比较常见的一种艺术表现形式,同时在形象说明某些事物时具有重要的作用。2014 年 11 月 11 日经国务院批准，彝族毕摩绘画被列入第四批国家级非物质文化遗产名录。毕摩绘画的材质比较广泛，比如木板、纸张、竹筒、石头、兽皮等皆可作画。毕摩绘画从样式上看民族特色非常鲜明。彝族人民通过这种绘画形式来向艺术靠拢，同时表达情感、记录生活、叙述故事，是古绘画艺术的"活化石"。毕摩绘画一般分为插画图解和图画符号两类，彝族传统医药档案文献是以插画图解为主，具有原始性、独特性和书画合一的特性。如图 3－9 是彝族《签书》中的竹签示意图，3－10 是彝族传统医药档案文献《宇宙人文论》中的宇宙生化总图。

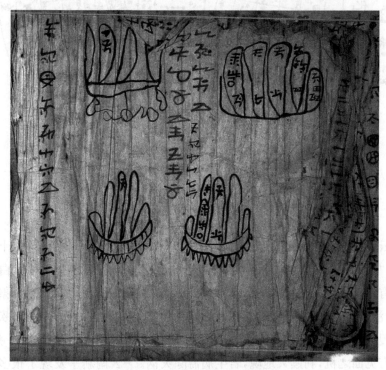

图 3－9　《签书》中的竹签示意图

资料来源：拍照自楚雄师范学院图书馆馆藏彝文古籍《签书》第 1 页，馆藏编号 56

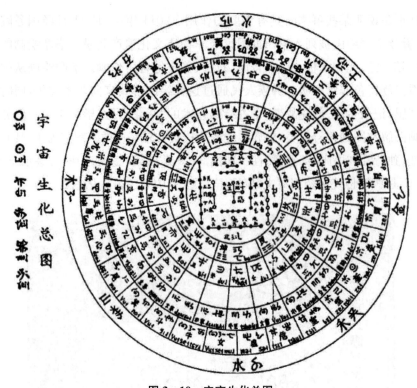

图 3-10　宇宙生化总图

资料来源:截图自《宇宙人文论》一书①

　　云南省图书馆征集收藏的《竹签书》如图 3-11 和 3-12 所示,二十六签中说:"会受到盗贼袭扰,粮畜会受损,畜牧伤亡多,需用黑猪、白鸡做白解赎魂。有粮畜受损,病者病势重,赶不上医治,需寻贤良毕摩安置封锁神,祭祖除邪,生活不富裕,祭神时插神座朝南方。"三十二签中说:"一年之中会有疾病灾祸来侵扰,主人不知温升何时来,需忌口舌,利有身孕,身疼、眼疼会好。病者,舅甥有见面之机,利赎天地魂,若生病需除灾祸。"②云南新平发现了很多彝族历史文献,其中新平普家学收藏的一部历史文献中就包含了大量与彝族传统医药档案文献有关的毕摩绘画。比如"病魔缠身"和"吐血之症"示意图,如图 3-13 和 3-14 所示。《齐苏书》手抄本第 9 页插图,如图 3-15 所示。彝族医药古籍手抄本中的八卦图和插图,如图 3-16 和 3-17 所示。

---

① 罗国义,陈英译:《宇宙人文论》,北京:民族出版社,1984 年,第 163 页。
② 张纯德编著:《彝族古代毕摩绘画》,昆明:云南大学出版社,2003 年,第 163、165 页。

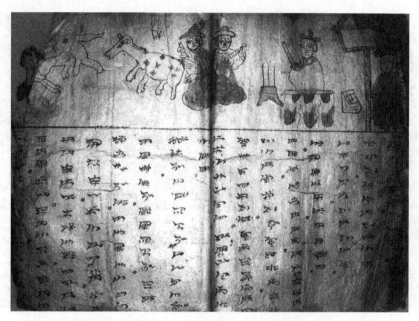

图 3-11 《竹签书》第二十六签图

资料来源：截图自张纯德编著的《彝族古代毕摩绘画》第 163 页

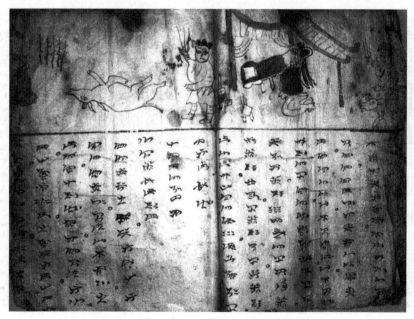

图 3-12 《竹签书》第三十二签图(资料来源同图 3-10)

资料来源：截图自张纯德编著的《彝族古代毕摩绘画》第 165 页

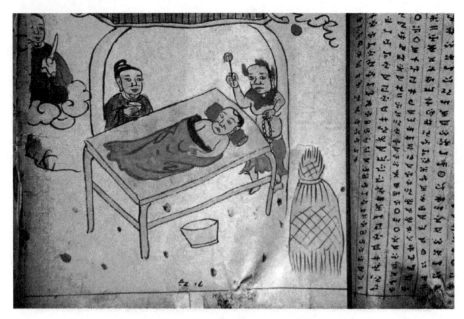

图 3 - 13　病魔缠身毕摩绘画

资料来源:截图自张纯德编著的《彝族古代毕摩绘画》第 74 页

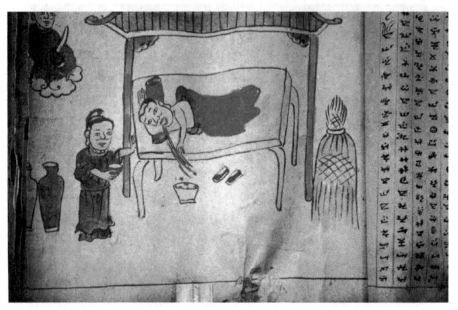

图 3 - 14　吐血之症毕摩绘画

资料来源:截图自张纯德编著的《彝族古代毕摩绘画》第 75 页

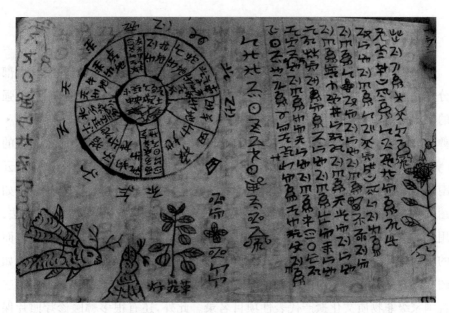

图 3 - 15　《齐苏书》手抄本第 9 页插图

资料来源:楚雄师范学院图书馆馆藏彝文古籍 82 号《齐苏书》拍照

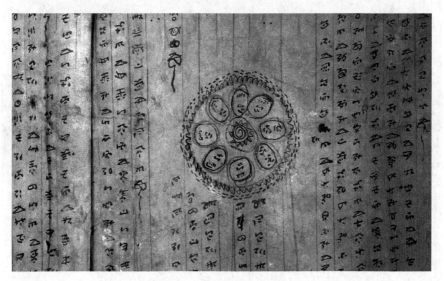

图 3 - 16　彝族八卦图

资料来源:彝文医药古籍手抄本拍照

（二）彝族传统医药档案文献图鉴

彝族传统医药档案文献中有很多草药和疗法图片,这一类型的图片大部分是现代文献的抄写者或编纂者自己根据历史文献记载加上去的,具有较强的实用价值。草药方面的图鉴非常多,例如原载《黔西北彝族美术——那史·彝族古籍插图》中的"药材的来源",如图 3-17 所示。四川民族出版社出版的《彝医植物药》中包含了 116 幅采药手绘图片,如图 3-18 所示。2006 年云南科技出版社出版发行的《彝药本草》中也汇集了大量的彩色草药图片,如图 3-19 所示,每一幅图都配有彝药名称、汉药名称、别名、意译、主治、用法、用量、文献记载功效、原植物属性、识别特征、文献来源等内容。诊疗方法方面的图片主要是现代彝医为患者治疗时通过拍照形成的照片档案。比如图 3-20 是彝族水膏药治疗跌打损伤时的照片,该疗法已于 2011 年入选第三批国家级非物质文化遗产代表性项目名录。此外,还有很多彝医诊疗照片保

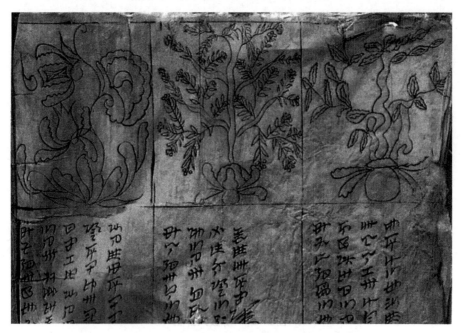

图 3-17　彝族传统医药档案文献中药材的来源插图(局部)①

---

① 陈长友主编:《黔西北彝族美术——那史·彝文古籍插图》,贵阳:贵州人民出版社,1993 年,第 50 页。

存于互联网中，比如治疗跌打损伤的"波吸术"、治疗牙痛的"烟熏法"、治疗脾胃病的"挑刺法"等照片。

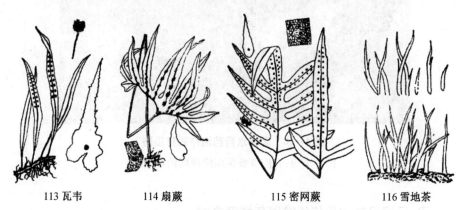

113 瓦书　　　　114 扇蕨　　　　　115 密网蕨　　　　　116 雪地茶

图 3-18　哀牢山彝族草药手绘图片

资料来源：图书《彝医植物药》截图第 117 页

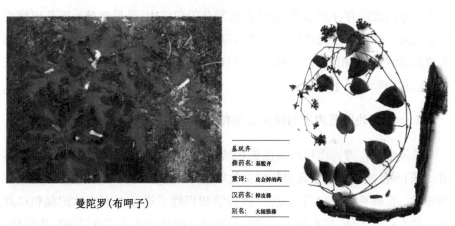

曼陀罗(布呷子)

彝医应用经验：

主　　治：类风湿性关节炎。

用　　法：药用茎藤，泡酒内服、外搽。

用　　量：50~100克，泡酒2000毫升，每天振摇2次，半月后服用，每天早晚各服2次，每次10~20毫升，外搽适量。

文献记载：味苦，性寒。舒筋活血，祛风除湿。

文献来源：文山中草药 74页。

原 植 物：防己科青牛胆属 *Tinospora sinensis*（Lour.）Merr.

识别特征：多年生木质藤本。嫩枝有白色短绒毛。老藤黑褐色，单叶互生，心脏形，花腋生。果半球形，熟时红色。

图 3-19　两种彝药图鉴："布呷子"和"基脱齐"

资料来源：图书《彝药本草》截图第 37 页

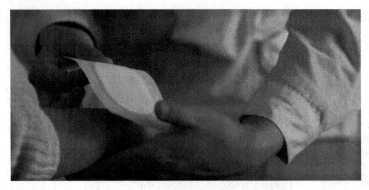

图 3 – 20　彝族水膏药治疗跌打损伤
图片来源:云南省彝医医院现场治疗照片

四、口碑记录的彝族传统医药档案文献

彝族医药的很多方剂和疗法技法都是通过言传口授的形式流传下来的,这些口述档案保存在当事者、知情者或群众的记忆中,是反映彝族医药内容的原始记录。彝族传统医药档案文献的口承性非常突出,很多彝药精髓由传承人掌握,通过祖辈相传、徒承师艺,这些口述档案以音视频或文字记录的方式被人们总结和记录了下来。

（一）反映医药内容的民间故事和传说等口碑档案文献

彝族中流传着许多反映该民族传统医学药理内容的故事、传说、歌谣、谚语,它们不仅能充分地表现彝族的文化特征,而且能在民间广泛地传播彝族医药知识。在彝族人民生活的地区,医药学知识除了通过书面文献记载和口耳相授的方式流传外,还有很大一部分是通过民间传说的方式在民间广为流传。这些传说中有的讲述了族群在深受疾病折磨时不断与疾病作斗争并积极寻找治病药物的过程,不断积累医药学知识,包括各类药物药性及其生产制备的详细说明,还有一些通过活人追述亡人的叙述来阐释人类生命的诞生、发育、成长,以及人生病要积极寻药治疗,而不能信奉鬼神的思想。有些记录还无法通过现在的科学技术手段进行证实,但这对彝族医学的传承和发展有着重要的影响,并且也是研究各民族医药发展史的重要史料。关于彝族对药效药性的认识有这样一个神话:很久以前,在一次洪水泛滥中,有一位叫居母乌武的年轻人,不顾自身的危险救下青蛙、蛇、乌鸦等动物。洪水将他们带到了一个叫作龙头山的山坡上,由于饥寒交迫,他们在山顶生火取暖,青烟直直而上,升上天空,不幸被天帝恩体古资看到,在得知地上还有生命后,他非常生气,一怒之下把居母乌武抓到天牢关了起来,动物们想去营救居母乌武,因此,派蛇咬了天帝恩体古资,然后让乌鸦告诉天帝,只有放了居母乌武并把女儿尼托嫁给居母乌武,青蛙才会用唾液把他的病治好,最后恩体古资无法忍受被咬处的疼痛,只好答应了。[①] 通过这个神话,我们可得知,在很久以前的彝族先民就已经认识到了被蛇咬伤后使用青蛙唾液能进行治疗,这是彝族先民们在不断寻找治疗方法中所积累的经验。元江县文化馆1986年编印的《礼社江》文艺小报"故事专版"中记载了彝医李四甲的故事,传说李四甲跟随父亲学医,学会彝文后用彝文记录了药方、医方,后来成了一代名医。云南民族出版社1991年版的《大姚县民族民间文学集成》记载了"彝医巴嬷的传说",巴嬷姑娘从一位行医的老人那里学得了一种叫阴阳草的草药药方,为彝山的父老乡亲解除了很多痛苦。《彝族毕摩经典译注》第三十九卷343页的"丧葬祭辞·南华彝族口碑文献"讲述了李氏老母患了重症,在家里吃草药没好,儿女去找医生来打针也没好,又去大理请医生没找到,最后去世了。以此来说明来世之时寿已定,先定死来后定生。第五十二卷399页的"母虎神祭辞·楚雄彝族口碑文献"记载了"古本曾讲下,做人活一世,若是患了病,只有不痛药,没有不死药,做人会老去,做人会死去,谁也没有错,那是妈满轮"的医药理论。第五十四卷54页记载的"丧葬祭辞·牟定彝族口碑文献"中提到"逝者病危期间,子女不惜一切代价寻遍天下名医为其治病,还是没有挽回生命。人死并非医药能阻止,这是远古时候就定下的规则,逝者只能接受现实"的故事。

（二）记录彝族医药方剂和诊疗技法的口碑档案文献

1. 方剂

为了抵御疾病的侵袭,彝族医生不得不努力钻研本民族医学和本地域的动植物、矿物药和植物药来为自己的民族服务,很多都以单方、验方、秘方和相关的实践使用方法为主,这些资料仍留存在民间。根据现在我们找到的流传在民间、档案馆、医学研究机构等机构的各种药方进行了归纳分类和梳理,并

---

① 李德君,陶学良:《彝族民间故事选》,上海:上海文艺出版社,1981年,第43页。

通过广播、电视、网络、杂志等形式予以公布,其中一些还汇编成册,如《中国彝族民间医药验方研究》《彝族验方》。著名的云南白药,就是根据彝族医生祖传秘方创制而成的。彝医王敏等学者十多年间注重收集彝族民间的医药资料,结合长期调查研究、实物考证、加以科学整理,于 2007 年编写出了《中国彝族民间医药验方研究》一书。书中按照临床科目分类体系编制,每种体系下面再根据不同病症汇集了大量单方和验方。其中"呼吸系统疾病"中的"咳嗽"就汇集了 30 多个民间处方,每个处方都有药材剂量配比、用法、按语、来源等信息。

2. 诊疗技法

千百年来,彝医在彝族传统医药的实践过程中总结了很多诊疗技法,由于会写彝文的人比较少,这些实践中总结的医疗经验只能通过语言逐代传承,但口述的档案文献具有流动性、演绎性和变异性的特点,传承的内容非常容易发生错漏。因此,在进行这类文献的搜集整理时,必须进行辨伪、考证、甄别和筛选,力求获得的信息客观真实。例如,普遍流传于四川凉山地区的彝族传统"鸡骨诊病法"和"鸡蛋诊病法"口述档案,虽然没有文字依据,但通过口传身授,几乎凉山每家每户的彝族人都清楚具体的治疗方法。这些治疗方法和技术历史悠久、传播面宽、简单实用,具有少数民族档案的原始记录性、知识性和价值性,可作为彝族传统医药档案文献进行搜集整理。鸡骨诊病法:"用仔鸡搽遍患者全身,毕摩在旁边诵经,令患者向鸡嘴内吹气三口。之后,用树枝将鸡头溺入水中至亡(此过程中毕摩的手不能触及鸡身)。从鸡头处剥离,直至全身,依次观察鸡身鸡骨哪个部位出现纹理构造异常,与之对照,在人体相应部位确定病灶。"鸡蛋诊病法:"用自家养的刚刚生下的鸡蛋滚过患者全身,毕摩诵经。在鸡蛋大头处扎一个小孔,患者向内吹三口气,之后将鸡蛋放入水中煮熟,将外壳剥下,观察蛋清和蛋黄的异常变化。若鸡蛋中还有白色物,说明患者体内还有'疾',还有治愈的希望;若没有此白色物,则说明该患者已无治愈的可能。有时候,鸡蛋不煮,打破在碗中,观察生蛋清和蛋黄,但是这种情况带有窥鬼和驱鬼的性质。"[1]此外,在西南彝族口述历史资料数据库中也收录了很多彝族传统医药相关的口述历史档案,比如,由云南省楚雄州大姚县昙华乡彝医李德良口述的他常医治的病,治病用的草药,草药的来历和用法及个人

---

[1] 鹿燕:《中国彝族医药文献现状及分析》,中央民族大学学位论文,2004 年,第 45 页。

的行医治病经历,药方中用到的草药制作方法。云南省大理州弥渡县彝医李毕口述的李桐骨科骨伤医疗法,当地彝药主要治疗的疾病,如骨伤科等,当地在骨科伤风方面彝药的使用和生产现状等内容。

五、活态传承的彝族传统医药档案文献

在现代多媒体记录技术的帮助下,很多由非物质文化遗产传承人传承下来的彝族传统医药档案文献可以通过声像档案的方式保存下来,通过电视、手机和互联网等途径在民间传播。

（一）彝族传统医药专题片或纪录片

彝族传统医药专题片或纪录片是指以声像档案的形式记录彝族医药相关的人物和事件,记录药物的采集和制作过程,记录彝医的诊断和治疗过程的影视资料,其载体可以是光盘、U盘、硬盘、视频网站等,每一个影视资料都要讲述一个主题或专题,中心思想明确,真实反映彝族医药的特点,完整记录该主题所涉及的全部内容。比如纪录片《彝药传奇》,该纪录片通过对彝族医药传承、研究、开发一线的药师的专题记录,对彝族传统医药和彝医的历史、现状和发展前景进行了系统介绍和展示,该纪录片包括五集:第一集《传承》、第二集《找寻》、第三集《通理》、第四集《慧融》、第五集《道法》。片中介绍了火钳刮痧、麻绳拔头风、药酒拍打以及土洞熏蒸等治疗方法,这些彝族传统诊疗方法效果显著,是勤劳智慧的彝族先民在长期的生活实践中积累的特色医药经验,也是彝族传统文化和彝族对自然认知的智慧结晶。再如,由中国医药标准化研发和推广基地即楚雄彝医医院制作的专题片《彝族医药——中华医药的瑰宝》记录了彝族医药发展的历史和现状,该视频在互联网上广为流传,为传播彝族医药文化起到了重要作用。此外,还有大量的民间制作的宣传介绍彝族医药的视频,例如《彝族医药学的春天》《本草——彝族药膏》《记录——彩云之南:彝族医药》等。

（二）彝族传统医药传承人专题片或纪录片

彝族传统医药档案文献传承人专题片或纪录片是指以声像档案的形式记录彝族国家级、省级等各级彝族医药传承人和名医的专题视频资料,其真实记录了彝族医药相关传承人和名医传承的项目内容,也记录了传承人的真实生活情况。随着彝族传统医药传承人的逐渐消亡,该类视频急需进行抢救性采集和保护，一般都需要有关部门或组织专门对传承人进行搜集和整理。此外，还有一类视频资料是根据彝族名医的事迹概念的影视资料，包括电影、电视和微电影，比如，2015年拍摄的微电影《蓉婷宫》就改编自名医李禄的行医事迹，讲述了现代彝族医药传承人历经千辛万苦把彝族传统医学发扬光大的故事。

六、条目式辑录的彝族传统医药档案文献

（一）词典和百科

目前很多词典和百科中也包含了大量的彝族传统医药档案文献，比如，2002年云南民族出版社出版的《红河彝族辞典》一书中记载了很多彝族医药的疗法、方剂和彝族传统医药档案文献。疗法方面有上吐下泻治疗、二十八穴针灸、水火烫伤治疗、中风治疗、拔罐疗法等，方剂方面有矿物用药、治胃寒胃热药、治小儿惊风药、治牙龈发炎药、彝擦灵酊剂等，医药文献有《元阳彝族医药书》《病理占卜书》等。2014年云南出版社出版，何耀华主编的《中国彝族大百科全书》中也包含了大量彝族传统医药相关的档案文献，内容涵盖药学与著述、植物药、动物药、矿物药、医方、医法、卫生防治等方面。其记录的彝族医学著作和百科知识有的是未公开发行的，在其他地方都很难查到，是彝族传统医药档案文献的重要补充和组成部分。比如《彝族气血与经络》《玉溪市药品检验所编辑的彝族医书》《全真症病秘诀》《形医学》《诺取书》《膳食秘验方》《楚雄克山病综合性科学考察文集》《彝族医药科技成果汇编》《中医常用方剂新编》等30多部。药物方面记载也比较全面，比如一朵云、小景天、石韦、三角风、水冬瓜、瓦斯呷、香猫香、叔什、岩羊、母朵机等120多种，方剂和疗法方面比如天花方、牙痛方、中耳炎方、百日咳方、滋补法、接生法、刮背、拔肉刺、瓦针等110多种。2015年底，在第二届全国彝医药学术研讨会上，专家共同提出"为推动彝族传统医药事业的发展，应当整理编撰一部完整的彝医药典籍，作为研究和实践彝族传统医药的工具书或教材使用"。该典籍的结构可以按照地域特点分为凉山篇、楚雄篇、红河篇和毕节篇等专题，也可按照内容专题分为基本理论、历史源流、药物、方剂、诊疗方案、医疗保健技术等。此外，会上还提出："云贵川三省的彝族医药专家应加强沟通协调，进一步统一认识，共同协助编纂《彝族医药大典》(彝文版和汉文版)，这是一项彝族医药发展史上的重大工程，

必须在国家的统一安排和部署下攻坚克难、协调合作方能完成。"①随着互联网的普及和应用,"百度百科"对于各类词条的收录也不断完善,其中也包括了很多彝族医药相关的百科条目。《云南民族医药大辞典(上下册)》一书共 3 000 多页,其中包含了大量彝族药物信息,大部分药物都是多个少数民族共用的。《中国彝族大百科全书》也收录了彝族医药相关的植物药、动物药、矿物药、处方、疗法等大量彝族医药知识,如图 3-21 所示。

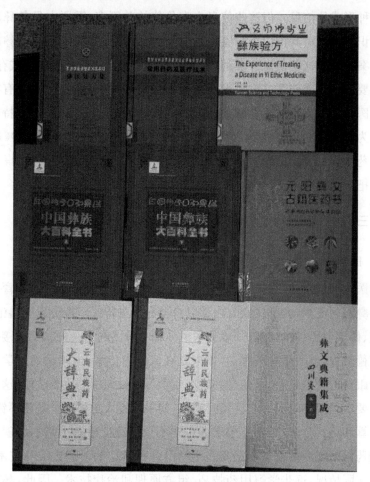

图 3-21　彝族医药辞典和百科全书

资料来源:楚雄师范学院图书馆(档案馆)馆藏图书拍照

---

① 王云:《彝族医药大典》编撰启动,《四川在线》,https://sichuan. scol. com. cn/ggxw/201605/
54570386. html,访问日期,2021 年 6 月 6 日。

（二） 网络文摘和辑录信息

目前人们对信息的生产和获取的方式已逐渐由纸质文献向电子文献转变,互联网上有价值的彝族传统医药档案文献也不断增多,最新的彝族传统医药档案研究成果或信息都可在互联网上查阅到,比如"彝族人网""中国彝族网"等网站和"彝族""彝族社区"等公众号中也会有大量关于彝族传统医药档案的各种形式的信息。但这些信息中有价值的并不多,需要由具备彝族医药专业知识的人员对其价值进行鉴定,并记录汇编成书之后才能成为彝族传统医药档案文献。这些信息一般都是零散的,辑录之后将以条目的形式存在,与总目提要类书籍或档案文献汇编图书较为类似。另外,如前文所述,有很多彝族传统医药档案文献散落在其他文献中,很多辑录信息也来源于此,特别以丧葬经书为多,比如辑录内容《勒俄特依》《挖药炼丹》《祭祀经·找药》《尼苏史诗·寻药治病》《丧葬祭经·献药经》《丧葬祭经·献水》《丧葬经书·撵兽找药篇》《火把节祭祀经· 除病》《鸡卦·病情》等。

（三） 医训和医约

1. 医训

彝医医训是指前辈彝医对后辈彝医的教化、训诫,是彝医医德教育的内容之一。彝医的传承,大都在家族内部以口授方式进行。但据史志资料记载,也有汉族、傣族、哈尼族等族人师承彝医的。师承彝医的第一件事就是接受彝医职业道德教育,也就是彝医医训,如果是在家庭内传承,也叫家训。学会了医训才能跟师去野外采药,采药是彝族医生学习药材识别的重要阶段,这个阶段大约需要三至四年时间。在这段时间里,如果传授人觉得这个徒弟不错,就会传授医算和治病方法,否则徒弟永远也学不会。等徒弟有了基本的理论知识和识别药材的能力后就需要在实践中学习各种具体的治病方法和技术,结合病人的实际情况,逐步学习用药技巧、组方原理和治疗技术。因此,彝医医训是彝医传承首先要理解、会应用的内容。

据文献记载,1978 年冬,云南峨山彝族自治县彝医董怀兴向他人传授彝医药理论、组方用药技巧和医技医术前,把其家（医）训用彝文抄给其弟子,并严肃交代,必须严格遵守。以下为汉文译:

祖先曾经告诉过我们：

不要崇拜绸缎，不要歧视麻布，绸缎是一件衣，麻布也是一件衣；

不要崇拜高山，不要歧视小丘，高山上生长树木，小丘上也生长树木；

不要崇拜花木盉，不要歧视素木盉，花木盉是木制的，素木盉也是木制的；

不要崇拜布谷鸟，不要歧视麻斑鸡，因为它们都是长翅膀的；

不要崇拜头人，不要歧视百姓，头人是人，百姓也是人。

诺英颇的子孙们，你们必须记住：

不要分穷富，不要论种族。不要分亲疏，不要计恩怨。不管男和女，不管老和小。

2. 医约

彝医医约，是指彝医药人员在行医时共同遵守的公约。它对每个彝医都具有同等的约束力，是彝医规范彝医医疗行为的准则，是彝医培育良好医德的标准。唐南诏都城（现今云南巍山彝族回族自治县）有一个药王庙，庙里存有《医约》一篇。内容抄录如下：

古来仁术莫过于医，凡精其业者，非成功证果，则衍庆延年，否亦后裔繁昌，科里未艾。盖由搏挽阴阳，燮和寒暑，回生起死，济困扶危，其功用为最弘也。昔人谓不得为良相，则必为良医。讵无见欤？今之为医者虽多，谋道之心不无自是之念。方一入门，自谓尽善而尽美，偶收其效，必欲较寡与较多。人命垂亡而有心揩勒，人当痛苦而故意留难，借危急为索利之谋，视死亡若隔膜之事。心既不苦，报亦昭然，非困厄而单寒，则乱离而折散。非自身不求其年，则后嗣莫延其祀，盖缘人命至重，死者不可复生。小恙则痾瘵疼痛，变在须臾。大病则死活存亡，判于呼吸。苟举念一差，立见从生人死，设存心不正，必然有重无轻。设有不虞，责将谁咎。又安能免神瞋鬼怨，物议人非耶？今愿同志者学虽难尽，必加意参考，以求其至当。理固无穷，宜殚心斟酌，以期乎万全。体天地好生之心，凡老少男女，皆视为一家骨肉，矢圣贤利济之念，举疾病忧苦，诚不啻痾瘵切身。虽贵贱不同，而治之如一。即标本各异，而救疗不逞。勿自尊重矜高，令人畏其身价。勿惮远近寒暑，使人难于请求。勿念怨仇而私行报复，勿计财利而增减药材,勿治其一经而伤其全体,勿猎取近效而害厥终身。勿因慢生瞋,而易违始念,勿潦草应事,而不断根苗。勿博弈晏游而有误缓急,勿诊女看妇而偶萌乱心。勿损子堕胎而昧心网利,勿临危不救而巧顾声名。勿忌人才能而媒孽其短,勿隐匿方诀而紊乱失传。勿传述淫方而伤风败德,勿杀生治病而利此损他。勿因权贵之求而阴行谗谱,勿乘势要之请而欺压乡邻。勿乘其颠危,以机巧而启取财物,勿秽污经籍,因看脉而垫手用书。举手常存竞业,动念即具仁慈。不惟集福凝祥,行将成真人道。又何虑后裔之不昌,科甲之有艾乎?盖百艺皆可积功,而医之见效为更捷也。尚期同志,各尽厥心;勿二勿三,以祈天眷。[①]

这些依规彝训都属于彝族传统医药档案文献的范畴,但有其特殊的来源和特点,一般以条目的形式辑录呈现。

第三节　其他分类方法

一、按行政区域和医药使用区域分类

(一) 按文献编纂或出版的行政区域分类

彝族主要集中在西南地区,彝族传统医药档案文献也主要分布在西南的云南、四川、贵州、广西等地,其中具有代表性的区域是云南的楚雄与红河,四川的凉山,贵州的毕节等地。该分类方法主要依据文献的来源和归属,分类的对象主要是现代图书。按行政区域分类可以按照文献出版或编纂机构所在的行政区域名称分类,比如,云南彝族传统医药档案文献包括《云南彝族医药史话》《云南族医》《云南彝药》《云南省中药材标准 2005 年版 第 2 册 彝族药》等,贵州彝族传统医药档案文献包括《贵州彝族民间传统医药》《贵州彝族医药验方选编》等,四川彝族传统医药档案文献包括《彝族医药史》《彝族医药大典》等;也可以具体到州(市)等地点,比如,楚雄彝族传统医药档案文献包括《中国

---

① 王正坤编著:《彝医揽要》,昆明:云南科学技术出版社,2004 年,第 142—143 页。

彝族民间医药验方研究（汉彝对照）《王敏彝族医药论文集》《双柏彝族医药书》《楚雄彝州本草》《楚雄彝医荟萃》《彝族药材标准》。

（二）按文献发掘或传播地区分类

根据文献的发掘地点和主要传播区域也可以对彝族传统医药档案文献进行分类，该分类方法主要体现彝族医药文献中的草药、方剂、疗法的使用地域，分类的对象既可以是现代图书，也可以是历史文献。比如《哀牢山彝族医药》一书就是汇集了流传于哀牢山地区的《老五斗彝医药抄本译注》等彝族传统医药档案文献和"哀牢山彝族医药药物名录"等民间资料而形成的一本彝族医药图书，楚雄彝族自治州图书馆收藏有 2007 年的彝文手抄本。《玉溪彝族医药》是龙启顺、周树成等学者通过走访专家，研读古籍、方志等方式，收集整理玉溪市彝族医药文献，归纳、总结、整理、编写成的一本书。《元阳民间单验方》抄写于 1985 年，流传于元阳地区，收载了当地 21 种疾病的治疗方法以及 200 多种植物药的采集、加工、煎服方法。《诺果索》是一本彝族医药专著，流传于云南省红河州弥勒市彝族民间，目前收藏在贵州省赫章县财神区彝学学者王子禄处。该书详细记录了红河州弥勒市民间常见的 65 种病症的治疗药方，200 多种动物药、植物药和矿物药的采集、加工和配制方法以及一些简单的外科手术方法。王子禄还收藏有一本彝族医药专著名为《靡诺巧》，该书于 1989 年在贵州省赫章县被发现，有 5 000 多字，书中记录了痤疮病病根的来源及治疗方法。

二、按语言文字使用区域和用途分类

（一）按使用的语言文字使用区域划分

彝族有六大方言区，各个方言区的语言文字都有所差别，这些地区的彝族传统医药档案文献也有各自的特点。一是东部方言区。包括贵州西北、毕节、镇雄、大定和六盘水，滇东的武定、宣威、古兰部分地区。二是南部方言区。包括红河的个旧、石屏、峨山、元阳、墨江、蒙自、建水、开远、屏边等地。三是西部方言区。包括大理的巍山、南涧、临沧、凤庆、耿马、漾濞、景谷、弥勒等地。四是北部方言区。包括四川凉山的美姑、西昌、布拖、昭觉、西昌、峨边、木里等县以及攀枝花市（原渡口市）的米易、盐边、乐山雅安等地，还包括云南西北部的

丽江、永胜、元谋、永仁等地。五是中部方言区。包括楚雄、南华、双柏、广通、黑井、姚安、牟定等地以及大理的巍山、景东、祥云等地。六是东南部方言区。包括云南的石林、陆良、宜良、泸西、昆明等地。彝文方面目前有四川的《彝文规范试行方案》，西南三省的《通用彝文规范方案》，楚雄地区使用的"楚雄彝文"，云贵川古代普遍使用的"古彝文"，红河地区使用的"滇南彝文"等。目前编纂的彝族传统医药档案文献相关图书一般都采用《通用彝文规范方案》，手抄本及其复印或出版的图书采用的彝文就各具特色。比如《斯色比特依》和《造药治病书》就是凉山地区的规范彝文手抄本。发掘于云南省禄劝县茂山乡的《努苦苏》就具有东部方言区的特点，而云南省玉溪新平彝族傣族自治县老五斗乡一带发现的《老五斗彝医书》则具有南部方言区的特色。此外，还有哀牢彝文、乌蒙彝文、撒尼彝文等一些比较特殊的民间彝文分类方法，在所有方言区中，东部方言区的文献记录最为丰富。

（二）按用途和功能划分

彝族传统医药档案文献按功能分类的目的是体现它的实用价值，该分类方法主要用于口述档案、民间验方以及分散在其他文献中的彝族传统医药档案文献的分类。按医药文献中记载的医药功能可分为内科、外科、儿科、妇产科、骨伤科、皮肤科、五官科临床科目等。按照医药文献的用途可分为诊断方法、治疗方法和药剂制作，按诊断方法又可分为望诊、闻诊、问诊、切诊、脉诊、摸诊、按诊、腹诊等，治疗方法可分为针灸、推拿、拔罐、食疗、放血、催吐、熏洗、涂敷、埋沙、坐药、刮痧、挑治等，药剂制作又可分为草药采集、加工和炮制。此外，由于很多医药档案文献分散在其他文献中，还可以按照一般文献的用途将其分为祭祀、占卜、推算等。祭祀又可分为祭龙、祭水、祭天、祭祖先、祭图腾等，占卜类又分为按月、按年、按日占病书。

三、按支系分类

（一）彝族的支的系划分

根据杨正权、肖慧华等学者的研究，古代彝族的迁徙分布，是造成彝语方言分歧和彝族自称情况比较复杂的重要原因。彝族的自称，有以图腾为族称的，有以祖先名为族称的，有以部落首领名为族称的，等等。彝族自称主要有诺苏泼、纳苏泼、聂苏泼、尼苏泼、罗罗泼、罗要、所都、洗期麻、格苏泼、格斯泼、密撒泼、那撮泼、朴拉泼、朴瓦泼、俚泼、腊鲁泼、撒尼泼、尼泼、阿系泼、阿灵泼、罗泼、罗卧泼、阿乌、阿雾濡、俐米、六米、阿者泼、勒苏泼、山素、车苏、密期泼、香堂、希期濮、纳若、撒马都、傥郎让等 30 余种。据《云南省志卷六·民族志》介绍,彝族的他称主要有黑彝、白彝、红彝、彝家、罗武、土里、花腰、白罗罗、俚族、土族、蒙化、土家、仆族、黎族、栗族、香堂、水田、撒尼、撒梅、明朗、阿细、干彝、阿条、腊屋、孟武、阿哲、山苏、密岔、期期、六得、纳渣、滇峨、他留、他谷、支里、于君、傥朗族等 40 余种。在上述的彝族自称和他称中,以诺苏泼、纳苏泼、聂(尼)苏泼、罗罗泼自称的彝族人口最多也最有代表性。[①]

彝族各支系的分布大致与彝语的方言分布相当,属于同一方言区内的各次方言、土语的彝族支系,其历史沿革、宗教、生产生活、节庆、风俗习惯、服饰、建筑、音乐舞蹈、文学艺术也大致相同。目前共分为 21 个支系,分别是罗罗泼支系、俚泼支系、诺苏(诺苏泼)支系、纳苏泼支系、山苏儒(山苏)支系、阿哲波(车苏)支系、米撒儒(米撒拔)支系、米切濮(密岔)支系、格苏泼支系、撒尼濮(撒尼)支系、婆胚支系、纳罗濮(阿罗濮、纳罗)支系、葛濮支系、尼(聂)苏泼支系、罗婆支系、腊鲁泼(腊鲁)支系、额尼支系、阿细泼支系、濮拉泼支系、俐侏泼支系、他留苏(他留)支系。

（二）部分彝族传统医药档案文献所属的支系

1. 纳苏支系

居住在云南双柏的彝族纳苏人,在吸纳外民族习俗的同时,也保留了自己独特的传统风俗。其彝族传统医药档案文献《丧葬祭经·丧葬请师经》中记载了麻药(毒药)的炼制和运用方法。滇东北彝族纳苏人举行丧葬祭奠,在进行民族公共祭场青棚祭奠的若干祭仪时,必有一场"献药"的祭祀仪式。祭祀时,毕摩诵念的《寻药献药正经》内容反映的是彝族对人体孕育、成长等生理过程和医药的认识,也是一部生理和医药知识书。《献药祭牲经》也是"献药"祭仪式时由毕摩诵念,书中记载:

---

① 杨正权:《彝族文化史纲》,昆明:云南人民出版社,2016 年,第 282—315 页。

远古时没有药,世人皆会生病,神仙也会生病,日出不发光,月出也昏暗,松树不发枝,柏树不开花,鸿雁不飞鸣,后来在硕方纳发现了药,指点姑娘找来药,指点小伙来舂药,指点老爹来煎药,这是不病药,这是不痛药,这是不死药,今天向亡者灵魂献上不病不痛不死药,让其口饮药,身带药,回归祖先发祥地,永远无病无痛地生活。

《测病书》也是纳苏人测看生病的时辰书。其内容主要叙述了如何根据病人的属相、岁数等信息测算疾病类型和药品。

2. 阿哲支系

阿哲支系的彝族传统医药档案比较多,比如,流传于云南省红河州弥勒市彝族阿哲颇民间的《诺果索》,弥勒市的《挖药炼丹》讲述了古代略氏家代代传医术,略比尔玉摸既能算卦又能医治疾病,但是后来病重由其子略比尔访医寻药的故事。如流传于云南省弥勒、开远、华宁等县(市)彝族地区的彝族阿哲历算典籍《择日看病书》。此外,还有《测眼病》《十二地支测病因》《初几日测病》《月份测病》《年龄测病》《测饮药吉日》《五行测寿》等。

3. 撒尼支系

撒尼支系比较有代表性的彝族传统医药档案有三本。第一本是《挖药治病》。该书是彝族丧葬典籍,讲述为亡灵解除冤过、治疗生时疾病的仪式和过程,以便亡灵能够清白归祖。该书共31页,用撒尼彝文手抄,材质和装帧是绵纸线订册叶装页面。第二本是《遣送村寨瘟疫神经》。该书记述了要在大年初一至初三之间选择一天举行遣送瘟疫病邪的仪式,以便来年少受瘟疫的侵袭。第三本是《普兹楠兹——彝族祭祀词》。该书的主要内容是彝族撒尼支系毕摩在"密枝节"上祭祀"密枝神"所吟唱的经文。《普兹楠兹》是其中的第一篇,书写体例是彝文古籍常见的五言体诗歌形式,该篇祭文完整反映了彝族撒尼支系在密枝节举行祭祀的流程和活动内容。密枝节是彝族撒尼支系的传统节日,不同地区过节的时间不同,撒尼、阿哲、黑彝、阿乌等彝族支系的节日一般设在农历二月初二,而山区的撒尼人一般设在农历十月。以上三本书都藏在石林县档案馆中。

4. 尼(聂)苏支系

《聂苏诺期》就是自称聂苏的彝族支系的代表性医药档案文献,该书主要收录的是彝族医疗档案和药方。书中收录的方剂成分一般都是符合当地环境和植被特点的动植物药，主要用于防治当地彝族群众的疾病，当地人对这些药方还是比较信任和推崇的。全书共收录药方 134 个，治疗 53 种病症的方剂，以及 247 种彝族药材。这本书是彝族人民在长期实践中总结出来的医药学著作，对于保障彝族繁衍兴旺具有重要意义。《尼苏夺节》是彝族的重要创世史诗之一，主要流传于云南红河流域。该书中记载了十个神话故事，作者利用这些故事简述了彝族的起源、古文明的发展历史，比如，对人类起源、战胜天灾、工农业生产和民众生活、婚姻恋爱、文学艺术、文字起源、道德伦理等各个方面都有详细记录，内容丰富，情节动人，以浪漫主义的艺术手法，描绘了彝族人民历史发展的过程。此外，《尼苏夺节》还从侧面反映了大量的医药卫生知识。从诗中也可以看出彝医主张人患了病，要积极治疗。彝医还认识到，药物虽能治病，但不能使人长生不老。因为死亡是自然发展的客观规律，任何人都无法抗拒，今藏于云南省少数民族古籍整理出版规划办公室普学旺处。原文影印收录于《红河彝族文·化遗产古籍典藏》第 2 卷（云南人民出版社，2010 年）。

总之，对彝族传统医药档案文献进行分类整理时，需要综合考虑文献的主题和专题类型、内容特点、内部和外部特征、载体形态、书写形式、支系差异以及流转等情况，结合彝族在各个历史时期的社会现状、学者水平、发展阶段、生存环境的社会背景，以分类原则为基础，特殊对象灵活处理，把共同性与特殊性有机地结合起来，科学构建彝族传统医药档案文献的分类体系，才能客观、准确地反映彝族传统医药档案文献的历史、现状和文化内涵，充分揭示彝族传统医药档案文献的学术价值和应用价值，为数据库开发、数据挖掘、知识重组和信息服务提供基础数据，为彝族医药学研究提供强有力的文献保障。[①]

① 徐士奎，罗艳秋编著：《彝族医药古籍文献总目提要》，昆明：云南科技出版社，2016 年，第 1—81 页。

第四章
彝族传统医药档案文献保存与数据库
建设现状

在开展数据库开发和建设之前，要先明确彝族传统医药档案文献目前的保存和保护状况、数字化和开发状况，了解目前档案文献和医药文献信息资源数据库开发与建设的情况，深入分析在彝族医药档案文献资源保存和保护以及文献数据库开发和建设中存在的问题，预见开发工程中可能遇到的难点，为后续工作奠定实践基础。

第一节　彝族传统医药档案文献保存和利用现状

一、彝族传统医药档案文献的分布情况

彝族传统医药档案文献的分布和彝族人口的分布密切相关，彝族人口主要聚集在中国的西南地区，从行政区域上看分别是云南省、四川省、贵州省和广西壮族自治区。

（一）云南

云南的彝族传统医药档案文献分布比较散，主要分布在楚雄彝族自治州（以下简称楚雄州）、红河哈尼族彝族自治州（以下简称红河州）、玉溪市、昆明等地。比如，抄写于明嘉靖四十五年（1566）的《明代彝医书》，抄写于清雍正八年（1730）的《医病书》，清雍正十一年（1733）的《老五斗彝医书》，清乾隆丁巳年（1737）的《医病好药书》，清道光二十年（1840）的《元阳彝医书》等均在云南的楚雄、禄劝、新平等地发掘。而专门讲述血峰与禁刺理论的彝文典籍，如《二十

八穴针灸》《诺期卓苏》等在云南红河地区发掘,《查诗拉书》发掘于云南哀牢山区,等等。此外,玉溪市是云南省彝族医药古文献重要的发现地之一,新平老厂河龙者所著的彝族医药书《聂苏诺期》成书于明嘉靖四十五年,抄于民国八年(1919)及民国十年(1921),《彝族验方》《彝医药理论与应用》《彝医揽要》作者均为玉溪药检所原所长王正坤,他是玉溪地区彝族医药的专家、学者,三部书阐述了彝医理论、医药、治疗方面的内容,文字通俗,条理清楚,内容丰富,资料翔实。《草药讲义》是 1977 年玉溪地区卫生局组织编写的,收录了玉溪地区较常用、数量多、疗效好的彝族医药 110 种,并附有图谱。[①]

（二）贵州

贵州的彝族传统医药档案文献主要分布在贵阳、六盘水、毕节、威宁、大方、赫章、织金和七星关区、金海湖新区等地,这些地区具有独特的彝族"夜郎文化",彝族医药已经形成具有黔西北地域特色的少数民族医药学理论体系、治疗方法、用药特点。[②] 明末清初,精通历算、哲学及医术的知识分子根据记忆断断续续抄录了一些彝族医学文献,彝族医药在彝族轴心地区的哀牢山古代彝族居住的贵州仁怀、大方等地得以发展。记载彝医理论的典籍有《西南彝志》《宇宙人文论》《突鲁历咪》《疾病的根源》《诺拃数》《彝文古籍译注》等 10种,这些文献主要发掘地点都在贵州。此外,不得不提的就是贵州彝文翻译组,由于贵州的彝族文字相对统一,文字使用相对其他地区发达,古籍翻译人才也比较多,翻译整理工作开展得比较好,翻译整理和出版了大量的彝文古籍,其中就包括了部分医药文献,比如《哎哺啥呃》和《贵州彝族医药验方选编》等。此外,贵州省仁怀市祖传彝医王荣辉先生祖上曾经是彝医,经过六代人世代相传,保存了一部记载彝族传统医药的经典彝文古籍《启谷署》的手抄本,该书是彝族传统医药发展历史中的重要文献,目前该书已经采用彝汉对照的版式整理出版。[③]

---

① 周树成:《玉溪地区彝族医药文献的现状及特点分析》,《中国民族医药杂志》2020 年第 6 期,第 57—59 页。

② 廖烨纯:《对黔西北民族医药进行抢救性挖掘保护的思考——以彝族医药为例》,《乌蒙论坛》2018年第 1 期,第 47—50 页。

③ 朱国祥,徐俊飞:《从贵州彝族医学文献〈启谷署〉看彝族"医药"文化特色》,《四川民族学院学报》2015 年第 6 期,第 30—34 页。

（三） 四川

四川省的彝族传统医药档案文献主要分布在凉山彝族自治州。由于凉山地区交通闭塞，经济发展较慢，与外界交流较少，受到汉文化的影响程度低，因此，该地区的彝族传统文化、村寨、语言文字和习俗都保留得比较好，彝族传统医药档案文献保存比较集中，彝族医药古籍文献现存比较多。改革开放后，有人认为彝族没有医药，为了澄清这一观点，大量学者对凉山彝区进行了实地调研，搜集到了《此母都齐》《斯色毕特依》《医算书》《倮底特依》《造药治病书》《比果特依》《启谷署》《取件经》等彝族医药档案文献以及大量民间单方、秘方、食谱，通过对这些档案文献的整理，凉山地区编纂了《中国医学通史》《中国民族民间秘方大全》《中国民族药食大全》等多部彝族传统医药档案文献汇编，收录了 103 种彝药的我国最早的彝族医药专著《彝药志》(1982)就是由四川民族出版社出版的。20 世纪 90 年代以后，又相继出版了记载 106 种彝族植物药和224 种彝族动物药的专著《彝医植物药》及《彝医动物药》，为彝药的普及应用和传播起到了重要作用。此外，凉山彝医药专家郝英芬还整理编写了《彝族医经》，收载彝药 1 064 种。这些专门论述彝族药物的著作，都是根据本地彝药资源情况和彝医用药经验而编写的，对继承和发展彝族彝药做出了重要贡献。①

（四） 广西

广西的彝族于明洪武年间才从云南等地迁入，先居住在百色、凌云一带，后迁居至隆林各族自治县的德峨、岩茶、克长、者浪和那坡县的城厢、下华、百都等地，彝族人口相对西南三省较少，目前发现的彝族传统医药文献也很少，只有一些疗法和药物通过民间习俗传承了下来，比如古彝医的望、闻、触三种诊断方法，用谷类和曲酿制而成的彝族药酒，其味苦甘辛，性热，具有散寒滞、开瘀结、通经络、行血脉、消饮食、养肌肤、温脾胃之功效，治疗关节酸痛，肢疼体冷，腿脚软弱，行动不利，肚腹冷痛等症。②

---

① 凉山彝族自治州市场监督管理局官方网站：《关于凉山彝族医药发展状况的调研报告》，http://scjg. lsz. gov. cn/ztzl/jgdj/201912/t20191230_1438220. html，访问日期：2021 年 5 月 11 日。
② 亢琳，朱华，戴忠华，等：《广西少数民族医药文化研究》，《中华中医药学刊》2016 年第 6 期，第1434—1437 页。

二、彝族传统医药档案文献的收藏和保存情况

（一）机构散存

彝族传统医药档案文献由于具有多元属性，散存情况与一般少数民族档案文献相似，主要散存在图书馆、文化馆、博物馆、民委、民语委、档案馆、史志办、民族医药研究所、院校、学术团体、彝医馆等机构。机构收藏的彝族医药文献有一个特点，就是大多混在其他彝族文献种类中，比如，楚雄师范学院图书馆藏有彝文古籍 90 多卷，其中就包含了很多彝族医药档案文献的内容，比如《供牲经》《医药书》《看病书》《看病历算》《占病书》等，现代彝族医药专著文献 20 多部，比如王敏等编著的《中国彝族民间医药验方研究》，楚雄彝族自治州人民政府编的《彝族毕摩经典注释》第九十三卷《双柏彝族医药书》，元阳县民族局编的《元阳彝文古籍医药书（汉彝文对照）》等，这些文献中都有彝族医药的相关内容。据调查，云南彝医医院（楚雄州中医院）在几十年的发展历程中，十分重视彝族传统医药档案文献的搜集和整理，并通过搜集整理民间药方、药品和医药古籍，整理出版了大量彝族医药专著和彝医教材，其中最具代表性的文献是《云南省中药材标准·彝族药》。此外，还建立了我国第一个彝族医药标本展示馆。该馆收藏和展示了彝族药材标本 1 126 种，蜡叶标本 5 125 份，药材样品 1 157 份，各种药材和医疗图片 1 100 多张，彝族传统医药档案文献 17 部。据云南中医学院罗艳秋等学者的数据统计和笔者的实地调研，目前部分保存机构情况如表 4－1 所示，共 172 册。

表 4－1　部分彝族传统医药档案文献的机构保存情况

收藏机构（地点）	彝族传统医药档案文献名称（目录）	数量
云南省楚雄彝族文化研究院	《看穴位书》 《医药书》 《祭祀经·找药》 《献药正经》	28 册

收藏机构（地点）	彝族传统医药档案文献名称（目录）	数量
	《寻药献药正经》 《献药祭牲经(甲)》 《献药祭牲经(乙)》 《述说药理经》 《述药经》 《作祭献药供牲经》 《献药供牲经(一)》 《献药供牲经(二)》 《献药经》 《献药正经(一)》 《献药正经(二)》 《祭日神经》 《猎獐寻药经》 《历算全书》 《历算书》 《患病历算书》 《测头痛》 《彝医药验方》 《看精神病书》 《按月占病书》 《看肚子痛》 《按年占病书》 《看眼病书》 《看病书》	
云南省楚雄州图书馆	《药理经》 《彝文医药书:彝汉对照》 《按月占病书》 《医药书》 《劝善经》 《占病书》 《驱天上星神书:送星神书》 《看病书》 《哀牢山彝族医药》	9 册
云南省楚雄州档案局	《作祭献药经》 《作祭献药经》 《献药经》 《献药经》	4 册

（续表）

收藏机构（地点）	彝族传统医药档案文献名称（目录）	数量
云南省楚雄州双柏县 文化馆文物室	《测病书》	1 册
云南省楚雄州民族 事务委员会	《献药经》 《治病书》	2 册
云南省楚雄州武定县民宗局	《献药经》 《献药经》 《献药经》	3 册
云南省红河州民族研究所	《热审查》 《李仲芳药书(复印件)》 《择日看病书》 《查病神方位书》 《测眼病》 《十二地支测病因》 《初几日测病》 《月份测病》 《年龄测病》 《测饮药吉日》 《五行测寿》	11 册
云南省红河学院	《热泽苏》	1 册
云南省红河州元阳县卫生局	《元阳彝医书》	1 册
云南省红河州建水县文物管理所	《病理占卜书》	1 册
云南省少数民族古籍整理出版 规划办公室	《医药书》 《革罗们查》 《卓基们查》 《们聂姆(一)》 《们聂姆(二)》 《依基们聂姆》 《吾查》 《们查》 《招魂经》 《驱病疫经》 《驱"洁"邪"耐"邪经》	11 册
云南省彝医医院	《明代彝医书(复印本)》	1 册

（续表）

收藏机构（地点）	彝族传统医药档案文献名称（目录）	数量
云南省玉溪市食品药品检验所	《峨山彝族药》 《元江彝族药》	2 册
云南省玉溪市新平县科委	《彝族医药之书》 《彝族医药》	2 册
云南省昆明市石林县民委 文史研究室	《病况预测书》	1 册
云南省昆明市石林县图书馆	《遣送村寨瘟疫神经》	1 册
云南省昆明市石林县档案馆	《挖药治病》	1 册
云南省景东县文化馆	《诺齐书》	1 册
云南省昆明市禄劝县卫生局	《超度书·吃药好书》	1 册
贵州省毕节市彝文文献翻译 研究中心	《宇宙人文论》 《西南彝志（复印本）》 《疾病的根源》 《诺柞数》 《把暑》 《土鲁窦吉》 《寻药书》 《献药书》 《诺柞数（麻乖）》 《诺柞数（文道荣）》 《悉赛陡》	14 册 （卷）
贵州省赫章县民族事务委员会 古籍办公室	《八卦天文历算》	1 册
贵州民族图书馆	《解冤经》	1 册
四川省凉山州甘洛县语言文字 工作指导委员会	《此母都齐》 《造药治病书》	2 册
四川省博物馆	《勒俄特依》	1 册
四川省西昌彝族医药研究所	《医算书》	1 册
中国社会科学院民族研究所	《指路书》	1 册
北京民族文化宫	《西南彝志（原本）》	4 卷

收藏机构（地点）	彝族传统医药档案文献名称（目录）	数量
楚雄师范学院图书馆古籍	《供牲经、医药书合经》 《医药书》 《占病书》 《献药经》 《献佛经》 《历算书》 《看病书》	7卷
楚雄师范学院图书馆图书	《彝族医药:译本》 《元阳彝文古籍医药书(汉彝文对照)》 《彝族毕摩经典译注》第二十三卷《哀牢山彝族医药》 《彝族毕摩经典译注》第四十四卷《武定彝族医药》 《彝族毕摩经典译注》第六十三卷《医病好药书》 《彝族毕摩经典译注》第九十三卷《双柏彝族医药书》 《中国彝族民间医药验方研究》 《源于太阳历的神奇:楚雄彝族医药探微》 《楚雄彝族文化丛书——源于太阳历的神奇:楚雄彝族医药探微》 《常用彝药及医疗技术(彝汉对照)》 《彝族医药古籍文献总目提要(彝汉对照)》 《象形医学:彝族苗族传统医药学精要》 《彝文典籍集成·四川卷·第10辑,医药》 《彝文典籍集成·四川卷·第9辑,医药》 《彝文典籍集成·四川卷·第8辑,医药》 《彝文典籍集成·四川卷·第7辑,医药》 《彝文典籍集成·四川卷·第6辑,医药》 《彝文典籍集成·四川卷·第5辑,医药》 《彝文典籍集成·四川卷·第4辑,医药》 《彝文典籍集成·四川卷·第3辑,医药》 《彝文典籍集成·四川卷·第2辑,医药》 《彝文典籍集成·四川卷·第1辑,医药》 《彝文典籍集成·四川卷·第11辑,医药》 《彝文典籍集成·云南卷·医药(全2册)》 《中国彝族大百科全书》 《云南民族药大辞典》	26册

（续表）

收藏机构（地点）	彝族传统医药档案文献名称（目录）	数量
云南彝医医院	《彝族医药荟萃》 《云南彝医药（上、下册）》 《中国彝族药学》 《中国彝医方剂学》 《彝药本草（上、下卷）》 《彝医基础理论》 《彝药学》 《彝医方剂学》 《彝医治疗技术》 《彝医古籍文献选读》 《云南省中药材标准·彝族药》 《中国彝族医学基础理论》	17 册 （卷）
楚雄彝药高等专科学校图书馆	《彝药志》 《彝族医药学》 《彝族医药》 《中国彝族药学》 《中国彝族医学基础理论》 《源于太阳历的神奇：楚雄彝族医药探微》	6 册
云南中医学院图书馆	《彝族毕摩经典译注》 《彝医治疗学》 《彝文古籍选读》 《彝药本草》 《中国彝医》 《彝药本草·第二卷》 《中国彝族民间医药验方研究》 《中国彝族药学》 《云南省中药材标准》	9 册
合计		172 册

数据库来源：来源于实地调研和《彝族医药古籍文献总目提要》一书

（二）民间散存

　　大量的彝族档案文献仍散见于民间，云南和四川的相关机构及个人手中亦藏有大量的医学文献手抄本。这一部分，基本上都处于原始材料收存保管状态。个人收藏本和手抄本，主要来源于两个方面：一是家庭传承，二是有心的学者基于兴趣自行从民间收集而来。一些毕摩、彝医和彝医药研究者也收藏部分彝医药古籍,如彝医专家王正坤就收藏古籍 20 余种。云南民族大学的张纯德教授做了几十年的彝族医药文献的收集整理工作,目前已经拥有相当数量的彝文文献。还有四川凉山州语文指导工作委员会工作的罗阿体老师,也是对本民族医药一直怀有浓厚兴趣。在凉山州调研时,罗老师展示了他数十年来搜集并抄录的大量有关当地彝族医药知识的记录文献,里面涉及数十种医疗方法,近 100 种当地民族民间草药。贵州省仁怀市的王荣辉也保存有一部《启谷署》手抄本,该书大约成书于清康熙三年至雍正七年间(公元1664—1729 年),在民间流转的过程中也曾经历了坎坷的命运,但最终完整保存了下来,品相较好。收藏者陈国安为了保护书籍,特地用笋壳、牛皮纸等材料对书籍进行密封,然后用鸡蛋清涂抹封口,最后摆放在"香火"顶上,以达到防虫和防潮的效果。该书上写有留言:"不予公开,只能以男性代代相传。"根据调研数据,部分民间个人保存的情况如表 4–2 所示。总而言之,民族民间学者个人从事彝族医药文献收集整理的情况有所不同,各自研究的着眼点和侧重点,大致可以分成两大类:一类是民族文献工作者,偏重于文献内容的文字整理和研究。另一类是临床医学工作者,偏重于对医学活动内容的文献收集与记录。比如,石林彝族自治县石林中医院的金卫红医生,三十年来,用心收集了不少民族民间单方验方和医学实践心得,这些记录文献具有很大临床操作价值。[1]

表 4–2　部分彝族传统医药档案文献个人保存情况

收藏地点(个人)	彝族传统医药档案文献名称	数量
云南省楚雄州双柏县大麦地乡下莫且法村方贵生家	《释梦经》《测病书》《看日出相病书》	3 册
云南省楚雄州武定县白路乡岔河村李学增家	《治病书》	1 册
云南省楚雄州元谋县江边乡大卡莫村杨生荣家	《播药经》《献药经》《历算书》	3 册

[1] 鹿燕:《中国彝族医药文献现状及分析》,中央民族大学学位论文,2004 年。

（续表）

收藏地点（个人）	彝族传统医药档案文献名称	数量
云南省楚雄州元谋县江边乡阿卓村李跃祥家	《献药经》 《占亡日吉凶书》	2册
云南省红河州弥勒市五山乡刘世忠处	《二十八穴针灸》	1册
云南省红河州石屏县	《诺期卓苏》	1册
云南省红河州红河县乐育乡窝伙垤彝村毕摩世家白谷先生处	《尼苏史诗·寻药治病》	1册
云南省玉溪市新平县老五斗乡罗武寨李文政家	《老五斗彝医书》	1册
云南省玉溪市新平县昌源鱼都莫村李兴毕摩处	《彝族医药(1)》 《彝族医药(2)》 《哦母支吾察》	3册
云南省昆明市禄劝县茂山乡养德村毕摩李加禄处	《医药经》	1册
云南省丽江市宁蒗县大兴镇毕摩阿余乌撒处	《除风湿病经》	1册
贵州省赫章县财神区王秀品处	《吡嘎鲁硕》 《沘载沘夺》	2册
贵州省赫章县财神区王子禄处	《诺谷数(王子禄)》 《靡诺巧》	2册
贵州省赫章县兴发区陈正忠处	《治疥疮》 《沘避沘陡数》	2册
贵州省赫章县妈姑区付文明处	《诺谷数(付文明)》	1册
贵州省大方县沙厂区杨德明处	《治病书》	1册
贵州省大方县沙厂区王昭文处	《确数》	1册
贵州省大方县响水区陈世方处	《投确数》	1册
四川省攀枝花地区	《药典》	1册
合计		29册

数据库来源:来源于实地调研和《彝族医药古籍文献总目提要》一书

三、彝族传统医药档案文献的保护和利用情况

（一）彝族传统医药档案文献的收集整理情况

彝族民间遗存大量彝文医药古籍与档案文献，其中流传于民间的口头医药档案亦数量众多，内容丰富。近年来，为弥补彝族医药历史空白，各级政府先后组织有关医学、史学专家，整理并出版发行了部分彝族医药文献，但距彝族医药档案资源的建设还是相差甚远。受内、外界因素影响，彝族药方、经方、单方、验方损毁、流失、失传现象频发，彝族医药一直难以形成完整的理论基础。要想建立健全彝族医药档案文献数据，就必须从源头出发，找到丢失于民间的古籍、文献、药方、经方、验方加以整理。彝族医药档案资源建设不是一蹴而就的，它是一个系统工程，需要以现有的资源为基础，针对问题有的放矢、有目的、有计划地长期坚持实施。[①] 20 世纪 80 年代以来，我国抢救和保护彝族传统医药档案文献的工作就一直持续至今，比如王敏、张之道、张仲仁、刘宪英等彝族医药学专家学者从事这方面的工作几十年，搜集、整理、翻译并出版了大量彝族传统医药档案文献，在彝族传统医药档案文献的保护中起到了重要作用，填补了很多领域的空白，为彝族医药产业化发展奠定了坚实的基础。[②]彝族传统医药文献的搜集整理目前主要有三种方式，第一种是组织专家对重要的彝族医药古籍文献进行深入研究、考证、翻译、校对，各级政府以专项资助项目的方式投入资金和人力物力，最终整理翻译后公开出版。比如，由尹睿主编、2010 年云南民族出版社出版的《齐苏书》；陈进忠主编、2016 年由云南民族出版社出版的《元阳彝文古籍医药书》。第二种是对已经整理出版的彝族传统医药文献做进一步的深入研究，摘录或辑录部分内容，加入作者的研究成果之后再出版发行。比如，云南省彝医医院和云南中医学院联合编著的《云南彝医药》。第三种是对散落在民间的手抄本进行收集整理，然后扫描或影印，最后整理并翻译出版。比如，由沙学忠主编的云南民族出版社 2016 年出版的《彝医处方集》，该书稿收集、整理了彝文经书中散载的、民间口传的、有关参考书

---

① 何亚洁：《彝族医药档案建设研究》，《兰台世界》2018 年第 7 期，第 48—50 页。

② 保利娟，李永强，刘虹：《云南少数民族医药文献数字化现状及思考》，《云南中医学院学报》2013 年第 5 期，第 62—64 页。

目中的彝族医药知识,包括各科疾病的 400 多个处方。由张之道主编、2018年云南科技出版社出版的《医药本草》详细介绍了近 200 种典型、普遍、适用范围广且有疗效的彝药。这三种方法同时进行,可以完整地还原民族医药的原始性,更好地对云南少数民族地区的医药文献古籍进行保护。

(二) 彝族传统医药活态传承情况

"活态传承"是非物质文化遗产传承的重要特征,区别于文物的定点保护、博物馆式的实物收藏、古籍整理等的"静态"保存,强调传承过程中人的重要作用,传承人集中体现了活态传承的内容、形式与手段。2016 年 9 月至 2017 年12 月,韩艳丽等学者对彝族医药的活态传承情况进行了调研,发现当前彝族医药传承方式主要有 4 种,分别是家传、师传、机构培训和自学。家传是指彝族医药传承人的医学知识和技能是从自家祖上继承,包括从直系、旁系、姻亲处继承得来。师传是指通过拜师,从师傅那里习得医学知识和技能的彝族医药传承方式。机构培训是指在没有彝族医药学历教育的现实背景下,省、州、市、县级医院及民族民间医药学会等医疗卫生系统组织的特色化、规范化彝族医药知识和临床操作技能培训。自学是指彝族医药传承人自觉在日常生活中总结医疗实践经验,有能力、有条件的人员可以凭药物手册和医学书籍等自学成才。在被走访的民间医者中,通过家传、师传、机构培训和自学习得彝族医药知识和治病经验的比例分别为 75.53%、35.11%、88.30% 和 8.51%,家传是彝族医药传承的重要传统方式。目前活态传承也存在问题,传统传承方式正在弱化,现代传承模式尚未形成,民间医者生存状态堪忧,机构内医生彝医理论功底尚待增强,彝医高层次人才数量极为有限,彝族医药活态传承正面临着消失流变的风险,与此同时,医术、秘方、经验、思想正在因长者的离世而失传。[1] 比如云南省个旧市保和镇李仲芳毕摩收藏有一部《彝药书》,具有较高的医药研究和实用价值,但他去世时作为随葬品被烧毁。[2] 同时,由于"技在人身,技随人走,人亡技亡"的特点,云南省内民间彝族医者数量正在锐减。

---

[1] 韩艳丽,罗艳秋,徐士奎:《云南彝族医药活态传承现状调查》,《云南中医中药杂志》2018 年第 9 期,第 77—79 页。

[2] 普学旺:《云南省少数民族古籍抢救保护工作情况汇报》,http://www. ynlib.cn/Item/7. aspx,访问日期,2021 年 6 月 7 日。

（三） 彝族传统医药档案数字化和数据库建设情况

我国古籍数字化工作起步于 20 世纪 80 年代。1984 年,钱锺书先生就曾提出古典文献整理和研究应尽早与计算机联姻。[①] 20 世纪 90 年代以来,中医医药古籍数字化实践成果也越来越多,比如商业用途的中医药数据库"爱如生医书集成数据库"和"龙语瀚堂中医药文献数据库",公益性质的免费中医药文献资源库"中医古籍养生数据库""中医药古文献知识库""中医药珍善本古籍多媒体库""中医古籍资源数据库及阅览系统",专业性较强的中医药数据库"方剂数据库""温病大成数据库"等。通过深入了解,这些包含大量中医药古籍文献资源的数据库中的元数据对古籍进行了多级著录,可以在网络上实现文献信息资源的检索和在线浏览。[②] 目前少数民族医药文献数字化工作已经取得了初步的成果,多个民族医药相关的科研机构已经开展了部分少数民族医药文献的整理与数据库建设工作,比如,云南民族大学主持开发的"民族药（傣药）数据库",云南中医学院主持开发的"云南地产中草药（民族药）数据库""云南少数民族医药单验方数据库""云南民族药物信息系统"等数据库和信息系统。从目前的少数民族医药文献数字化和数据库建设情况看,还存在数字化对象不明确,数字化加工平台缺乏通用性和共享性,元数据标准不统一,少数民族文字难以处理和共建共享等问题。[③] 专门针对彝族的医药档案文献的数据库目前还没有,本书将以点带面,通过研究彝族传统医药档案文献数据库的建设和开发的方法策略与实现途径,从宏观保障、资源建设和平台建设三个方面提出少数民族和彝族传统医药档案文献数据库开发总体规划和具体方法。

---

① 曹霞,裴丽:《中医古籍数字化问题之探析》,《山西档案》2015 年第 3 期。

② 曹霞,常存库,裴丽:《中医古籍数字化建设及其平台设计和实现》,《中华医学图书情报杂志》2016 年第 3 期,第 45—47、53 页。

③ 保丽娟,李永强,刘虹:《云南少数民族医药文献数字化现状及思考》,《云南中医学院学报》2013 年第 5 期,第 62—64 页。

四、保护和利用中存在的问题

（一）民间散存导致彝族医药档案文献损毁流失

1. 民间的保管条件极其简陋，不利于档案文献的科学保护

虽然彝族传统医药档案文献的材质有很多，但纸质文献是目前民间数量最多、流传最广的载体形式。从文献的制作材料和书写情况看，民间大部分彝族传统医药档案文献都是用自制的草纸或绵纸制作，用竹子做的笔蘸墨水书写，这样的材质比较柔软，自然老化现象比较严重。其中很多彝族传统医药档案文献的保存条件都不好，民间散存的彝族传统医药档案文献的保存和收藏者主要包括以下四类，分别是彝医、毕摩、彝族文化爱好者、普通民众。保存的地点和方式比较多，比如，有的存放在破旧的箱子、楼板夹层中或麻袋中，有的保存在山洞、仓库、房屋屋檐下或灶房里，这样的保管条件很容易使档案文献发霉、受潮、虫蛀和损毁。[①] 据云南大学华林教授实地调查，云南省新平县 80 岁的彝族毕摩柳长荣家中祖传有 10 余部彝文经书古籍文献，其中就包括了 3 本用于占卜疾病和时辰的彝族传统医药档案文献，比如《占病因书》。这些书都是绵纸制作，共 156 页，存放在农村土木结构自建房的床头柜中，3 本书基本上都已破损，其中一本破损比较严重，书角和正中都有损坏，有多页遗失，另外两本页面卷缩问题严重，颜色发黑，边缘的字迹已无法辨认。

2. 大量彝族档案文献散存民间，极易造成人为损坏

人为损坏是彝族传统医药档案文献流失的重要因素之一，特别是 20 世纪六七十年代，由于"破四旧"和对传统医药档案文献的不重视等问题，大量彝族传统医药档案文献遭到人为损毁。据云南省古籍办普查统计，云南散存民间的彝族纸质档案文献有 10 万余册（卷），其中彝族医药档案文献预计不少于 2 万册（卷），目前这些文献正在以每年上千册（卷）的速度在损毁流失。如云南省禄劝县茂山乡至租村的知名毕摩王学光所保存的几十部彝文古籍就遭到了人为损毁。王学光于 2005 年去世，没有人继承他的彝族毕摩职位，遗留下来

---

① 华林，姬兴江，王晋，等：《文化遗产框架下的西部散存民族档案文献遗产保护研究》，《档案学通讯》2013 年第 3 期，第 85—88 页。

的彝文经书也未受到家人的重视,大多被丢弃或烧毁,目前仅有 7 本得以保存。同样的情况也发生在毕摩张文荣的身上,2001 年张文荣去世,其家人把他遗留下来的大量毕摩经卷送人或者烧毁,只有 3 本流传了下来。①

3. 经济活动和经济利益导致彝族档案文献损毁或流失

首先,西部地区经济建设大力发展的同时,也对民间散存的彝族档案文献产生了一定影响。比如,云南大理的《南诏德化碑》、禄劝县的《镌字岩彝文石刻》,贵州大方县的彝文碑林等每年都会吸引大量中外专家、学者和游客来此考察、研究和参观游览,这些活动会对当地的彝族档案文献产生影响。其次,医药档案文献除了历史文化价值外,还有很高的收藏与商业价值。为此,国内外一些文物贩子和不法商人纷纷涌进彝族地区,深入村寨,收集少数民族古籍文献档案,然后到沿海地区或国外销售,其中就包括了一些珍本和孤本。例如,囊括了人体解剖学、人体生理、病因病理的傣医经典著作《档哈雅龙》已流失海外,至今无人知其下落。②

(二) 文献载体快速消亡,急需数字化抢救和保护

彝族传统医药档案文献的很多内容都是以口传亲授的形式世代相传,主要传承人为彝族的毕摩和彝医。在偏远山区或者经济文化落后地区,由于交通闭塞,彝族人民与外界接触少,传统文化保存得比较好,彝族口述医药档案文献的传承也比较普遍。但随着经济的发展和社会的进步,彝族文化逐渐被汉文化同化,通过口述传承的彝族医药文献逐步消亡。据调查,目前的彝族群众中不穿戴本民族服饰,不会说本民族语言或者不清楚本民族历史和风俗的人群比例已经超过了 60%,楚雄彝族自治州 70 多万彝族群众中精通本民族语言文字的人不足 1%,能讲述本民族源流、历史和文化的老人越来越少,彝族历史文化的传承保护成了当今社会面临的重要问题。③ 随着岁月的流逝,许多精通彝族历史文化的毕摩和彝医去世,其衣钵无人继承,导致许多珍贵的彝族医药疗法和药方失传。如云南省楚雄彝族自治州南华县的著名毕摩普照

① 李国文:《云南少数民族古籍文献调查与研究》,北京:民族出版社,2010 年,第 195—196 页。
② 华林,肖敏,王旭东:《西部濒危少数民族历史档案保护研究》,《档案学研究》2013 年第 1 期,第 47—50 页。
③ 华林,李炜怡,张若娴:《少数民族口述历史档案研究》,《楚雄师范学院学报》2015 年第 4 期,第 82—85 页。

元和王文义,姚安县的知名毕摩李友崇,禄丰县的中启贤,禄劝县的张新和李天贵等。彝族传统医药档案文献除了靠彝医传承外,毕摩是最重要的载体,他们是彝族的知识分子,精通彝族语言文字,每个毕摩一般都会保存至少几十部毕摩经卷,其中不乏很多医药文献。他们花费了大量的心血译注彝文古籍,但随着社会的发展,毕摩这一职业逐渐消失,年轻人也不愿意从事这一行业,以致多数毕摩都无传承人,特别是许多珍贵的彝族口述档案文献也随之消亡,各地的彝族档案文献保存机构所保存的古籍文献因无人能释读而成为不能读懂的"天书"。数字化保护和数据库建设是保护和传承彝族口传文献和实施彝族医药文化活态传承的最佳手段,通过录音录像的方式可以获取最原始和最真实的历史档案信息,并通过数字化的方式把音视频永久保留下来,彝族口传的传统医药档案文献急需进行数字化抢救和保护。

(三) 管理机构散存不利于彝族医药档案文献的集中保护和利用

1. 保管单位众多,不便于彝族传统医药档案文献的集中保护和利用

彝族传统医药档案文献的收集工作一般应该由彝族医药研究和应用机构承担。为了保护这些珍贵文献,多年来在党和政府的领导下,彝族地区的很多图书馆、博物馆、民委古籍办、档案馆和中医医院等机构都开展了民族文献的搜集和保护工作,其中不乏一些彝族传统医药档案文献的孤本和善本,这些文献都是具有重要的历史、文化、学术和医药价值的彝族医药典籍。这些保存机构在彝族传统医药档案文献的开发方面也做出了很大的贡献,翻译并编纂了很多彝族传统医药档案文献汇编,但每个机构都只能整理出本机构保存的文献,无法形成一个开发共同体。由于彝族传统医药档案文献具有全面性和系统性的特点,其医药理论和知识是一个有机的整体构成,各自为政的局面会导致彝族传统医药档案文献出现重复整理、版本和名称混乱的现象,破坏了彝族医药知识之间的有机联系,极大地限制了彝族传统医药档案文献资源的科学发掘和利用,而数据库的建立正好可以弥补这一不足。

2. 很多保存机构的保护条件简陋,不利于原件的保护和修复

(1) 客观条件。由于保存机构工作性质差异较大,多数缺乏专门的民族档案文献保存空间,亦无专门的设备、技术、规划、预算与投入,不利于原件的保护。一般情况下,彝族传统医药档案文献保管条件最好的是州市级以上档

案馆,比如楚雄彝族自治州档案馆,保存有彝文档案文献 150 册,该馆库房安装有自动监控系统、二氧化碳灭火系统和自动报警系统等安防设备,配备有档案密集架、防磁柜、电子消毒杀虫柜、除湿机、温度记录仪等设备,可以自动控制温度和湿度。其次是图书馆和博物馆,比如,楚雄州图书馆保存有彝文古籍 1 200 册,其中原件 20 册,其余为抄录或复印件,书库安装有监控设备,并放置有防虫、防火等设施。楚雄州博物馆保存有彝族古籍原件 100 册,存放于玻璃柜之中,设有监控和防盗设备。这三类机构的从业人员大多数都有图书情报和档案管理方面的学习背景,部分还接受过古籍和档案保护和修复技术的培训。保存条件较差的是医疗机构图书室,民委古籍办和彝族文化研究机构,这些机构一般都存放在办公室的玻璃或木柜中,非常不利于原件的保护。上述情况虽然是楚雄彝族自治州的现状,但是具有代表性和普遍性。调研显示,就保存有彝族传统医药档案文献的机构来说,各级档案馆、博物馆和图书馆等专业文献管理机构的保管条件比较规范,但收藏的彝族传统医药档案文献不多,而收藏文献较多的彝医医院、古籍办、彝族医药研究机构的保管条件都十分简陋,不利于原件的科学保护。

(2)技术因素。收藏机构技术力量薄弱严重影响了破损文献的修复和抢救工作,比如,凉山彝族自治州档案馆有 5 名受过系统的档案保护技术培训的技术人员,但楚雄州图书馆、楚雄州民委从事古籍管理的人员基本没有经过技术培训。据西昌市图书馆馆员介绍,这些机构收藏了大量的彝族汉文古籍,但由于缺少工作经费和修复设备,再加上没有专业的修复或古籍保护人员,这些古籍无法及时得到抢救和保护。

(3)管理问题。部分文献保存机构管理制度不健全、管理人员懈怠等,造成彝族传统医药档案文献的二次流失。比如,贵州省黔西北地区的民间曾存有彝文纸质古籍上万卷,后来省民族研究所、毕节彝文翻译组、各县民委等机构从该地区陆续收集了 4 000 多册(卷)彝文档案文献(含复印件),但目前保留下来的还不到 2 000 册(卷),档案文献的二次流失问题严重。其原因一是缺乏严格的管理制度,或者有制度但执行不严。有一些珍贵的彝族历史档案文献被管理人员私自拿走或更换为其他文献,从而据为己有,有的管理人员以借阅为理由长期不归还。二是管理人员更换频繁。有的管理人员退休或离世,导致时间长了以后这些流失的彝族历史档案文献难以追回。

（四） 彝族传统医药档案文献的整理和发掘力度不够

1. 彝族医药档案文献的内容分散于大量非医学类文献中,难以全面系统地搜集和整理

目前,彝族传统医药档案文献的整理已经取得一定成效,云南省民委古籍办、楚雄彝族文化研究院,玉溪、迪庆等地的民委古籍办等机构陆续整理翻译了上百部彝文古籍,其中包括许多彝族传统医药档案文献,比如《献药经》《彝族医药学》《中国彝族民间医药验方研究》等。20 世纪 70 年代楚雄彝族自治州开展了彝族医药普查,发现彝药 1 292 种和彝族医药专著《彝药志》,汇编了《彝族动物药》等医药文献,出版了《哀牢山彝族医药》《哀牢本草》《楚雄彝州本草》等著作。但是彝族古籍里,不仅有专门记录医学原理、方法、药方的医书,一些彝族宗教典籍、哲学著作、教育论著中也记载着一些有关医药方面的内容。比如《西南彝志》中载有《论人体和天体》《论人的气血》等篇章;彝文物种起源传说典籍《物始纪略》中载有《药的由来》《医药的根源》等篇章;彝文天文历法典籍《土鲁窦吉》中载有《论天象与人象的关系》《论人体与阴阳的关系》《论人的血和气》等篇章;彝文哲学典籍《宇宙人文论》中载有《人体同于天体》《人类天地同》等篇章;彝文宗教经典《供牲献药经》中载有《寻药篇》《采药篇》《配药篇》等。这其中具有代表性的是彝族书籍《劝善经》《尼苏夺节》《鲁资楠道》,它们通过许多有血有肉的小故事来帮助人们理解和传播这方面的专业知识。① 彝族医药文献内容分散于大量非医学类综合性彝族文献中,基础理论概念散见于哲学、教育、天文历法、宗教经文等诸多方面的彝文文献当中,在进行搜集整理时,容易忽视了这些内容。此外,彝族医药文献的形式还比较多样,比如,彝族毕摩的绘画释词书中就通过绘画的形式展示了请人医病的内容,一些凉山的毕摩绘画也用原始的线条勾勒了彝族医药的内容。很多彝族传统医药知识和经验是彝医通过言传身教的方式流传下来的。鉴于这些情况,彝族传统医药档案文献的搜集和整理就难以全面,同一医书的不同版本众多,彝语汉语混杂,形式多样,特别是口传部分最难搜集,这给彝族传统医药档案文献的系统搜集整理

---

① 胡梁雁:《云南彝族医药古籍档案开发利用研究》,云南大学学位论文,2017 年,第 27—28 页。

带来了困难。

2. 彝族传统医药档案文献的开发力度不够，数字化开发有待加强

大部分保管机构仍处于以彝族传统医药档案文献收藏为主的阶段，在翻译、整理和编研等工作上还比较欠缺，造成了彝族传统医药档案文献利用率低。究其原因，一是缺乏兼具彝文和医药复合型专业人才，无法对其承载的医药科学进行利用。二是很多机构的收集工作处于自发和零散状态，尚未按照有关医药内容进行集中分类整理，大量的彝族医药手抄本、手稿本、刻本等基本上还处于原始材料保管状态，许多彝族传统医药档案文献的整理只是流于表面。[1] 目前，已经有很多少数民族的医药档案文献资源数据库，但真正能用的寥寥无几，彝族传统医药档案文献还没有，更谈不上数据库的进一步开发利用，比如数据分析和知识服务。其原因一方面是目前数据库建设的基础比较薄弱，一般情况下，要建立专题数据库，该专题领域的文献搜集、整理工作一般都基本完成，分类体系已经成熟和完整，但彝族传统医药档案文献目前还没有具备这些条件。另一方面是缺乏精通计算机技术、图书情报学和医药学的专业人才，无法统筹解决各专业遇到的问题。

第二节　档案文献和医药文献信息资源专题数据库建设现状

一、数据库的类型和建设模式

（一）数据库的类型

1. 按数据库中数据资源的性质划分

数据库按照其存储资源的性质主要分为四种类型，分别是文献信息资源数据库、事实或案例资源数据库、数值或数量资源数据库和多媒体资源数据库。文献信息资源数据库中主要存储图书、期刊、论文等文献信息资源，这些

---

[1] 胡梁雁：《云南彝族医药古籍档案开发利用研究》，云南大学学位论文，2017年，第32—33页。

资源既可以是目录也可以是全文。目录数据库主要用于存储各类文献信息资源的目录数据，属于二次文献数据库。比如，图书馆常用的纸质图书集成管理系统就是以书目数据库为基础建立的，此外还有文摘数据库、引文数据库等。全文数据库存储的是建库对象的全部内容，属于一次文献。通常将经典著作、法律条文及案例记录、重要的科技期刊、新闻报道和百科全书、手册、年鉴，以及图书馆所藏的其他重要文献的全部文字或主要文字转换成计算机可读形式，建成数据库。数值数据库是一种以自然数值形式表示、计算机可读的数据集合，主要记录和提供特定事物的性能、数量特征等信息。其信息报道范围常覆盖某一大类的专业领域。事实数据库是存储有关事物（如人物、机构、事件等）的一般指示性描述的参考数据库，因此，又称之为"指示性数据库"或"指南数据库"。其主要用途是供用户查询特定事物的发生时间、地点、过程等简要情况。事实数据库的类型很多，按信息类型划分，常有收录各种人物传记信息的人物传记数据库，收录各种公司的生产与经营活动信息的公司名录数据库，存储各种基金信息的基金指南数据库，存储各种技术标准或规程信息的技术标准指南数据库等。多媒体数据库是相对于传统的仅支持单一媒体的数据库而言，将图像、图形、文字、动画、声音等多种媒体数据合为一体，并统一进行存取、管理和应用的数据库。

2. 按数据库的结构模型划分

第一，层次模型数据库。层次模型是用树状结构来表示数据之间联系的模型。它把客观问题抽象为一个严格的自上而下的层次关系。在这类数据库结构中，有且仅有一个无父结点的根结点，其他结点有且仅有一个父结点，它反映了数据库一对多的联系。层次结构模型的数据库具有层次分明、结构清晰的优点。它适合于描述客观存在的事物中有主、细目之分的结构关系。其缺点是只能反映数据间单一的"一对多"联系。第二，网状模型数据库。网状模型是用网状结构来表示数据之间联系的模型。在这类数据库结构中有一个以上结点无父结点；同时，至少有一个结点有多于一个的父结点。它能反映现实世界中较为复杂的多对多的关系。网状结构模型的数据库表达能力强，它既能反映数据间的纵向联系，又能表达数据间的横向联系。缺点是数据库在概念、结构和使用上都比较复杂，而且对计算机的硬件环境要求较高。第三，关系模型数据库。关系模型采用二维表格数据来表示数据之间的关系。这种模型的数据库既能反映属性间一对一的联系，又能反映属性间一对多的联系,还能反映属性间多对多的联系。关系模型的数据库具有数据结构简单,概念清楚,符合自然习惯的特点而且其格式单一,一律为表格框架,通过公共属性可建立关系之间多种的联系。第四,面向对象模型数据库。面向对象数据库是近年来人们把面向对象技术与数据库技术结合起来研究和开发的一种新型的数据库理论。其基本原理是把传统数据库中的数据和对数据的操作过程一体化,组合成易于赋予语义的对象,并把它作为最基本的处理单位。

3. 数据库的其他类型

除了上述各类数据库外,还可以按其他不同的标准,把数据库分为多种类型。按数据库内容的专业划分有:综合性数据库、专业性数据库和专类性数据库等。按数据库的载体类型划分有:磁带数据库、磁盘数据库、光盘数据库和联机数据库等。按数据库所含语种划分有:单语种数据库和多语种数据库。按照学科领域划分有:社会科学、自然科学数据库等。按照数据库建设的目的作用划分有:特色数据库、普通数据库等。

(二) 数据库的建设模式

根据参与数据库建设的单位的数量和参与方式,数据库建库可分为集中型、分散型、集中与分散并行、众包等几种模式。

1. 集中模式

集中型建库模式通常由信息服务部门或依托国家赞助扶持集中一定技术力量建设数据库,并为用户提供服务。这种建库模式最大的特点是整体性较强,建库速度快,数据标准化程度高。数据库的建设从全局出发,较易形成大型、综合性的数据库,对于国家的信息产业规模化发展具有很大的推动作用。另外,由于是对数据进行集中处理,在很大程度上能保证数据的质量。尤其是在一些资源基础薄弱、缺乏专业的信息服务人才的地区,选择集中建库的方式可以在一定程度上弥补这一缺陷。然而,集中模式也存在着不少问题:① 学科覆盖面窄。设备与技术力量的集中,使得数据的收集受到了限制,不可能做到包罗万象,数据库的覆盖领域往往只能涉及几个有限的学科。② 难以形成有专业特色的数据库。在科技高速发展的今天,人们特别需要各种专、精、深的数据信息。由于集中建库模式受建库人员知识结构的局限,在这方面有很大的不足,难以实现每个数据库在专业上达到精深的程度,数据库很难形成特色。③ 无法形成庞大的用户群。每一种事物从出现到被社会承认都要经过认识、认可、熟悉使用的阶段,在这一过程中,由于集中建库模式涉及的领域窄,难以在社会上大面积推广,其用户面有限,影响数据库的商品化。

2. 分散模式

分散建库模式是指各信息服务部门各自建立自己的数据库,对信息进行加工处理,向用户提供信息服务。很多自建特色数据库都是采用这种模式。其优点是:① 分散建库模式往往是有关专业单位建设自己专业所需的数据库,而且都由本专业人员参与建库,因此所建设的数据库一般具有较强的专业特色,大部分数据库都支持全文检索。② 分散建库所建的专业数据库,在专业领域内具有信息覆盖面广、信息收集全的特点,检索的可信度较强。③ 分散建立的数据库大多是本着满足本单位需求原则进行建设的,针对自身的需求收集信息数据,利用专业技术优势进行数据库建设,因此数据库的针对性、实用性强,能够较好地满足本单位用户的利用需求。而且自建的数据库在使用手续上也更方便,更便宜。分散的建库模式也存在许多不足:① 标准化程度不高。各建库单位各自为政,遵循自己的建库标准行事。各数据库之间缺乏兼容性,甚至无法进行联机检索,不能达到互补的效果,缺乏整体的信息提供能力,最终无法实现信息资源的网络化,不利于数据库的长远发展。② 无法建成大型综合的数据库,降低了数据库的价值,最终难以形成数据库建设的规模化、产业化。③ 数据库的建设缺乏整体的规划和分工,容易造成封闭的"小而全"模式,各信息服务部门从本身的需求出发建设数据库,难免出现大量的重复浪费。

3. 并行模式

并行模式是指统一规划、分担建库、集中处理、分散服务的模式。利用这种模式,在国家和行业的统一规划下,各信息服务部门分工负责,系统地收集某单位或某专业范围内的信息资料,利用资源上的优势,大力开发专题数据库。同时以一定范围(如地区或专业领域)为限设立信息协调中心,对各数据库的建设加强协调管理,按统一的标准对各单位建立的数据集中加工处理,融合成较大规模的数据库群。然后再分散提供给用户使用。其主要优势表现在以下几点:① 有利于形成合理的数据库分布。② 有利于调动各方面的建库积极性。③ 克服了信息数据涉及领域窄的缺点。④ 标准化程度高,适合国际信息产业的发展。集中和分散并行建库模式在调动各方建库积极性的同时,能够较好地规范各建库单位的技术标准,做到统一标准,使数据库建设从一开始就步入标准化、网络化的轨道。⑤ 有助于节省人力、物力和财力,减少重复建设与资源浪费。在系统内各建库单位明确分工,明确各自所建数据库收录信息数据的范围。这样使得各数据库所收集数据既无交叉重复的现象,又能有效避免遗漏,使科技力量与信息资源得到最佳的搭配。不仅信息数据收集齐全,而且所耗用人力、物力和财力也将降到最小。

4. 众包和外包模式

美国学者杰夫·豪在期刊《连线》(2006 年)中提出了特色数据库建设的众包模式,该模式借助互联网把数据库建设过程中的资源建设任务进行分解,以最少的经费获得最多的资源。具体实现方法是:数据库建设机构或企业先制作数据库的资源体系和元数据标引著录规范,然后购买或开发符合这一体系和规范的软件平台,然后根据资源体系和工作任务把资源建设的工作进行分解,并在互联网上发布,民众以自由和自愿的形式通过该平台参与数据库资源建设,通过互联网完成资源的收集、加工编辑、标引著录等工序,数据由管理员审核后确定是否录用。参与者可以是专业人员,也可以是志愿者,参与者完成任务后可以按照事先制定的规则拿到报酬,实际操作中有的任务可以是无报酬的志愿行为。外包模式不同于众包,具有契约的强制性和约束力。在分配任务之前就要明确双方完成工作的数量、质量、期限、报酬、权利、义务等条款,外包分配工作的对象一般都是专业机构或个人。众包与外包都是现代化社会的产物,都是数据库建设机构利用外部的资源来降低成本、提高效益的方法。外包是一种商业活动,成本较高,但建库的质量和时间能够得到有效保证,如果更注重资源质量,可以选择外包。众包并没有特定的任务承担者,所有网络大众都可以参与,注重资源的多样性和差异性,如果考虑成本因素,可考虑众包模式,以让用户与建库机构共同创造价值为理念,创新数据库资源建设模式。

（三） 彝族传统医药档案文献数据库应采用的建设类型和模式

1. 类型

根据数据来源和性质，彝族传统医药档案文献数据库的开发可以分为三种类型：一是文献信息资源数据库，比如中医药期刊文献数据库、彝族医药标本图片数据库、彝族医药古籍数据库、彝族传统治疗技术文献数据库等；二是事实型数据库，比如云南彝医医院病人档案数据库，彝族单方剂、验方数据库等；三是数值型数据库，比如彝医用药计量数据库、彝族医药方剂成分分析数据库等。首先，本书所建设的数据库中包含的资源既有文献信息，也有多媒体信息，是由文献数据库和多媒体数据库合并而成，按资源性质划分可称之为文献信息资源多媒体数据库。其次，文献信息资源数据库中存放的主要是文献信息资源对应的电子文档及其著录信息，其中的著录信息可以用一个二维表格来存放，检索方式一般是按照标引著录信息的元数据字段进行检索，按照数据库结构模型的功能分析，应当采用关系数据库模型。最后，按照数据库内容划分属于专类性数据，即医学资料类数据库。按照数据库资源的存储和提取方式划分，彝族传统医药档案文献数据库存放于服务器中，在网络上提供利用，属于联机数据库。按照语种划分，本书所建的数据库包含了彝文、汉文和英语，属于多语种数据库。按学科领域划分，文献数据库一般都属于社会科学数据库，按建库目的属于特色资源数据库。

2. 模式

根据彝族传统医药档案文献数据库的资源特点和一般数据库建设的资金、人才和技术要求，该数据库建议采用并行模式为主，众包模式为辅的建设方式，其原因有以下三点：第一，该数据库的建设受到国家政策的支持，以政府部门比如民委或档案局为主体开展建设，可以要求相关单位的支持与协助。第二，医药档案文献属于专业性较强的文献信息资源，其资源的质量控制、入库审核机制、权限控制、使用范围都需要进行特殊设置，避免出现侵权、秘方泄露、药品和医疗方法的误用等问题，这就需要在建库过程中进行统一的管理和监督，保障建库质量。第三，该数据库建设的用途主要是为满足科研需求和社会实用需求，将来可以考虑商业化运营，其标准化和规范化程度要求高，需要有政府部门牵头和主导实施。另外，由于经费有限，大量的彝族传统医药档案文献资源还散落民间,为节省人力物力,可以采用众包模式的思想,让拥有这些资源的人通过互联网上传其拥有的彝族传统医药档案文献资料,专业人员审核加工后可加入数据库,以此来补充数据库的资料。

二、档案文献信息资源专题数据库的特点和价值

(一)档案文献信息资源及其数据库的特点

第一,有序性。档案文献信息资源数据库不仅存储数据,而且连同数据之间的逻辑关系一起存储,也就是说数据库中的所有信息是按照一定的逻辑关系存放,有其自身的规律,这些数据构成了一个信息系统。只有让无序的信息有序化,用户才可能方便快捷地从数据库中定位到自己需要的数据。第二,共享性。档案文献信息数据库的数据一经输入,即可多次多重输出,可以为多个用户所共同利用,甚至是同时利用,有效地克服了信息传递的时空障碍。第三,独立性。档案文献信息数据的逻辑组织和数据的物理存储方式与用户的应用程序无关,一旦数据结构改变,与这些数据有关的程序不需要更新编写和调试,可节省大量的开支。这样也使得同一个数据库可以被不同的应用程序使用。第四,完整性。档案文献信息资源数据库所存储的每一条元数据都可以全面揭示该条文献信息资源的内部和外部特征,描述该资源的主要内容,这一特性使得文献信息资源在数据库应用平台的升级维护、数据更新、用户访问获取数据等过程中不受影响,保证其正确与完整。第五,最少冗余性。档案文献信息资源数据库每条数据之间可以建立多条连接,在数据库开发时通过不同的路径调用关联到的数据,避免数据的重复存储,减少数据冗余,提高了数据操作的响应速度,保证了数据库的一致性,节约了硬盘的存储空间。[①]

(二)档案文献信息专题数据库的价值

对于一般的档案文献保存与服务机构而言,档案文献信息专题数据库的价值如下:第一,建设档案文献信息专题数据,实现档案文献信息资源的计算机管理,是机构自身实现信息化、网络化、智能化管理和服务的重要标志。档案文献信息保存机构要实现档案文献的计算机化管理,作为管理对象的档案

---

① 戴维民等:《文献信息数据库建库技术》,北京:北京图书馆出版社,2001年,第1—2页。

文献资源必须是数字化的,并建立了档案文献数据库。在此基础上服务的自动化和智能化才成为可能。第二,建设档案文献信息专题资源数据是特色文献资源数字化保护与利用的基础。档案文献保存和服务机构通过各种方式,有计划地将分散在各地区、各系统的各种类资源组织起来,在集中领导下统一行动,从而形成一个既有分工,又有协作,纵横交错、脉络贯通的文献信息资源服务体系,使特色资源得到有效的保护和利用。第三,建设档案文献信息资源数据是资源共享的前提。建设在线档案文献信息资源数据库目的是实现文献资源共享和文献保存机构之间其他业务的合作和协作。档案文献资源共享必须以数据库资源的共享为前提,各种数据库的产生,使档案文献信息资源共享和机构之间的合作成为可能。高质量的数据库不仅有利于国内的文献资源共享,还可以推动世界范围的文献资源共享。第四,为用户提供档案文献信息资源的个性化和网络检索服务。联机检索是指用户利用检索终端,通过通信网络与信息检索系统联机,从预先编制并存储好的数据库中查找所需的信息的过程。检索终端是用户与检索系统的主机进行联系的装置,用户的检索要求通过终端上的计算机所能识别的特定指令进行检索,检索结果可以实时反馈给用户。此外,档案文献保存和服务机构建设特色数据库网站后可以根据用户属性和使用习惯自动推送用户需要的信息,根据用户的需求自适应网站内容和布局,提供个性化的服务。

对于少数民族档案文献资源的保存和服务机构而言,档案文献信息专题数据库的价值如下:第一,建设具有民族特色的案文献资源数据库,不仅可以突出档案文献保存和利用机构的馆藏优势和特色,还便于全面系统地整合各类民族档案文献专题数据资源,形成合理的文献资源格局,而且能及时挽救和保存稍纵即逝的少数民族传统文化。第二,在信息爆炸的时代,图书馆、档案馆等文献信息资源保存与服务机构的数字资源同质化严重,建设具有民族特色的专题档案文献资源数据库后,就可以建立资源优势,利用该数据库中的资源开展特色服务,培养和提升团队能力,谋求自身的长远发展。第三,建设少数民族档案文献信息资源数据库能真实、系统地反映各民族的政治、经济、历史、文化、地理、资源和科学技术,利于文献保存和服务机构开发信息"拳头"产品,打入市场,推动和促进各少数民族地区的经济及文化教育产业的发展。第四,少数民族专题数据库一旦建成并连接互联网,便可以网状方式向各地进行发送、传播民族文化,最大限度地实现网上优势互补和资源共享,满足各地区各层次用户检索、浏览和下载少数民族档案文献的需求。第五,便于统计少数民族档案文献保存和服务机构进行专题资源的统计分析,挖掘档案文献中的有用信息并提供知识服务,开展个性化服务和精准推送服务。

三、目前档案文献信息资源专题数据库建设情况

(一) 档案文献信息专题数据库

目前,国内外已建成多个档案文献信息资源数据库,从数量上看,主库有几十个,如果加上子库则有上百个,通过查阅文献资料和网络调查,笔者随机挑选并访问记录了目前国内外部分档案文献数据库系统的信息,具体情况如表 4-3 所示。从表中可以看出:第一,大部分数据库都已无法访问,资源量少,平台功能单一。第二,日本建设的中国档案文献相关数据库非常多,中国台湾地区也有较多相关数据库,大陆在这方面的工作相对滞后。第三,大部分专题数据库都是以档案文献收藏机构的特色馆藏作为数据来源,很少有联合众多机构共建的情况。第四,数据库的界面功能比较简单,历史文化的宣传展示效果不突出。

表 4-3　部分档案文献信息资源数据库

序号	数据库名称网址	网址	备注
1	古地图数据库	http://map. reasonlib. com/	在互联网上提供古地图的展示、查询、浏览与下载
2	丝绸之路地理信息系统	http://silkroad. fudan. edu. cn/project. html	资源很少
3	辽金元拓片数位典藏	http://rub. ihp. sinica. edu. tw/lcyrub/	资源很少
4	金石拓片资料库	http://rarebook. ncl. edu. tw/gold/introduce/index. htm	在互联网上无法打开
5	京都大学文字拓本数据库	http://kanji. zinbun. kyoto-u. ac. jp/db-machine/imgsrv/takuhon/t_menu. html	日文,在互联网上提供从中国汉代到民国的拓片的浏览和下载
6	北京大学数字图书馆古文献资料库—秘籍琳琅	http://rbdl. calis. edu. cn/aopac/pages/Browse. htm	外网无法访问

（续表）

序号	数据库名称网址	网址	备注
7	发现中国古代文献	http://nuhm.pccu.edu.tw/	在互联网上无法打开
8	台湾地区地方文献数字化系统	http://metadata.ntl.gov.tw/	在互联网上无法打开
9	台湾汉代石刻画像拓本	http://rub.ihp.sinica.edu.tw/~hanrelief/h/h5.htm	可以访问,但无进一步浏览权限
10	馆藏石刻拓片数字化资源库	http://202.96.31.43:8331/V/HP63Y4U7T9K9S2U3RFP1AXCTAP9MYHQXKEJ4GGX3YNQ1VGL74H-03111? func = find-db-4&resource=NLC00713	在互联网上无法打开
11	台湾古拓碑	http://140.112.113.4/project/database4/index.htm	在互联网上无法打开
12	《中国历代石刻史料汇编》全文检索版	http://www.unihan.com.cn/Ldsk/SKHome.htm	在互联网上无法打开
13	汉达文库	http://www.chant.org/	收录甲骨文,金文,先秦两汉,魏晋传世文献,未授权无法使用
14	东方学デジタル图书馆中国古代经典著作数据库	http://kanji.zinbun.kyoto-u.ac.jp/db-machine/toho/html/top.html	收录日本京都大学图书馆馆藏的四库全书和中国历史文献,可以全文在线浏览
15	甲骨文数位典藏	https://www.sohu.com/a/204087151_488371	资源量较少,很多链接已失效
16	中国甲骨文献库	http://www.cn-oracle.com/	在互联网上无法打开
17	先秦金文简牍词汇数据库	http://inion.sinica.edu.tw/	在互联网上无法打开
18	竹简帛书出土文献计算机数据库	http://www.chant.org/info/default_jianbo.asp	在互联网上无法打开
19	敦煌学研究论著目录数据库	http://cdnet.lib.ncku.edu.tw/93cdnet/index.htm	在互联网上无法打开
20	Dunhuang Art	http://www.ignca.nic.in/ks_19.htm	在互联网上无法打开

（续表）

序号	数据库名称网址	网址	备注
21	傅斯年图书馆藏善本古籍数字典系统	http://www. ihp. sinica. edu. tw/ttsweb/fsn/opac. htm	在互联网上无法打开
22	中国中医药数据库	http://cintmed. cintcm. com/cintmed/main. html	收录 1949 年至今的有关中医药学内容的期刊文献信息,含 18 个专题子库,目前持续更新,需付费使用
23	上海图书馆古籍善本数据库	http://www. digilib. sh. cn/dl/gjsb/gjwb. htm	在互联网上无法打开
24	天津图书馆古籍善本图录	http://www. tjl. tj. cn/list4. php? subsortid=18	在互联网上无法打开
25	中国基本古籍库	http://www. er07. com/	需要授权后才能访问
26	人名权威数据库	http://saturn. ihp. sinica. edu. tw/~dahcr/search5. html	提供检索功能
27	台湾研究院历史语言研究所数字典藏	http://www. sinica. edu. tw/info/ihp1998/home. htm	在互联网上无法打开
28	台湾研究院近代史研究所档案馆	http://archives. sinica. edu. tw/main/search. html	近代史相关档案的介绍,实质内容较少
29	清宫奏折档台湾史料	http://npmhost. npm. gov. tw/ttscgi/ttswebfile? @ 0:0:1:npmmetaai::/tts/npmmeta/GC/redblist. htm@@0. 0992151609734857	在互联网上无法打开
30	清代宫中档奏折及军机处文件折件目录索引	http://npmhost. npm. gov. tw/ttscgi/ttswebnpm? @ 0:0:1:npmmeta::/tts/npmmeta/dblist. htm@@0. 22065529270830952	在互联网上无法打开
31	古契书计划	http://ci6. lib. ntu. edu. tw:8080/gucci/	在互联网上无法打开
32	淡新档案	http://libftp. lib. ntu. edu. tw/project/database1/index. htm	在互联网上无法打开

（续表）

序号	数据库名称网址	网址	备注
33	亚洲历史数据中心	http://www. jacar. go. jp/chinese/index. htm	提供资料浏览、检索和展示功能
34	Exploring Cultural Heritage Online	http://www. ncecho. org/ncecho. asp	北卡罗州的在线发现文化遗产网站，简称ECHO,提供检索功能。
35	台湾研究院史语所文物图像研究院资料库	http://saturn. ihp. sinica. edu. tw/~wenwu/search1. htm	提供检索功能
36	中国绘画所在情报数据库	http://cpdb. ioc. u-tokyo. ac. jp/index. asp	在互联网上无法打开
37	广西特色医学文献与期刊网站平台	http://data. gxmi. net	在互联网上无法打开

数据来源：2021 年在互联网上开展调研和收集

（二）少数民族档案文献信息专题数据库

1. 少数民族档案文献信息专题数据库建设情况

通过总结和分析金晓林、杨静等学者对我国特色数据库建设的调研数据可以看出，目前，我国共建设了各类特色数据库 1 000 多个，但与少数民族档案文献信息资源相关的还不到 20 个，数量可以说非常少。为了进一步核实情况，笔者于 2019 年下半年通过电话了解了云南、四川和贵州三省的各少数民族自治州的 18 个图书馆和档案馆建设少数民族档案文献信息资源专题数据库的情况，发现只有 3 个图书馆建设了相关的数据库。西南地区是少数民族比较多的地区，而图书馆建设的相关数据库却如此之少，究其原因，一方面是西南地区的图书馆信息化水平总体上比较落后，人才队伍缺乏。另一个更重要的因素则是"缺乏针对少数民族特色文献资源数据库建设的应用平台"。从以上现状可以看出，我国的少数民族档案文献信息资源数据库建设工作尚处于起步阶段，很多图书馆和档案馆都希望自己有一个适合于建设少数民族文献信息资源专题数据库建设的应用平台,从而更好地保护传承少数民族文献。①

2. 彝族档案文献信息专题数据库的建设情况

已建成或在建的彝族档案文献信息专题数据库共有 9 个,整体数量偏少,具体如表 4-4 所示,其中有较大历史文化价值、功能基本完备,能在互联网上提供利用的只有 2 个,分别是"彝族文化数据库"和"西南彝族口述历史资料数据库",其他的都只能在建设单位的内网中访问。

表 4-4　彝族档案文献信息资源相关数据库

序号	数据库名称网址	网址	说明
1	彝族文化数据库	http://yzwhsjk.cxtc.edu.cn:8085/	2021 年由楚雄师范学院建设的包含彝族相关图书、古籍、报刊、论文、音视频、网络资源、课题资料、人物资料等模块的大型专题数据库,共有数据 4 万多条。
2	西南彝族口述历史资料数据库	http://yzksls.cxtc.edu.cn:8081/	2019 年由楚雄师范学院建设的包含历史、政治、语言、文艺、教育、科技、宗教、习俗相关的口述历史资料 4 000 多条。
3	彝族族源资料数据库	http://yzzy.cxtc.edu.cn:8008/	还在建设中,资源很少。
4	彝族土司文化数据库	http://yztswh.cxtc.edu.cn:8004/	还在建设中,资源很少。
5	彝族档案文献遗产数据库	http://yzdawxyc.cxtc.edu.cn:8005/	还在建设中,资源很少。
6	彝族文化数字资源平台	http://yzwh.cxtc.edu.cn:8080/	数据质量和数量有待提高。
7	彝文古籍数据库	http://ywgj.cxtc.edu.cn:8080/xmlui/	平台功能单一,资源量小。
8	彝族优秀文化作品数据库	http://ynadl.ynnu.edu.cn/Home/libraryShow/20	平台功能单一,资源量小。
9	永州瑶族历史档案数据库	http://yzwh.cxtc.edu.cn:8006/	300 多条资源。

数据来源:2021 年在互联网上调研和收集所得。

---

① 高建辉,邱志鹏:《少数民族文献信息资源特色数据库应用平台的分析与设计》,《图书馆学研究》2020 第 14 期,第 49—56 页。

3. 西南少数民族医药文献数据库建设情况

2017 年 9 月,国家社会科学基金重大项目"西南少数民族医药文献数据库建设及相关专题研究"开题报告会在成都中医药大学举行。该项目是全国中医药院校首批民族医药的国家社科基金重大项目,由成都中医药大学民族医药学院院长张艺研究员主持,该项目下设 5 个课题,分别由成都中医药大学、云南省中医中药研究院、西南民族大学和贵州医科大学承担。该项目致力于藏、傣、壮、彝、苗等西南少数民族医药文献的收集、整理、研究和保护,预期建成的"西南少数民族医药文献数据库"将是一个资料完备、内容丰富、使用便捷的大型综合资料数据库。该项目结合了民族医学、民族药学、民族学、文献学、计算机信息技术等学科研究内容,从多学科的研究视角出发,将数据挖掘、大数据、地理信息系统(GIS)可视化技术应用在数据库的研究中,不局限于民族医药文献数据库的建设,还着眼于融合多学科的民族医药数字化研究方法的建设,着眼于方便用户使用的数据库知识发现多功能应用建设,为推动民族医药数据库的学习、科研应用提供良好的科学视角,并从方法学层面为民族医药数据的有效管理和利用提供新思路、新方法,在中国少数民族医药保护传承方面具有示范性作用。[①]

(三) 中医药文献专题数据库

根据山东中医药大学图书馆的杨海燕等学者对国内 22 所中医药院校自建专题数据库的调研,其中 14 家已经建立了中医药类特色数据库,如表 4—5 所示。专题包括中医药古籍、师生著作、学位论文、中医药名家名著、少数民族医药文献、中医药专题学科和其他 7 个类别。其中目录数据库 9 个,全文数据库 46 个,校内访问 51 个,校外访问 7 个。从数据库资源的加工程度看,文献和信息组织有 44 个,知识层面的组织只有 14 个。从数据库类型看,书目数据库主要是古籍目录数据库。这类数据库不能满足用户检索和查阅全文的需要,数量少。全文数据库占 79.39%,但是,通过链接技术实现的占大多数,本地化的全文数据库相对较少,规模都比较小。其他类型的数据库主要是指通过一定的技术建立的网络导航或专题网站,例如,南京中医药大学的学科化知

---

① 赖玉萍,王其奇:《"西南少数民族医药文献数据库建设"开题》,《中国中医药报》2017 年 5 月 8 日,第 2 版。

识服务平台。从传播范围看,仅限校内使用的特色数据库占 87.9%,校外能够访问的都是图书馆工作人员搜集的免费资源。[①] 除了以上图书馆自建数据库外,如表中第 15 项所列,已经商业运营的数据库也不少。从表中可以看出,目前针对少数民族传统医药的文献数据库很少,只涉及藏族、壮族和苗族。

表 4–5　中医药文献专题数据库建设情况

序号	建设单位	数据库名称	数量
1	北京中医药大学图书馆	师生著作学术文库、本校学位论文、国医大师精神宣传数据库、道藏医药文献数据库、首都中医药古籍阅览馆数字化平台、国外中国医药法律法规数据库、古籍暨民国线装书数字化平台、中医经典知识挖掘与传播平台	8
2	南京中医药大学图书馆	江苏特色医学流派专题资源数据库、本校学位论文数据库、本校教师学术资源平台、馆藏古籍全文数据库、中药炮制专题库、气功古籍提要库、中医文化特色数据库、南京中医药大学电子教材平台	8
3	上海中医药大学图书馆	中医药文化景点导游库、中医文化期刊选文全文数据库、古籍书库书目库、中医文化馆藏书目提要数据库、校内讲座视频库、中医古籍善本书目提要数据库	6
4	辽宁中医药大学图书馆	本校师生著作库、博硕论文库、中医古籍库、网络电子书刊库、名医名师库	5
5	成都中医药大学图书馆	巴蜀中医文库、杏林名师、教材库、教师论文库、四川中医骨伤科主要学术流派、基本药剂库、基本方剂库	8
6	湖南中医药大学图书馆	湖南中医药大学学位论文系统、湖湘中医古籍数据库、湖湘中医古籍数据库	3
7	浙江中医药大学图书馆	浙江中医药古籍数字图书馆、浙江中医药大学学位论文系统、浙江中医药知识产权公共信息服务平台、《金匮要略》研究知识库	4
8	福建中医药大学图书馆	馆藏古籍数据库、老师著作专题库、专业课参考书专题库、古籍工具书库、福建省高校学位论文数据库、港澳台中草药图谱数据库、闽台中医药特色数据库、常用中药性能数据库	8

---

① 杨海燕,张玉祥,范磊:《中医药特色数据库建设的内容和层次分析》,《中华医学图书情报杂志》2014 年第 2 期,第 53—56 页。

（续表）

序号	建设单位	数据库名称	数量
9	广西中医药大学图书馆	教师论文库、抗病毒中药数据库、壮医壮药数据库	3
10	长春中医药大学图书馆	博硕士论文自建库、吉林中医药	3
11	河南中医药大学图书馆	硕士论文库	1
12	江西中医药大学图书馆	中医药内科病案库、中医资源导航、江西中医药大学学科知识管理平台、江西道地药材库、江西中医药大学古籍数字化服务平台	6
13	贵州中医药大学图书馆	贵州道地药材数据库、苗族医药文化数据库、皇帝内经现代文献数据库、文革期间中草药验方数据库	4
14	云南中医药大学图书馆	云南少数民族医药单验方数据库、云南中医药大学古籍数字图书馆、云南中医药大学学术成果库、云南中医药大学民族医药数据库平台、云南中医药大学民族教育优秀教学视频资源—《傣医诊断基础》。	6
15	有关信息技术公司制作的的中医药数据库	中医智库、古今医案云平台、中国医药知识库、中华医学知识库、千年医典—域外中医古籍丛书库、本草数典中药知识库、中医数字图书馆、国医典藏中医古籍数据库、中医药在线检索平台、中国中医药数据库检索系统	10
	合计		83

数据来源：山东中医药大学图书馆杨海燕等学者的调研数据

四、档案文献数据库建设中存在的主要问题

（一）档案文献数据库的功能和权限设计缺乏科学性与合理性

1. 数据库的权限设置不合理，难以开展深层次的信息服务

建设专题数据库的一个重要目的就是要开展深层次的信息服务。但是目前大量的专题档案文献信息资源数据库由于网络安全等因素没有开放，也没有设置各级页面和各类资源的访问和获取权限，很多成了摆设，无法在互联网上开放利用，更谈不上开展大数据统计与分析等应用。特别是数据库的用户

访问权限一般都应该分层次设计,主要权限层次包括网站访问权限、各级页面访问权限、检索功能权限、文献资源的条目浏览权限、元数据详细信息浏览权限、全文下载权限等一层层往下按要求开放,但现存的大多数数据库都没有采用这一思路或实现这一功能。

2. 应用平台的界面和功能设计不合理

一个好的档案文献数据库除库中的资源有重要价值外,在数据库应用平台的支持下还应该实现宣传教育、展览展示等功能,具备高质量和创新性,适应现代用户的使用习惯。鉴于少数民族文献信息资源的深度、广度和特点,其数据库建设时还应考虑体现该民族的历史文化特色和一定的商业化竞争力。特别是数据库的检索功能要十分完善,易于操作,检索结果排列合理,便于分类统计,提供多种显示方式。目前很多数据库界面和功能的设计存在问题,比如只提供简单检索方式,不能通过构造通用检索式进行专业检索,也不提供复杂的高级检索功能。又如界面简陋、功能缺乏、页面响应速度慢、资源浏览方式烦琐、没有分类浏览、图片和视频资源缺乏缩略图浏览功能等等。数据库的应用平台既是宣传数据库资源和用户利用数据库的窗口,也是管理数据库资源的工具,其功能要根据用户需求和管理需求进行设计。通过访问各个特色数据库的体验来看,数据库的发布平台很重要,它是保证用户能否正常使用数据库的关键,如果后台数据库的设计或者平台的搭建等存在问题,都有可能导致用户检索不到资源。不同专题数据库的利用对象和群体是有很大差异的,他们利用数据库的目的也不尽相同,因此要对数据库应用平台的利用需求进行充分调研,所设计和开发的数据库应用平台的功能和界面才能符合利用对象的需求。

(二) 数据库的资源更新滞后,数量和质量无法满足利用需求

1. 大量的数据库建成后由于缺乏后续的更新和维护成了死库

第一,数据库中的资源更新工作严重滞后。目前少数民族档案文献专题数据库的研究和建设工作发展都比较缓慢,广大利用对象还没有养成使用习惯,数据库的理论和实践发展都比较缓慢,有些档案文献资源数据建好后就不再更新,用户逐渐流失殆尽使得数据库成了死库。第二,数据库主页访问不通畅。从调研中发现很多数据库都在互联网上无法打开,排除权限设置问题外,

有很多都是由于数据库建成后没有人员、资金和项目支持其持续更新和维护，随着服务器硬件的老化和软件功能的落后，数据安全和网络安全问题日益突出，很多数据库只能被迫选择关闭，即使还能继续使用的数据库也由于没有持续收集和加入新的资源而变成了死库。第三，数据库的建设和发展模式不可持续。少数民族档案文献相比其他文献信息资源的获取难度较大，资源建设工作困难。很多少数民族档案文献资源数据库都是以科研项目的形式建设的，等科研项目结题后就停止了建设，由于缺乏后续资金和人力物力的支持，数据库无法持续更新资源，失去了吸引用户的主要价值。在没有内在动力的情况下任何机构和个人都不会持续开展资源建设工作，这就使得数据库成了死库。

2. 资源的数量和质量无法满足需求

首先，部分数据库由于建设时资源体系规划不合理，本身所涵盖的资源数量十分有限，建设过程中没有全面搜集资料，导致数据库资源的体量较小，极大地制约了其利用价值。其次，在数据库的资源建设过程中，缺乏统一和规范的元数据标引著录标准，无法和同类数据库进行资源的共建共享，资源数量短期内难以快速扩充，最终导致数据库的使用效益和利用率极低。最后，中医药文献数据库中的资源组织来源比较单一，大多数都是基于本馆或本校资源来建库，导致数据库规模和资源的覆盖范围不全面。总之，在数据库建成后，要保证有持续可靠的数据源，需要专门的人员进行维护和更新，不断补充新资料、新信息，同时，还要有持续的人力和资金的保障，保持其正常的运作和数据的时效性，尽量避免中途停止建库造成浪费，实现可持续发展。

（三）缺乏统一的民族医药档案文献数字化和数据库建设标准规范

1. 缺乏统一的数字资源建设标准规范

首先，缺乏统一的各类资源数字化编辑与存储标准规范。民族传统医药档案文献资源数量众多、形式多样，大部分都是以纸质的形式存世，必须通过数字化设备和手段把它转换成数字形式，在转换过程中彝族文字的处理也十分困难，一般只能以图片的形式呈现。不同类型的资源需要根据自身特点选择不同的数字化方式，数字化过程中的清晰度，数字资源加工编辑的规范化参数，数字资源的保存方式、文件存放方式、文件版本的选取等都需要进行规范。

其次,缺乏统一的各类数字资源的元数据及标引著录标准规范。一是缺乏统一的元数据设置规范,不同类型的资源元数据不同,目前很多医药相关的档案文献数据库所设置的元数据字段不统一,各个数据库相互独立,无法进行统一检索,限制了医药文献的开发、交流,降低了传播和利用价值。二是缺乏元数据的标引著录规范,标引著录是数据库资源的核心,数据库建成后的所有应用能够正常开展很大程度上都依赖标引著录的准确性和详细程度,这也是数据库建设过程中最费时费力的环节。此外,统一的数据资源建设标准是不同保存机构开展数据库共建共享的基础和前提。最后,是数据质量控制规范。数据库的数据质量决定了数据库的整体质量和应用效果。良好的数据质量才能构成高质量的数据库,提供准确、有效的数据服务和数据应用。

2. 缺乏统一的数据库平台建设标准规范

第一,缺乏统一的前台网站系统建设标准规范。前台网站系统是数据库价值的直接体现,是直接为用户提供服务的窗口,把各种不同样式、元素、功能和布局的网站进行统一,设置核心元素和功能,比如检索方式和检索功能,可以最大限度地保证用户体验,保证数据库建设的专业性与利用的便捷性。第二,缺乏统一的后台管理系统建设标准规范。数据库后台管理系统是管理前台网站和数据库资源的一个平台,也是进行资源采集、整理和数据分析、挖掘的工具,其功能的设计和优化对数据库的建库工作至关重要,需要有一个统一的标准规范来对其最基本的功能进行分类和规范,包括数据库的检索、查询、存储、更新、统计、删改等功能。确保同类数据库具备的功能基本一致,保障数据库的性能、扩展性、数据接口、数据安全等核心要素完整。第三是平台所使用的技术和支持的文件类型需要统一,不同平台应当遵循数据接口的通用性和共享性。第四,缺乏统一的数据库支持系统建设标准规范。数据库的建设除了需要软件支撑外,还需要硬件和网络通信设备的支持,统一相关硬件参数,可以保障数据的硬件基础建设和数据库的性能。第五是数据库运行维护服务规范。数据库要针对用户数据库开展软件安装、配置优化、备份策略选择及实施、数据恢复、数据迁移、故障排除、预防性巡检等一系列服务,以保证数据库的正常运行和服务。

（四）知识产权和共建共享问题

1. 缺乏有效的共建共享模式

彝族传统医药档案文献数据库的建设是一项庞大的系统工程,应当通过多个机构进行合作共建共享,可以优势互补,节省人力物力投入,提高建设效率和利用效益。但从目前的实践情况看,由于各特色库建设主体之间的共建共享意识不强,专题数据库的建设基本上都是以单个机构为主,特别是少数民族特色自建数据库的发展基本上处于散兵游勇、各自为政的状态,忽略了与其他建设主体之间的合作与交流,数据库的重复建设现象尤为突出。如中央民族大学图书馆的"民族相关信息文献数据库"与西北民族大学图书馆的"民族文献题录数据库"存在重复建设的问题。自2009年中南民族大学召开首届院校民族文献资源共建共享问题座谈会后,各高校图书馆在院校之间的特色文献共建共享方面一直在努力,如2024年西安交通大学(CADAL陕西地区中心)举办的"高校图书馆特藏资源共建共享与服务创新研讨会"等。建设特色数据库是为了充分发挥各建设主体的特色资源的优势,最大限度地满足用户的需求。但是,在现实中由于受"版权问题"和"网络安全问题"的影响,各类特色数据库通过IP限制或账号限制,仅为本单位服务。一般只有通过内部网络才可以登录使用,外网用户无法发现该数据库。其实这在一定程度上违背了建设特色数据库的初衷,无法实现资源共享。

2. 知识产权问题难以解决

建设档案文献专题数据库的目的,是为社会公众提供更丰富的档案文献信息资源,这是当代文献服务机构的一项重要使命。专题数据库中的专题资源主要有五个途径:一是把本机构馆藏的纸质文献信息资源数字化;二是从网络上获取免费的资源;三是从本机构购买的其他电子资源或数据库中提取;四是数据库建设者自己采集的具有自主知识产权的资源;五是通过合法途径向文献版权拥有方采购和有偿征集。在收集各种文献信息资源时,必须尊重原始资源的版权。对受到版权保护的信息,可以与对方联系,通过购买等方式取得使用权,但目前版权涉及的费用十分昂贵,一般的建设机构难以通过这一方式获取特色资源,解决专题数据库资源和版权问题的主要方法应放在采集和制作具有自主知识产权的资源上来,这也是专题数据库建设的重要作用之一。此外，对不能取得版权的资源可在专题数据库中建立题录，标出来源，用户查阅该资源时可以建立来源链接或显示说明，为用户提供资源获取建议。总而言之，应合理使用数字资源，重视知识产权保护问题，尊重作者的劳动成果。

第三节　彝族传统医药档案文献数据库
开发的基础和难点

一、宏观工作方面

（一）理论和政策基础

第一，具有较好的理论支撑。彝族传统医药档案文献数据库开发相关的理论包括档案文献多元属性与集中保护理论、档案文献分类理论、数字人文的技术和方法论、档案信息资源的知识元化与知识服务理论、档案鉴定理论、电子文件和软件的生命周期理论、软件质量保证理论、彝医基础理论和彝医的辨病辨证治疗理论、彝药分类理论等，这些理论为彝族传统医药档案文献的搜集、鉴定、整理、分类、整合、标引著录、软件设计、数据库测试与维护、网站建设等工作提供了充足的理论支撑。

第二，符合学科的理论发展趋势。彝族传统医药档案文献数据库开发所涉及的学科包括历史文献学、档案学、图书馆学、计算机科学与技术等，数据库开发把这些学科知识进行交叉融合，为历史文献学和档案学开辟了新的研究领域，丰富和发展了相关学科的研究范围。

第三，符合国家长远发展要求。2017 年习近平总书记在十九大报告中提出了"健康中国"的发展理念，2022 年的二十大报告中强调要"促进中医药传承创新发展"。《"十四五"中医药发展规划》中指出要"持续开展少数民族医药文献抢救整理工作，推动理论创新和技术创新"。国务院 2016 年颁布的《"健康中国 2030"规划纲要》全面提出了现阶段为提高人民健康水平所需要做的主要工作。纲要中指出，为充分发挥中医药的独特作用，提高群众的健康水平，要加强中医药传承保护工作，特别是要重视中医药经典医书的发掘和编纂工作,研究中医药的基础理论,全面系统地做好科学规划,宣传与弘扬中医药名家的成就,收集整理民间诊疗技术和药方,推进中医药文化的传承和传播,增强群众对中医药的认同感。2016年颁布的《中华人民共和国中医药法》也对少数民族医药的传承、创新和发展提出了要求。2018年,我国还在《宪法》中明确规定了民族医药充分发展的权利。彝族传统医药在疾病治疗和养生保健方面具有很好的疗效和功效,开发彝族传统医药档案文献数据库,可以助力彝族医药产业发展,挖掘彝族民间疗法和特色彝药,更好地传承和弘扬彝族医药文化,保障广大人民群众的健康。

(二) 面临的主要难点

彝族传统医药档案文献数据库的建设需要资金、政策、项目、人力、物力等方面的支持。该数据库的建设目前还缺乏多项宏观保障措施。

第一,国家和地方目前还没有出台针对彝族或少数民族传统医药档案文献保护和数据库开发的政策法规和具体实施方案,数据库开发工作缺乏政策支持和保障,目前只能以某一个项目的形式开展阶段性工作,无法形成彝族传统医药档案文献数据库的长期开发机制。

第二,由于彝族传统医药档案文献的机构散存和民间散存问题严重,数据库开发涉及的单位和个人较多,项目开展过程中存在组织协调困难等问题。

第三,由于各地的经济文化发展不平衡,人们的思想观念不统一,群众对彝族医药档案文献抢救和保护意识不强,很多经济落后地区对民族医药文化保护和开发方面的人力物力和经费投入不足。

第四,彝族传统医药档案文献数字资源建设工作需要的是复合型人才。这类人才需要全面掌握计算机、古籍文献、民族学、中医药学等方面的知识。这方面的人才目前非常稀缺。

第五,很多机构在建设文献专题数据库时建设技术力量薄弱导致数据库的专业性、易用性和学术性大打折扣。专题数据库的建设很多技术要素,比如数据库应用技术、多媒体文档的加工编辑技术、软件设计技术、网页制作和搜索引擎调试技术,而且这些技术的发展日新月异。新技术的应用需要依靠一支稳定、强大的技术队伍来实现。由于受诸多因素的影响,绝大多数的文献保存和服务机构还缺乏这样的队伍,这已成为图书馆、档案馆建设专题数据库工作的主要瓶颈。

总之,技术力量薄弱已经成为文献保存服务机构建设专题数据库的主要障碍。

二、资源建设方面

(一) 资源基础

彝族传统医药档案文献资源十分丰富,据不完全统计,以彝族医药为主题的古籍和专著就有几百部,再加上散落在其他文献中的彝族传统医药信息以及与彝族传统医药相关的档案文献资源,数据库的数据量预计有几千条。我国很早以前就对彝族传统医药档案开展了大量的普查和搜集工作,特别是 20世纪 70 年代以后,政府先后组织了三次大规模的彝族医药文献资源普查工作,参加的人员除了科研和教学人员外还有药材生产经营企业人员。经过几轮调研之后,组织方对彝族传统医药档案文献有了清晰的认识和了解,为后来的彝族传统医药档案文献的保护传承和发掘利用奠定了基础。例如,地处滇中的楚雄彝族自治州,在 1970—1972 年的中草药调查中,专业人员深入彝家山寨,对彝族药、苗族药进行调查,发现了过去在州内从未有过记载的白云花、小棕包、红泽兰、丽江山慈姑等近百种彝族药,并用彝药生产了一部分彝药制剂。在 1978 年的彝族医药调查中,楚雄州组织了 100 多人的专业调查队伍,在全州各地开展彝族医药调查,发掘出一批有关人体生理和内、外、妇、儿等内容的彝医古籍。采集了 1 013 种彝药标本,发掘出很多彝药单方、验方,在此基础上编写出版了我国第一部彝药专著《彝药志》。在 1983—1987 年的"全国中药资源普查"中,楚雄州将彝族药也纳入普查,全州组织了近 200 人的专业队伍,进行了历时 4 年、规模空前的药物资源调查,采集标本上万份,调查药物品种 1 381 种,其中大约有 50％属彝族习惯用药。这次普查还查到了珍稀的动植物彝族药如獐子、马鹿、灵猫香、竹鼠、脆蛇、黑熊、竹节参、野生三七、红芽大戟、阴地蕨等。经过三次民族药资源调查,基本上摸清了彝族药的品种,野生资源蕴藏量,分布和生长环境等情况,以及各地彝医的用药特点,为彝药的研究、彝药资源的合理开发利用、资源保护和制定长远规划等工作打下了坚实基础。在彝族医药古籍方面,20 世纪 80 年代初,国家民委成立了第一个抢救、保护少数民族古籍机构——全国少数民族古籍整理出版规划小组。在其领导下,中国大部分省(自治区、直辖市),自治州、地、盟建立了民族古籍整理与研究机构,一些民族院校和民族地区先后建立了古籍研究所。作为少数民族古籍整理研究工作重要组成部分的民族医药古籍文献的整理工作也取得了突破性进展,不仅抢救了大量的民族医药古籍文献,还公开出版一些有价值、有影响力的少数民族医药文献精品。

(二) 面临的主要难点

彝族传统医药档案文献资源的收集与整合难度较大。第一是语言文字问题。彝族传统医药档案文献中的历史档案文献主要是用彝文写成的,由于彝文本身的写法和读法就存在很大的地区差异,处理起来比较麻烦,再加上懂彝文的人越来越少,这些资料如果翻译成汉语十分困难,即使只是撰写内容提要都要耗费很大的人力和资金。

第二是散存的问题。大量的彝族传统医药历史文献散存于机构和民间,各机构之间缺乏合作机制,档案馆、图书馆、文化馆、中医医院等机构各自搜集整理各自的资料,没有谁能够牵头协调各个机构共同协作,共建共享。资源数字化整合所涉及的机构隶属于不同的主管部门,例如文化局、档案局、文物局、卫生局、民委等,复杂的隶属关系是阻碍整合工作的关键,再加上部分机构的整合意愿不强,资源整合措施难以实施。

第三是资源搜集整理的标准化问题。近年来,很多文章都提出要建设民族医药档案文献数字资源和数据库,但大多数都是只提出了建设思路,没有具体可行的方法措施,其中很重要的一个方面就是没有一套针对民族医药档案文献的标准规范来约束和指导数字资源及数据库建设工作。

第四,目前彝族传统医药档案文献的数字化水平低下,数据加工和著录质量难以保证。彝族医药历史档案文献目前还无法实现全文检索或彝文检索,也无法实现按照词义或语义对医药古籍文献内容进行智能检索。

第五,这些历史文献涉及民族学、中医药学、计算机等综合学科知识,加工著录人员难以把握彝族医药文献内容的要点和精髓,存在阅读理解障碍,面对历史档案文献,需要解决文献的版本选择、辨伪和修复等问题,面对现代文献,需要解决文献的考证和校勘等问题。

第六,历史文献和数据库的知识产权问题和保密问题难以解决。一是要解决历史文献原件的归属问题,比如,每部档案文献和每条信息是否合法取得,如何保护原作者和出版者的合法权益和产权利益。二是数字资源的知识产权问题。比如,数字资源的浏览、下载、复制、并发数、永久拥有、恶意下载、商业应用等方面的权限控制问题。三是部分医药档案的保密问题。比如,有部分疗法和配方可能是某些古籍的孤本记录的,也可能是上一代彝医口传给其徒弟的,其拥有者不外传。还有病人的病历,现代彝医根据传统医药新开发医药品种等信息都是有保密要求的内容。这些档案文献如何进入数据库,建成数据库后如何合理且合法利用也是目前面临的一个重要问题。

三、数据库应用平台建设方面

(一) 技术基础

第一,数据库应用平台建设和开发技术发展迅速。该技术是多种数据库应用技术的统称与综合运用,目前能够开发文献信息资源数据库应用平台的信息技术公司很多,比如,北京万方数据股份有限公司、北京金盘鹏图软件技术有限公司、北京世纪超星信息技术发展有限责任公司、重庆维普资讯有限公司等公司都设计了商业化运作的专题文献数据库应用平台或管理系统。虽然这些平台不是针对这彝族医药档案文献进行开发,平台的各项软件指标和功能各有优劣,但可以起到很好的借鉴作用。

第二,档案文献信息资源数字化转换和存储技术逐渐普及。数字化转换与存储是数据库建设过程中的重要环节,是保证数据质量的基础,数字化技术包括人工录入、文字识别、扫描、拍照、缩微等,这些技术的运用目前已经比较普及。

第三,数据挖掘和知识发现技术应用越来越广。这些技术主要被用来解决数据库建成之后的进一步开发利用问题,具备这些功能的数据库平台可以让用户在海量数字资源中快速发现所需知识,筛选出有用信息,虽然目前的特色数据库应用平台中包含这些技术的平台很少,但相关技术已经在很多通用数据库平台中得到应用。

第四,异构资源整合与网络存取技术得到解决。利用这些技术可以通过软件系统快速整合与获取大量需要的文献信息,不同建设主体拥有的数据资源可以通过异构整合技术整合到一个统一的平台中,从技术上解决了不同建设主体间历史文献数据的整合问题。

第五,网站设计制作技术不断成熟。专题网站是用户利用数据库的主要窗口和途径,网站设计是策划网站的内容、主题模式、页面布局和艺术效果,网站制作是程序员结合自身对网站功能和主题的认识把网站按照设计的要求通过编程制作出来。目前的网站制作技术已经比较成熟,可以在彝族传统档案文献数据库的专题网站中充分运用。

(二) 面临的主要难点

首先,虽然目前很多中医药大学的图书馆都建立了医药文献相关的特色数据库,但这些平台的文献主要是普通图书、期刊、论文等现代文献资源,针对少数民族医药档案文献开发的数据库应用平台很少。其原因主要是少数民族文献信息资源的种类繁多,载体和载录方式、用户的利用需求有着明显特点,应用平台的软件功能和需求难以确定和统一,无法实现标准化开发。为了使平台能够很好地发挥对彝族传统医药档案文献的保护和开发利用作用,平台的功能需要根据用户的实际需求和彝族医药文献的类型和特点进行定制开发,很多功能需要在使用的过程中检验才会出现需求,其需求分析和功能预设是数据库开发的一个难点。

其次,软件系统的 bug 需要在长期的使用过程中解决。在应用平台或系统中隐藏着的一些未被发现的缺陷或问题,可被人利用,人们叫它"bug",又称漏洞,是设计中无法避免的问题,要解决这些问题,系统必须进行长期使用,在使用过程中不断修改程序并改进功能,使平台不断趋于完善。

最后,从目前已经建成的大量的医药文献专题数据库来看,其建设质量和利用效果都不算好,特色不突出。很多数据库只是把现有的可以开放获取到的文献资源整合到一起或者把少量的馆藏数字化之后作为一个特色数据库保存,没有检索系统,没有权限控制,不具备特色数据库的基本功能,无法在互联网上使用,比如,上述的 58 个中医药大学建设的数据库,目前在互联网上几乎都无法打开,这些都是彝族传统医药档案文献数据库需要解决的问题。

第五章
彝族传统医药档案文献数据库开发的总体规划与宏观对策

彝族传统医药档案文献数据库的开发是一个系统工程,涉及从宏观到微观的方方面面,宏观方面既包括科学制定开发的理念、原则、目标、主体、流程、内容等理论,还包括提出理论研究、工作机制、人才队伍、资金项目、合作交流、共建共享、版权问题、管理维护等方面的工作对策。本章将从宏观的角度对彝族传统医药档案文献的开发提出总体规划和策略,为制定数据库开发相关的政策法规、体制机制、人员、资金、项目、开发利用途径等方面提供理论基础。

第一节　彝族传统医药档案文献数据库 开发的理念、目标和主体

一、开发的理念

（一）数字人文理念

数字人文是以计算机技术和网络通信技术为手段,通过对多媒体、元数据和静态环节的融合,为人文科学提供长期、通用的解决问题的方法,这些方法可以为历史学、图书馆学、档案学、文献学的数字化发展提供技术支持。数字人文研究的发展经历了从最初利用计算机辅助进行人文研究,替换烦琐的人工处理任务,直至促进人文研究创造新范式、新方法的过程。[①] 随着计算机与

---

① 杨九龙:《图书馆员应该关注的若干前沿问题》,陕西省图书馆继续教育培训会议,2018年。

数字信息化技术的广泛应用,人们对信息资源的获取形式及思维模式也越来越依赖数字资源,开发彝族传统医药档案文献数据库,可以提升数据库建设主体的功能。特色数据库的建设是一个漫长的过程,数字人文的理念为特色数据库的建设提供了更加宽广的思路,在数字人文的理念下,可以利用现代信息及科学技术为无形和有形的彝族传统医药档案文献信息资料的保护和利用提供支持,使数据库的利用者可以通过音、视频等多媒体方式直观地感受彝族医药文化的魅力,把彝族传统医药档案文献知识通过可视化的方式进行呈现和展示,通过人文视角深度挖掘彝族医药档案文献隐含和显现的知识元素。此外,彝族医药文献和文化的研究者可以通过更加全面的学科脉络将独立的个体元素组成新的集合,为研究者打开一扇全新的大门,全面提高数据库的利用效益。①

(二) 人机协同理念

人机协同简单理解就是人与计算机协作共同完成一项任务。人们在利用计算机管理知识以及处理信息过程中,各有各的优势,可以进行分工合作。有的数据如果由人先进行部分预处理工作,会极大地降低计算机处理的难度,有的工作通过软件平台由计算机自动处理,最终实现人与计算机共同写作、感知、决策,相互监督学习,达到最佳协作状态。② 该理念将在数据库建设的过程得到充分应用。一是用于资源的搜集与信息挖掘,二是信息的整合与生成。在资源和平台建设过程中,所要求的环节、标准和功能要注重对海量资源的高效处理,特别是对相关文献进行数据挖掘,而不只是简单地将原有的文献数字化转换后存储起来,要充分利用计算机在采集和处理海量信息时的天然优势来建设彝族传统医药档案文献数据,把重复枯燥的劳动都交由计算机处理。比如,在资源建设中进行数据加工整理时,人只负责其中具有创造性的部分,比如,彝族传统医药档案文献元数据中主要字段的标引著录工作,而电子文件的基本属性字段则由平台自动添加或提取,有的数据甚至还可以利用人工智能技术由平台通过互联网自动搜集整理。

---

① 史蕾:《数字人文理念下高校图书馆特色数据库建设探究》,《文化创新比较研究》2021 年第 2 期,第136—138 页。

② 舒丽娜:《传媒数据库建设的理念、流程和规范》,华中师范大学学位论文,2019 年。

（三）面向对象理念

想要成功地开发出一个管理信息系统，需要用到非常多的软件，面向对象程序设计和面向过程程序设计都能够完成管理信息系统的设计。面向对象是软件开发方法，一种编程范式。面向对象是计算机编程技术发展到一定阶段后的产物，是对现实世界的理解和抽象。它的理念应用范围十分广泛，既包括软件设计开发，还包括数据库应用平台，交互式界面和人工智能等领域。面向对象程序设计主要是对人的各种思维的模拟，从而让开发出来的软件系统更加符合人类的认知，用户使用起来更加方便，并且通过应用软件切实地解决现实生活中的问题。面向对象程序设计理念能够将客观世界中的抽象问题转化为具体的问题对象，某类行为或属性在现实世界中是抽象的，是一种静态的数据，而对象则能够将类东西具体化。每个对象之间能够互相传递信息，并且模拟现实世界中不同实体之间的关系，从而将问题进行不断细化。在程序设计过程中，对象是最重要的模块。面向对象的理念在彝族传统医药档案文献数据库建设中的主要用途就是面向对象的知识表示法。① 这种方法把档案文献及其内容之间的联系抽象为数据和对数据的操作，然后把数据和对数据的操作封装成为一个不可分割、互相依存的整体。面向对象的数据库应用平台还具有良好的模块性、可维护性、可扩充性和可重用性等特点，符合人们组织和管理知识库的需求。

二、开发的目标

（一）总体目标

彝族传统医药档案文献数据库的基本特点是彝族特色浓厚、内容形式丰富、资源特色突出，便于开发利用。在数据库建设时，彝族传统医药档案文献数据库建设要结合彝族医药文化保护和传承的需要，实现科学性、前瞻性与经济效益的多元统一，注重数据库的实用性、规范性、标准化。数据库的开发要从内容、主体和技术三个方面进行多元构建，彝族传统医药档案文献数据库的

---

① 蒋帅，姚亚楠，段福玉：《探究面向对象和面向过程程序设计》，《山西青年》2019 年第 18 期，第 238 页。

内容涵盖了人文科学和自然科学的各个领域,注重保存历史文献的同时也应关注当下彝族医药的变革和创新。建设时要以政府机构牵头,文化机构为主体,调动各方面的社会力量积极参与,把各种先进技术融入数据库的资源采集、整合、整理和开发利用环节,以开放利用的思路建设数据库,重视彝族医药文化的活态传承,让数据库的资源实现跨主体和跨空间的广泛收集和利用,多渠道拓展资源的获取和开发利用途径。在共建共享的背景下开展数据库建设,全面整合相关机构的资源,既包括内容生产,也包括表达形式,整合后形成规范统一的元数据,实现统一的网络信息表达,[①]兼顾数据库的学术价值、社会价值和经济价值。

(二) 具体目标

彝族传统医药档案文献数据库的开发需要设定明确的目标,这样才能根据目标的实现情况制定成果考核机制,使这项工程的社会效益和经济效益最优。综合考虑项目建设的各个方面及其作用和影响,彝族传统医药档案文献数据库开发的目标包括以下几个方面:

第一,构建一套科学完整的彝族传统医药档案文献数据库资源体系,或称数字资源体系。数字资源体系的构建是数据库建设的基础和前提,资源体系构建的结果应通过二维表格或树状图的形式确立,同时预估资源类型和数量。

第二,提出资源搜集整理和加工著录的策略,设计出符合利用需求的元数据及其标引著录规则。充足的资源数据是数据库的灵魂,资源建设是数据库建设的重要组成部分,数据库开发过程中要提出资源组织的具体方法、途径和环节。

第三,建成数据库应用平台及其专题网站,实现彝族传统医药档案文献资源的在线检索、浏览、下载、统计、归类和管理功能。彝族传统医药档案文献数据库应开发功能全面、算法先进的全文检索系统及检索界面,实现互联网的基本应用,在互联网上免费开放,供所有人检索和下载,否则就不能称之为数据库,而只是一个资源库。

第四,彝族传统医药档案文献数据库要实现丰富馆藏、支撑科研、满足用

---

① 王萍,卢林涛:《我国传统村落文化数字资源库建设初探》,《图书馆学研究》2018 年第 9 期,第 14—18、43 页。

户需求三项重要功能,满足科研需求,改善用户体验,增加馆藏特色。

第五,数据库建设的最终目的是保护和传承彝族传统医药档案文献和彝族医药的历史文化。要在彝族历史文化保护和传承的视角下开展数据库建设工作,最大范围采集、最大限度保护和开发彝族传统医药档案文献资源。

此外,数据库的开发还有助于培养人才队伍,提升建设单位的软硬件现代化水平。人才队伍是一切工作的基础和重中之重,没有人才,任何工作都无法开展。通过数据库建设项目的实施,可以在实践和理论研究两个领域培养大量的精通特色数据库建库技术的专业人才,满足同类项目和后续建设工作的需要,培养一支少数民族档案文献数据库建设的专业人才队伍。还可以全面提升建设单位的软硬件现代化和网络化水平。彝族传统医药档案文献数据库的建设需要大量软硬件支撑,建设单位可以通过该项工程向有关部门申请资金和设备的支持,从而具备数据库的建设能力,既增加了本单位的数字化采集和存储等设备,也抢救和保护了本地区的彝族特色历史文化资料,一举两得。

三、开发的主体

(一) 高校图书馆和高校档案馆

1. 高校图书馆

高等学校图书馆的主要使命是为教学和科研服务,为人才培养和学科建设提供文献信息资源保障。2016 年教育部颁布的《高校图书馆规程》中明确规定了高校图书馆七个方面的职责。第一,搜集整理各类型的文献信息资源,并对这些资源进行科学管理与利用,为教学科研做好文献信息资源保障工作;第二,经常性地开展阅读推广和读者辅导工作;第三,定期开展培训,不断提升读者利用图书馆文献信息的能力;第四,开展参考咨询服务,有条件的图书馆还应进一步开发文献信息资源,并提供情报服务;第五,主导成立全校的图书情报工作委员会,统筹、协调全校的文献和情报工作;第六,作为全国图书馆事业中的重要组成部分,与公共图书馆和专业图书馆一起开展馆际合作与资源共享;第七,图书馆是学术性机构,应开展学术研究,定期组织学术交流。从高校图书馆的工作任务中可以看出,数据库开发过程中的很多工作环节与高校图书馆的本职工作任务有重合,其数字化和网络化建设程度较高,技术实力相对公共馆更强,高校图书馆也是目前建设各类特色数据库最多的机构,因此,图书馆是彝族传统医药档案文献数据库开发的主体机构,但图书馆也有其劣势,高校图书馆作为高校的边缘部门,在资金、政策、人员组织等方面存在很多困难,很多地方高校图书馆根本没有人力物力开展特色数据库建设项目。

2. 高校档案馆

高校档案馆是保存和提供利用学校档案的专门机构,教育部和国家档案局于 2008 年共同发布了《高等学校档案管理办法》,该办法是高校档案馆的纲领性文件。其中规定了档案馆的主要职责包括七个方面。第一,负责接收、鉴定、征集、整理、保管、统计学校的各类档案及有关资料;第二,为档案文件的检索查询提供便利途径,开发档案信息资源,编研出版档案史料;第三,开展档案信息化工作,建设数字档案馆,做好电子档案的管理工作;第四,开展档案的提供利用工作;第五,定期开展工作人员的业务培训,提升专业技术水平;第六,创新形式,发挥档案的文化、宣传和教育功能;第七,经常性开展学术研究工作,定期组织学术交流活动。从中可以看出,档案文献数据库开发的很多目标任务与高校档案馆的本职工作有重合,高校档案馆是档案文献数据库开发的主要机构,但其短板也比较明显,由于身处高校内部,在资源搜集整理方面存在局限性,在政策、资金和人员支撑方面略显不足。

(二) 彝族地区的公共文化服务和医疗服务机构

1. 彝族地区的公共图书馆、档案馆和博物馆

图书馆、档案馆和博物馆是一个地区公共文化服务机构的主要组成部分,合在一起简称 LMA(Library Museum Archive)。公共图书馆是一个面向公众开放和服务的文化机构,其主要职责是收集、整理、保存文献信息并提供查询、借阅等相关服务。它还是人民大众获得社会教育的主要途径。彝族地区政府设立的公共图书馆应当重视彝文古籍的保护工作,不断推进彝文古籍数字化,加强古籍宣传,开展公益讲座和彝族文献的展览,整理出版有价值的彝文文献,传承彝族优秀文化。

公共档案馆是为社会公众提供档案利用服务的文化机构,馆藏档案资源所有权属于国家。彝族地区的公共档案馆是文化事业机构,其主要职责是档案管理与社会服务,应负责收集、整理、保管和提供利用所辖范围内的各类彝族档案文献。目前公共档案馆也在不断加强信息化建设工作,推进档案信息

资源共享服务和平台建设。博物馆是经登记管理机关依法登记的非营利组织，其主要职责包括收藏和保护文物，保存人类活动和自然环境的遗迹，同时开展相关研究与教育工作。彝族地区的公共博物馆应当开展彝族传统医药档案的收集，并开展相关领域的研究，利用文物档案为高校、科研机构和专家学者的科研工作提供支持。LMA 在数据库开发过程中都具有明显的馆藏优势，且三个机构都属于当地政府下属的公共文化事业单位，具有良好的协作基础。彝族地区的 LAM 具有明显的彝族档案文献馆藏优势，他们或多或少都会收藏有彝族传统医药档案文献及其相关资料，是数据库资源建设中不可缺少的协作单位。

2. 彝族地区的中医医院

彝族地区的中医医院是彝族传统医药文献收集、整理、撰写、编纂的重要机构，也是彝族传统医药临床应用、研发、教学、传承和创新的基地，还是彝族传统医药档案文献的产生机构。首先，云南省彝医医院就是其中的代表，该医院积极发挥彝族医药特色和优势，建立了三个彝族医药州级重点专科，分别是以彝医彝药治疗为主的老年病科、皮肤科和肺病科。其次，该医院还建有彝医植物药和动物药的养殖基地，负责种植、保存、栽培、驯养、繁殖彝族药材。此外，全国首个彝医药"侯惠民院士工作站"也在该医院，成立了多个以彝族医药的专家朱兆云、吴佩衡、彭江云等彝医药专家名字命名的服务站和工作站，为彝药的发展奠定了科技基础。彝医医院是彝族传统医药档案文献数据库的主要用户，由该机构作为主体开发彝族传统医药档案文献数据库可以最大限度地体现彝族医药的价值，具有良好的经费和人员保障，保证了医药数据库的科学性、实用性和专业性。其缺点是该项工作不是医院本身的职责，项目很难受到重视，难以立项，数据库开发难以实现标准化和规范性。

（三）彝族地区的政府管理机构

1. 彝族地区的民族宗教事务委管理机构

民族宗教事务管理局（委员会）是政府部门依法从事民族宗教事务管理的机构，彝族地区的民族宗教事务委员会的职责主要是研究彝族的文化、教育、科技、卫生、体育等方面的历史、现状和问题，并向相关部门提出建议，促进当地各民族平等团结，维护中华民族共同体意识。同时开展彝文古籍文献的搜集、整理和出版工作。彝族传统医药档案文献也是彝族地区民委古籍办搜集整理的重要文献,其优势是资源的搜集和整理,由于它是政府的工作部门,可以很方便地通过政府渠道和官方途径大量征集和整理彝族传统医药档案文献资源,只是数据库建设的专业性和规范性难以保证。

2. 彝族地区的医药卫生健康管理机构

卫生与健康委员会(卫健委)是我国各级医疗系统的主管部门,虽然其没有文献搜集整理和开发利用的职能,但考虑到彝族传统医药档案文献的医药属性和医药价值,卫健委适合作为牵头单位协调医疗系统配合完成数据库建设项目,促进项目立项,监督项目执行,为数据库应用平台的统一和资源的共建共享提供保障。

3. 彝族地区的档案局

档案局的主要作用是对全国的档案事业进行统筹规划,统一制度、组织协调,并对档案馆业务进行监督和指导。彝族地区的档案局可以整合当地各类型档案馆的资源,促进项目立项,监督项目执行,为统一数据库应用平台和资源的共建共享提供保障。

(四) 信息技术开发公司

信息技术开发公司开发彝族传统医药档案文献数据库具有非常好的技术优势和后期维护、和商业化运营优势,其数据库开发和建设效率应该是所有建设主体中最高的。但其缺点也比较明显,第一,信息技术公司追求经济效益最大化,只会优先考虑数据库的商业价值,不会从文化保护传承的视角来进行开发和建设,社会效益难以体现。第二,信息技术公司缺乏资源优势,其一般没有资源储备,也不生产文献信息资源,所有资源只能通过购买的方式获得,资源成本高,如果其经济效益不好,数据库难以实现可持续建设。第三,信息技术公司的数据质量难以保证。由于该数据库的资源内容涉民族学、文献学、医药学等专业,信息技术公司虽然在平台建设方面具有技术优势,但在资源的搜集整理和加工著录方面却存在很大困难,数据库搜集整理的质量难以保证,数据库的权威性也会受到影响,主要作为数据库开发的辅助机构。

第二节　彝族传统医药档案文献数据库开发的总体规划

一、数据库开发的流程

文献信息专题数据库的建设是一个涉及面很广的系统工程,需要多个学科的密切配合,资源收集和加工著录工作耗时耗力,建设周期长。据 2019 年吉林大学的学者霍速调查和分析,我国高校自建特色数据库的质量普遍不高,同质化严重,特色不明显。即便是"双一流"高校图书馆,其自建数据库所使用的特色数据库应用平台在检索和权限控制等功能方面还存在大量问题,如数据库中资源的标引著录量普遍不高,建好的数据库使用效率很低。这些问题主要是因为文献信息资源专题数据库建设工作缺乏科学的理论指导和规划。因此,数据库建设流程的科学化、标准化工作十分重要。根据彝族传统医药档案文献数据库开发的概念、理念和目标,在开展数据库开发工作之前,需要科学合理地制定数据库开发的总体规划,明确开发的流程和主要内容,从而保证数据库开发工作能达到预期目标,最大限度地节约成本,实现其社会效益和经济效益的最优化。数据库开发的主要内容包括宏观保障、资源建设、平台建设和开发利用四个方面,如图 5-1 所示。

具体的流程可分为以下七个步骤:第一步,争取宏观保障,确立项目。彝族传统医药档案文献数据库的建设经费需求较多,项目持续时间长,需要政策、资金、技术、人员、组织等各方面长期稳定的支持,因此,争取宏观保障是开展数据库建设的前提和基础。第二步,开展调查研究。一是调研用户需求和数据库建设现状,了解用户类型和建库所面临的问题。二是研究资源的基本属性,包括资源的类型、特点、价值、分类方法等,为资源建设奠定坚实基础。第三步,确定数据库的资源体系以及软硬件平台所要实现的功能,包括元数据设计、数据库网站栏目、数据库的数据结构、数据规模、著录项等。第四步,开展资源建设。通过多种方式获取资源,制定相关标准,对资源进行整理、加工著录和存储,最后录入数据库,资源采集和整理的状况要实时反馈到资源体系的构建之中,不断调整资源体系,使两者相适应。第五步,开展软硬件平台建设。软硬件平台建设可以与资源建设同步进行,建设时要相互协调,注重

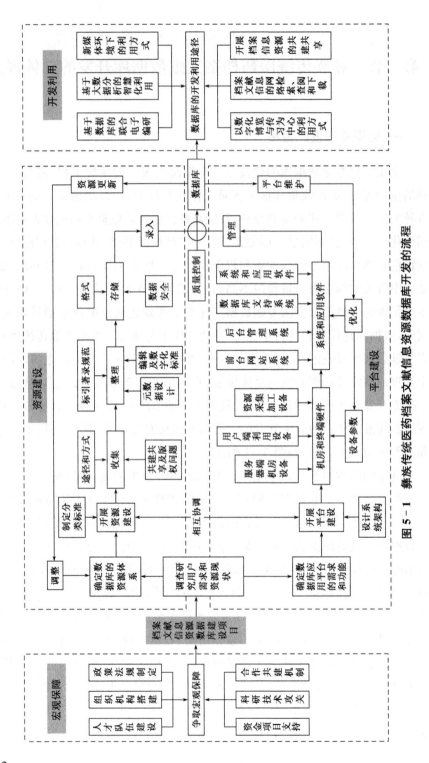

图 5 - 1 彝族传统医药档案信息资源数据库开发的流程

两者的功能和需求的统一。第六步，维护和更新。维护的同时还可以不断优化和完善软件系统，资源更新的同时还可以调整和优化资源体系。第七步，研究数据库建成后的利用途径，使数据库充分发挥其社会效益和经济效益。该建设方案最大的优势在于数据库建设的思路清晰，建库流程采用模块化设计，相关机构、个人、团队、组织可以分工和分块合作，明确各自职责，便于共建共享，保证数据库建设质量。

二、数据库开发的主要内容

（一）基础研究模块

1. 研究彝族传统医药档案文献的基本属性

在开展彝族传统医药档案文献数据建设库前，应该先研究建库对象的基本属性，包括概念、内涵和外延，源流和历史、特点、分类方法等相关概念的准确界定和辨析，弄清这些问题是数据库开发的前提和基础。资源的这些基本属性对资源建设中的资源体系规划、元数据设计、标引著录的标准制定、应用平台的数据结构和系统架构、专题网站的形式和功能都有影响。相关的工作可以由项目协调单位以及研究彝族医药文献、彝族历史文化的机构和个人来做。

2. 研究用户需求和数据库开发现状

在开展数据库建设之前，还要通过深入调研，了解用户需求和数据库建设现状，提升用户体验，避免重复建设。调研的内容包括彝族传统医药档案文献在机构和民间的保存、收藏、利用、数字化和数据库建设情况，总结目前保存利用和同类数据库建设中存在的问题和对策，研究数据库开发的可行性。调研方式可以采用问卷、网络搜索、文献查阅、邮件或电话咨询、实地查看、专家座谈等形式。在建库之前，还要充分了解数据库建设涉及的地区的基本情况，包括该地区的特点、人口分布、人口数量、历史、源流、文化、社会发展情况等，初步判断该地区的彝族传统医药文献资源价值和数据规模。

3. 研究宏观保障措施

彝族传统医药档案文献数据库开发的宏观保障措施是数据开发和建设流程中的四个模块之一，主要包括政策法规制定、组织机构搭建、人才队伍建设、合作共建机制、科研技术攻关、资金项目支持等方面。这些内容贯穿于数据库开发的整个流程,是数据库开发工作顺利进行的保障,应根据数据库开发的理念、目标和存在的问题,通过细致深入地研究,提出科学可行的应对措施、办法和途径。

4. 研究相关规范标准

彝族传统医药档案文献数据库在建设过程中需要制定很多规范,从而实现数据库资源的共建共享和高效开发。这些规范一共有六大类别:一是采集加工规范。包括数据来源规范、资源加工指导规范、数据标准化处理规范。二是数据质量控制规范。包括质量管理规范、质量控制原则及流程规范,数据质量评价指标及方法规范。三是数据库功能设置规范。包括医药文献数据库基本功能规范和增值功能规范。四是软硬件运行和服务规范。包括数据库管理和维护规范、数据库服务规范。五是核心标准规范。包括数据库的元数据设计标准和标引著录规范、建库技术规范。六是相关文档规范。包括数据库需求规格说明书规范、设计说明书规范、软件使用说明书规范、用户需求反馈文档规范、用户手册规范。① 核心标准规范是后文中研究的重要内容之一,其他规范也会有所涉及。

(二) 文献资源建设模块

1. 构建数据库的资源体系

数据库的资源体系的构建是开展数据库资源建设工作的前提与基础,它可以使得数据库的资源结构更加科学、合理,便于资源的整合与优化。数据库资源体系的应用场景比较多,一是让资源建设者一看到资源体系就知道要采集什么样的资源;二是让资源利用者一看到资源体系就知道数据库中的资源是否能满足自己的需要;三是在数据库的宣传展示过程中可以发挥重要作用;四是数据库资源体系作为建库的材料支撑,既可以作为数据库专题网站的栏目导航,也可以作为后台管理系统管理数据库资源目录导航。在制定彝族传统医药档案文献数据库资源体系之前,要对其文献的种类和分类方法进行深

---

① 于琦,崔蒙,李园白,等:《中医药文献数据库建设规范研究》,《世界科学技术—中医药现代化》2014年第11期,第2304—2307页。

入研究,研究分类方法时可以确定多种单一和复式分类法备用,最终设计出数据库资源分类层级表和元数据信息表。元数据是描述资源信息的关键,也是资源检索利用的核心。设计的元数据要能够全面描述资源的内容和属性,按著录要求可以分为必要和非必要两类。资源体系和元数据的制定都需要在前几次资源收集和整理的过程中不断修改完善,使其逐步趋于稳定。

2. 研究数字资源的搜集整理方法

资源收集的内容由数据库分类体系决定,彝族传统医药档案文献数据库的资源来源主要有机构和民间收藏保存、图书印刷品、音像制品、网络资源等,资源的收集方式包括现场采集、购买、征集、赠送和整合等,其中,资源整合是快速获取海量资源的重要途径,可以通过共建共享的方式与相关机构合作获取资源。收集到的档案文献资源还需进行文献价值鉴定和版本选择,对进入数据库的资源进行优选。资源收集完成之后就可以进行面向数据库建设的资源整理工作(以下简称数字化整理),它不同于传统意义上的文献或档案整理,整理的流程按工作环节可分为"原始资源的数字化处理、数字资源的规范化处理、规范化资源的按类编辑、编辑后资源的有序存储、存储后资源的标引著录、检查后的数据导入数据库"等步骤。整理的工具包括扫描和拍照设备、音视频和图形工作站、非编系统和专业软件等。在整理过程中一是要制定资源数字化转换标准,比如"录音录像档案数字化技术规范""出版物数字化加工规范"等,把所有资源转化为标准的电子文件,统一文件格式和属性。二是对电子文件进行标引著录。标引著录是资源整理最重要的环节,高质量的标引著录可以提高信息的查全率和查准率。利用 Excel 和元数据表可以脱离数据库管理软件对每批元数据进行单独著录,完成后再批量导入数据库。著录时需要制作和参考相关标准,严格规定好每个字段的著录要求和格式。由于国家没有颁布权威的少数民族医药档案文献资料著录标准,目前可以参考的相关的标准,比如"古籍著录规范""档案著录规则""普通图书著录规则""音像资料著录规则"等。

文献资源建设模块的工作一般由图书馆、档案馆等文献保存和服务机构完成。

（三）数据库应用平台建设模块

1. 确定数据库应用平台的需求和功能

在开展彝族传统医药档案文献数据库应用平台建设之前，要对用户需求和常见平台软件进行调研，一是了解数据库的使用场景，比如，医药文献资源管理、科研、传承、宣传展示、旅游传播等需要。二是了解不同职业、年龄和学历等各类用户对资源类型的需求情况。三是了解用户检索的习惯和喜欢的主题。彝族医药档案文献资源经过收集、整理和存储之后，需要有相应的软硬件平台对资源进行管理并在互联网上提供利用，才能称之为数据库，否则只是一种资源的保护或保存方式，难以实现彝族医药知识和文化的传承和传播。该平台要满足大型非结构化数据的智能化管理需求，以全文数据库管理为重点，能够同时管理图书、文字、图片、音视频等各种类型的资源，符合图书馆特色库的建设要求，建议采用 B/S 的架构模式，实现资源的数字化管理、网络化存取、支持资源共享和信息的交流互动，融入 Web2.0 理念，以用户为中心，使用户可以通过该平台参与资源建设。其功能具体包括以下两个方面，一是资源的有效管理和安全存储。即通过该平台实现资源的数据输入、备份、分类展示、统计、民族历史文化再现和个性化服务等。二是资源的提供利用和快速传播。数据库建设的最终目的是方便用户从中获取目标数据，通过该平台，用户可以实现普通和高级检索、在线浏览、下载、共享和推送所需资源等功能。

2. 搭建软硬件支持系统

为了建成彝族传统医药档案文献数据库，实现预期功能，需要硬件设备和软件系统的支持。第一是硬件方面，除了上面提到的采集和加工设备外，还需要服务器、交换机、网络存储等机房设备。硬件的建设一般由专业人员建好后供图书馆等机构使用，目前大多数图书馆、档案馆等文献保存和服务机构都拥有这些设备，具有良好的硬件基础。第二是软件方面，除了上面提到的资源编辑软件外，还需要大量的系统软件和应用软件。比如操作系统、MySQL、Apache Tomcat、Navicat、数据库应用平台等。

3. 设计并开发数据库应用平台

彝族传统医药档案文献数据库软件应用平台的建设内容包括三个方面，分别是专题网站系统、后台管理系统和数据管理系统。其中网站是资源的呈现端,用户通过它实现各种需求,比如资源的检索、浏览和下载。后台管理系统可以对专题网站和数据库进行管理,建议采用 JAVA 语言开发,以网页的形式呈现;是数据库系统和前端网站之间的桥梁,提供给普通管理人员使用,其功能包括对前台页面布局进行调整和美化,对数据库中的数据进行导入导出、增删和修改等。数据库管理系统是资源的仓储空间和直接的管理软件,安装在服务器上,只有特殊专业技术人员才能使用。数据库应用平台软件的建设可以采取建设机构自己开发或外购两种形式,自己开发的优势是成本低、系统修改、移植和维护方便、适用性和针对性强,劣势是由于人力物力的限制,软件功能和效果难以达到预期。外购的优势是功能完善,使用方便,劣势是价格高、修改和移植困难、维护不便、对特定建库对象的针对性差。

数据库应用平台的开发既可以由图书馆、档案馆等机构自行完成,也可以外包给信息及技术公司完成。

(四) 数据库建成后的维护和利用模块

1. 研究数据库的更新和维护方法

为防止彝族传统医药档案文献数据库建成一段时间之后变成死库,数据库建成之后的更新工作非常重要,数据更新可以使数据库的建设具有可持续性,建设主体单位应当保障经费和人员定期对数据库的资源进行更新,同时对数据库应用平台软件进行升级和维护。在资源更新的过程中,第一要根据实际情况调整资源系统和标准规范,使其能够涵盖新的资源类型和资源形式,不断适应资源管理的需要。第二要根据用户的使用反馈情况调整软硬件设备参数,优化软件系统的功能,不断提升数据库利用的便利性。第三要保障数据库的网络安全、系统安全和数据安全。

2. 研究数据库建成后的宣传和利用方式

为了充分发挥彝族传统医药档案文献数据库的作用,需要研究数据库的宣传和利用方式。数据库建成后的进一步开发利用方式是目前学术界研究的一个薄弱点,大家关注得不多,除了普通利用方式,实践的也很少。本书将从宏观上对数据库建成后的宣传利用思路和途径进行一些探讨。

数据库的维护、宣传和利用一般由建设数据库的主体机构负责。

第三节　彝族传统医药档案文献数据库开发的宏观对策

一、加强理论研究，完善工作机制

（一）加强理论研究，提高思想认识

虽然数据库开放与建设是一项具有较强实践性的工作，但科学的理论指导可以使工作事半功倍，成效更加显著。彝族传统医药档案文献数据库开发的理论成果目前还比较少，比如对彝族医药档案文献载体和记录方式，分类方法，资源保存和分布状况，数据库资源体系，资源收集、筛选鉴定和数字化整理，数据库应用平台需求和功能等方面的研究都有待进一步深入和拓展，这些理论对彝族传统医药档案文献的数字化整理和数据库开发具有重要的理论价值。在习近平新时代中国特色社会主义思想的指引下，通过开展这些领域的研究工作，一方面可以提高民众对彝族医药文献和文化的思想认识，积极保护和传承这些珍贵的文献和文化资源，让广大群众更加认可彝族医药的功效，拓宽彝族医药文化的受众。另一方面，这些研究工作可以引起政府和有关部门的重视，促进彝族医药档案文献保护和利用的政策制定，加快建立彝族传统医药档案文献数据库开发的相关机构，促进彝族医药相关产业的发展。

（二）由政府部门主导，建立工作机制

第一，彝族地区可以将彝族传统医药档案文献资源的开发利用纳入政府文化事业的发展规划，作为一项长期工作来抓。第二，政府部门和相关建设主体可以联合成立彝族传统医药档案文献数据库开发利用的专门机构，统一规划和管理数据库资源的收集、整理和开发利用，组织开展全国范围内的普查工作，制定资源建设和数据库开发利用的发展规划。第三，建立以图书馆、档案馆等机构为主导，社会各界广泛参与的数据库开发利用机制，通过多方合作，实现资源、技术和资金的融合和转化。可以开展数据库合作开发的机构包括档案馆、博物馆、文化馆、科研院所、医学类高校、影视公司、电视台、出版社、中医医院等。第四，进一步建立健全彝族传统医药档案文献资源开发利用的法

规制度,制定相关技术标准,使数据库开发工作有法可依,正规有序。第五,加强开发利用的理论研究。彝族传统医药档案文献数据库开发的理论研究才刚起步,很多工作只能是"摸着石头过河",很容易走弯路或错路。理论是行动的指南,只有理论研究达到一定层次,实践工作才能不断向前发展。

(三) 争取政策法规和资金项目支持

第一,数据库开发的主体机构可以通过申报科研课题或建设性项目的方式来争取资金和人员支持,由于这是一个跨学科的项目,涉及图书情报学与文献学、档案学、民族学、计算机和网络通信科学与技术、中医药学等方面,课题申报的学科方向比较广泛,不要局限于图书情报与文献学。但如果从图书情报相关学科进行申报和立项,有利于实现现代信息技术对彝族传统医药信息资源的知识挖掘、组织和利用。第二,为实现用户需求和管理需要,资金到位后应成立项目领导机构及实施主体,撰写可行性报告和具体的项目实施方案,明确各方职责。通过领导机构向上级争取政策和后续经费的支持,建立一系列的规章制度和标准来指导数据库建设工作,规范资源的内容生产和表达形式。第三,争取政策法规的支持。少数民族地区可以制定自己的特殊政策,比如少数民族文化和文献保护政策。目前楚雄州制定了《云南省楚雄彝族自治州彝医药条例》,但其中并没有涉及彝族医药文献数字化保护和数据库建设的内容,建设主体机构可以推动当地政府制定彝族医药文献保护、整理、数字化和数据库建设等方面相关的条例和规范,比如制定"彝族传统医药档案文献数字化保护条例",保障数据库开发工作有法可依。第四,科学规划,分阶段和模块进行建设。数据库建设是一个必须长期坚持的过程,可以采取统一规划,分步分模块实施的策略。前期可以开展一些宏观保障方面的工作,逐步积累资源。资源建设是最费时费力的环节,当资源积累到一定程度后再建设应用平台,最后开发利用。从数据库资源内容整理著录的详细程度分,档案文献数据库可分为目录数据库、文摘数据库、全文数据库、共享知识库等类型。目录数据库只需要整理出彝族传统医药档案资料的目录信息,著录基本字段,在目录信息中注明全文的来源或获取方式,然后直接把目录信息导入数据库应用平台即可。文摘数据库需要对每一条数据翻译和撰写内容提要,工作量较大,但更具价值。全文数据库是资源收集难度最大的类型,一般专题数据库都很难做到全文数据库的要求。共享知识库的建设要求采用共建共享的方式大量搜集资源,深度整理并文本化彝医药知识,标识出知识之间的关联,难度最大,一般需要以全文数据库作为基础库,在此基础上进行二次开发。彝族传统医药档案文献数据库可以采取多种资源类型相结合的方式,有目录的做目录,有摘要的数据就增加摘要,能获取全文的数据就链接全文,这样可以最大限度保证资源的完整性,本书主要讨论的是全文数据库。

二、促进学科融合,加强人才培养

(一) 组建和优化项目建设团队

彝族传统医药档案文献数据库开发与建设是一项投入大、周期长、技术性强、后续任务繁重的系统工程。项目立项后,需要统筹各方面力量,由牵头单位组建团队,汇集一批在文献信息搜集、资源整理与整合、文献检索和利用、彝族医药历史文化研究等方面的高素质人才,负责项目的具体实施工作。[①] 建设团队一般由四个部分的人员构成。一是项目协调与资源收集人员。成员构成包括外出联系协调人员、采访人员,彝族医药文化研究人员、翻译和向导等,具体负责彝族传统医药档案文献信息资源的调研、普查、采购和搜集工作。二是资源加工著录和数字化整理人员。成员应包含熟悉彝族医药历史文化的学者、彝族文献翻译和整理人员、图书情报和档案管理人员等,负责对收集到的彝族传统医药档案文献进行数字化、加工编辑、标引著录、格式转换与保存等工作。三是数据库应用平台建设与维护人员。成员包括熟悉计算机应用、通信技术、网络工程和软件工程的专业技术人员,负责数据库应用平台的开发、管理和维护,保障数据安全和网络安全。四是数据库宣传利用和后勤保障人员。成员主要是数据库开发主体的工作人员,负责数据库建成后的宣传利用,确保项目按质按量按进度推进。

(二) 培训和培养复合型人才

彝族传统医药档案文献整理与数据库开发是一项多学科交叉融合的项目,涉及计算机科学与技术、图书情报与文献学、中医药科学等学科,不同学科之间学科跨度较大,应加大相关复合型人才的培养和培训。人才培养可以采

---

① 吕清平:《论壮族医药数据库的建设》,《广西中医学院学报》2008 年第 2 期,第 122—124 页。

取学历教育、在职培训和专职培训三种方式。首先,应从国家层面加强培养专门从事民族医药档案文献工作的学历型人才,目前云南大学、西藏大学、辽宁大学等高校都开设有民族档案学相关专业,但没有针对民族医药文献整理和数据库建设相关的专业。医药档案文献整理人员还需要具有一定的医药知识,建议在中医学高校设立相应的本科专业,开设医药文献学、文献数字化技术和数据开发等课程,研究生培养阶段可以设立民族医药档案文献数字化整理和修复等研究方向的专业,培养具备计算机应用、档案文献整理和修复能力的人才,培养具备医药学背景、掌握计算机应用和文献数字化整理技能的人才。其次,通过为相关人员提供在职培训,使其掌握民族档案文献整理和数据库开发的相关知识,提高其专业技能,在人员不足的情况下也是推动彝族传统医药档案文献整理及其数据库开发工作的一条重要途径。最后,可以针对某个具体的民族医药档案文献数据库开发项目,对相关人员专门进行集中培训,使其在短期内掌握基本技能。比如 1998 年中国台湾的"数位博物馆专案先导计划",该计划实施之后,台湾很多地区都开设了"数位博物馆素养培训班",培训班开设了古籍文献数字化技术、古籍修复技术、古籍文献编研与出版等课程,其目的就是培养一批具备古籍数字化保护技能复合型人才。①

三、开展合作交流,实现共建共享

(一) 合作交流

彝族传统医药档案文献整理与数据库开发工作涉及的主体非常多,其中既有文献和文化管理服务机构,也有医学研究和服务机构,还有彝族历史文化研究机构。在建设彝族传统医药档案文献数据库时,这些机构之间可以开展多方位和深层次的学术交流和业务合作。交流的方式主要有三种:一是在理论研究方面可以联合相关建设主体单位,就彝族传统医药档案文献整理及其数据库开发问题召开专题学术研讨会,交流研究成果。通过集中研讨的形式,群策群力,解决难题,做好顶层设计,引导政策导向,让广大学者就共同关心的问题达成一致。二是开展实地调研交流。每个建设主体都有其自身的特点和

---

① 胡德华、朱启贞:《医药古籍文献数字化问题及对策》,《中华医学图书情报杂志》2017 年第 1 期,第 1—6 页。

工作侧重点,在参与文献整理和数据库开发过程中,经常会遇到各种难题,这些建设主体之间可以互相开展实地调研,文献学领域的人员应该到开展彝族医药研究和应用的医院调研了解彝族医药的实际使用情况,调研彝族传统医药档案文献在医疗机构的作用,同时,医疗机构的人员也可以到彝族医药文献收藏和保存的文化机构调研,了解彝族传统医药文献的保存和利用情况,互相交流彝族医药文献的管理和利用经验,推动彝族文献价值的进一步发掘。三是开展彝族传统医药档案文献的合作开发。中医医院、文献保存机构和彝族文化研究机构三方合作进行彝族文献的整理和数据库开发工作,具有诸多优势,可以使数据库中的资源具有权威性、实用性、完整性和规范性,能同时满足彝族医药档案文献的搜集整理、综合保护、开发、管理、数字化、科研、发掘等方面的要求。多家机构共建共享的方式还可以解决单个机构在数据库建设过程中存在的软硬件条件和技术的不足、资源的规模化和版权等方面的问题。

(二) 共建共享

1. 实现共建共享的模式

数据库建设需要大量的人力物力和财力支撑,通过共建共享可以有效降低成本,最大限度发挥数据库的作用。目前很多彝族传统医药档案文献资源都已搜集到文化机构或医疗机构进行保存,资源分布和需求对象分布都相对集中,在数据库开发时可以考虑通过数据库应用平台实现区域内各机构数字资源的共建共享,资源可通过文献传递或网络直接获取。按照共建共享的主体类别可分为三种模式,一是文献保存和利用机构之间的共建共享。主体包括行政管理机构、文化机构、医疗机构和其他社会组织,其优点是政府主导,执行力强,资源丰富,注重彝族医药文化的保护传承和社会效益。缺点是由于不同机构会考虑自己的利益,机构间的协调困难,工作量分摊和利益分配难以平衡。二是机构与个人之间的共建共享。主体包括项目共建机构和个人,其特点是共建共享方式简单,沟通交流容易,数据库资源建设的可持续性强,注重数据库的内容、质量和文化的传承。缺点是牵头机构要面对的合作对象太多,工作量大,资源分散,难以集中。三是文化机构和企业间的共建共享。其特点是实施比较容易,容易获取资金和技术支持,数据库应用平台的开发技术比较先进,后期数据库可进行市场化运作,实现持续性收益。缺点是注重资源的利用和经济效益,版权问题角度,共享主体之间矛盾和问题较多。

2. 实现共建共享的途径

首先,彝族传统医药档案文献数据库应用平台的开发涉及众多计算机软硬件和网络技术,相关建设主体机构应加强技术人员的技能学习和培训,提高建库水平,项目组成员机构应当先采集和整理自己职能范围所涉及的彝族传统档案文献资料,不断完善本机构的资源库,逐步增加资源的数量,有条件的机构还可以建立自己的小型数据库或数字资源库。其次,由区域内某个机构牵头搭建一个统一的数据库应用平台和专题检索网站,整合区域内相关机构的彝族传统医药档案文献资源,实现一站式检索或跨库检索,对于有版权限制的资源,可以通过平台进行文献传递。最后,要完善共建共享协调机制。组建协调机构加强成员之间的沟通,协调各自的权利和义务,保证数据库建设者的利益,制定相关办法和章程,如建库的数据标准、人员培训、职责分工、文献传递费用等,确保共建共享有章可循,有法可依,统筹规划,避免重复建设。

四、知识产权和保密问题的解决思路

中国拥有世界上最大的草药文献资源库,有着一个庞大的中医药系统,是传统医药领域的领头国家,历代中医药科学家迄今开发出 12 万种中医药配方,其中 3 万多种配方被详细记载。由于很多传统医药档案文献中的药材、方剂、疗法都已被大众所熟知,这些资料已经失去了知识产权的保护效力,但对这些资料进行整理、汇编、著录之后的文献成果是受到著作权保护的。

(一) 涉及的知识产权问题分析

彝族传统医药档案文献数据库在开发过程中涉及文献收集者、文献拥有者、平台软件作者、音视频录制者或责任人、标引著录者、项目建设相关单位、委托人等多元主体,其版权在不同情况下有不同的归属。涉及的版权主要包括资源内容的版权、软件平台版权和数据库的版权。

《中华人民共和国著作权法》规定,著作权包括发表权、署名权、修改权、保护作品完整权、复制权、发行权等。其中合作作品的著作权需要所有合作作者一起协商解决,无法协商一致的,只保护转让、许可和出质的权利。职务作品的著作权一般由作者享有,但作品完成的两年内不得私自许可第三方使用,如果利用单位的技术条件创作,则作者只享有署名权。文献保存和服务机构的专题数据库一般都属于职务作品。受委托创作的作品的著作权按照委托合同

执行,合同未作明确约定或者没有订立合同的,著作权属于受托人。单位自建的特色库平台的版权归建设单位,购买的归出售方。数据库如果在内容的选择和编排上体现了独创性,则建设单位拥有著作权,但行使权力时不得侵犯原作品的著作权。《著作权法》第十三条规定:改编、翻译、注释、整理已有作品而产生的作品,其著作权由改编、翻译、注释、整理人享有,但行使著作权时不得侵犯原作品的著作权。《著作权法》第十五条规定:汇编若干作品、作品的片段或者不构成作品的数据或者其他材料,对其内容的选择或编排体现独创性的作品,为汇编作品,其著作权由汇编人享有,但行使著作权时,不得侵犯原作品的著作权。这些规定为医药文献重新整理和汇编提供了著作权保护。因此,专题数据库建设主体在数据库的资源建设过程中,要通过权限控制、时间限制或者地域限制,维护著作权人的权益。

根据《伯尔尼公约》、TRIPS 协定和《世界知识产权组织版权条约》(WCT)的相关规定,数据库内容的选择和编排如构成智力创作就可以享受著作权保护。数据库的核心是大量有序排列且可被单独调取的信息,而非独创性表达,只有在内容选择和编排方面体现智力创作的数据库才能受到保护,著作权保护的是选择和编排的独特性,即数据库的资源体系框架,而不是数据中的资源本身。

《信息网络传播权保护条例》第七条规定:图书馆、档案馆、纪念馆、博物馆、美术馆等可以不经著作权人许可,通过信息网络向本馆馆舍内服务对象提供本馆收藏的合法出版的数字作品和依法为陈列或者保存版本的需要以数字化形式复制的作品,不向其支付报酬,但不得直接或者间接获得经济利益。当事人另有约定的除外。前款规定的为陈列或者保存版本需要以数字化形式复制的作品,应当是已经损毁或者濒临损毁、丢失或者失窃,或者其存储格式已经过时,并且在市场上无法购买或者只能以明显高于标定的价格购买的作品。彝族传统医药档案文献中很多都是历史档案文献及其汇编,汇编出版的量也很少,在市场上难以获取,载体基本都是纸质材质,符合上述规定,这为图书馆、档案馆等相关机构进行数字化复制提供了法律依据,也是目前对于数据库开发过程中可以正当使用数字化复制作品的重要基础。

(二) 保护数据库自身知识产权的途径

建设单位对于自己拥有版权的资源,自己开发的软件平台,选择和著录的具有独创性编排方式的数据库拥有版权，应当采取措施进行保护。一是采取数字签名、权限控制等技术保护手段，防止非法复制、下载和套用。二是依据《著作权法》第十四条和《伯尔尼公约》等规定针对"数据库内容选择和编排的独创性"提供保护，数据库保护的关键在于对数据库制作过程中的实质性投入提供保护，在专门的数据库保护法规出台之前也可暂时寻求邻接权的保护。对于建设单位汇编的资源，可通过合同约定授权许可，但不得影响原作者的著作权。①三是利用"反不正当竞争法"来弥补"知识产权法"的不足。由于各知识产权主体的法律权利最终往往以经济利益体现，如果能够保护数据库作者在对材料的收集、整理、编排等方面所付出的劳动和投资，较成功地解决数据库制作者的利益和社会公共利益的兼顾问题，帮助数据库实现商业化用途，则可通过经济利益来解决版权问题。此外，由于数据库制作者无权禁止他人收集、整理相同的数据来制作仅仅是编排方式不相同的数据库，比如，直接利用他人数据库中的数据再编排，也会让早期制作者无可奈何，这也说明图书馆等机构要保护自建特色数据库版权不仅要在独创性上做出努力，还要避免拥有版权效力后被侵权，而且这种规避被侵权的问题也存在一定难度。《欧盟数据库指令》中也规定，数据库权的保护期限为 15 年，期满之前如果内容有实质更新，则可以再延长 15 年。未经权利人允许调取受保护的数据库的实质部分内容，再利用计算机重新编排组合成一个形式上不同的数据库，则被视为侵权。

（三）避免资源收集和传播中知识产权纠纷的方法

图书馆、档案馆、博物馆等文化机构对于自己没有知识产权的资源，在资源收集、数据库建设和建成后的利用阶段都涉及版权问题，需要采取一定的策略避免出现版权纠纷。第一，对于收集到馆的彝族传统医药档案文献资料，可以在馆内供读者利用，如果要通过网络传播，需要权利人的授权，授权方式有三种，第一种是一对一授权，这种模式成本较高。第二种是对于法人作品和职务作品可采取合作的方式授权。第三种是通过著作权的集体管理组织授权，可以一次性解决海量的资源版权问题。第二，在收集时就与文献所有者签订著作权保护和授权协议，从源头上解决问题。第三，对于图书馆等文化机构自

---

① 王小平：《图书馆口述历史数据库建设中的版权问题研究》，《湖北理工学院学报（人文社会科学版）》2014 年第 3 期，第 44—46 页。

已搜集来的资源要注明来源与出处,并发布公告,明确该资源进入的是免费的公益数据库,只用于学习研究,并非用于盈利。[①] 第四,很多历史文献已超过著作权的 50 年保护期,自动转入公有领域,任何人都可以免费使用。第五,有部分作品是著作权法不予保护的,比如实事新闻,各种媒体报道的事实消息等,对此类作品可以直接进行数字化处理,并提供网络传播使用。第六,利用技术手段给不同身份的用户设定访问权限。方法效果可以参考以下档案保密问题的处理机制。

(四) 档案保密问题

由于档案具有保密这一特殊属性,有的档案文献的查阅、浏览和获取就需要进行专门的限制和控制,彝族传统医药档案文献数据库的档案按照利用程度可分别设置四种权限。第一是机密档案,只有获得权利人的特殊许可后才可在内部查阅,禁止对外传播。此类档案在前台网站上只能查到档号和题名,没有其他信息。用户可以根据档号到档案馆或医院申请,如果权利人允许查阅,档案馆或医院通过管理员账号登录之后帮用户查阅相关档案。比如彝族传统医药档案文献中的病人病历,祖传配方和彝医的特殊处方与独特疗效的诊疗技术等档案文献资料。第二是限制档案。根据查阅到的档案题名等信息,用户通过实名注册后可以向管理员在线申请,经管理员同意后开通该用户对该档案的临时利用权限,用户可以在一定时段内或 IP 允许范围内在线浏览档案原件信息,但不能下载和传播。比如涉及个人隐私的医药档案和传统医药古籍文献等。第三是普通档案。任何人通过网络可以检索到档案的题名等基本信息,可以浏览网站的二级页面,但如果要查看三级页面的详细信息并下载全文,则需先进行注册和实名认证。比如普通的医药档案文献。第四是公开档案。该类档案任何人在任何时间地点都可以通过网络查阅、下载和传播,不需要用户登录和认证。比如公开收集的医药文献资源、公开的宣传片和新闻报道等。

[①] 侯彤:《美国民俗中心退伍老兵口述档案数据库建设亮点及启示》,《中国档案》2018 年第 9 期,第74—75 页。

五、数据库建成后的管理和维护策略

（一）日常维护和数据更新

文献信息资源专题数据库的建设是一项长期的工作,其长期性主要体现在数据库应用平台的持续维护和数据库中资源的持续更新两个方面。数据库应用平台建成后,有三个方面的优化和维护任务尤为重要。第一,功能方面。数据库应用平台的功能优化和完善可能会持续二至五年,在功能优化和完善前,先要开发数据库的大面积使用,特别是建库单位人员要自觉查找平台使用中的问题,修复平台软件的漏洞。并由专人长期监测和分析平台的使用情况,不断改进和优化平台性能。特别要注意数据库专题网站的优化,可以通过调查问卷、访谈等方式收集用户对平台使用的意见建议,对照数据库建设的目标和思路,使得网站的布局、权限控制策略、资源体系和资源导航、用户对资源的浏览查找和下载等方面的布局更加合理,显示更加美观,彝族医药的特色更加凸显,资源利用更加方便。第二,资源方面。持续更新的文献信息资源是数据库生命力的源泉,为了防止数据库的用户越来越少,数据库中的资源需要定期更新,根据楚雄师范学院图书馆十几个少数民族专题文献信息资源数据库的实践经验,兼顾建设机构的工作安排、经费和资源收集、整理难度,参照国内同类文献数据库的更新速度,结合用户的利用体验效果,彝族传统医药档案文献数据库建议每月至少更新五十条数据。第三,做好数据库硬件升级维护工作。一是做好日常维护,确保数据库全天候的正常访问。二是做好硬件系统扩容,保证更新的资源有足够的存储空间。三是配备计算机软硬件相关的专业技术人员定期对操作系统、应用软件和硬件系统进行升级与维护,经常性检测并排除故障隐患。

（二）数据安全和网络安全

数据库建好之后的管理机构要特别重视数据库的数据安全和网络安全问题。一是要对管理数据库的技术人员进行安全教育和培训,提高管理人员的安全意识,使他们形成安全操作习惯,同时明确责任归属。二是要对数据库及时进行备份。备份的内容具体包括正在标引著录的元数据、采集到的各类资源的原始文件、加工编辑后进入数据库的资源文件、数据库和表的结构信息、日志文件、应用平台程序的源文件和配置文件等。备份分为自动备份和手动备份两种形式。自动备份一般由系统自己完成，自动备份频率的设置应在不影响服务的情况下尽量高，按照一般软件系统的备份要求，每天至少一次，主要做增量备份。手动备份由人工完成，备份频率一般每月一次。备份时把所有需要备份的数据库复制到其他存储介质上，重要数据还应采取异地备份模式。每个专题数据库都应制定数据存储与备份规范，定期对数据进行一次恢复试验。三是网络安全问题。数据库建好后将发布到互联网上或局域网中提供利用，不可避免地面临着网络安全威胁。为保证系统连续可靠运行，网络服务不中断，首先就是要确保存放数据库的机房、软件和数据的安全，其次是服务器端网络的交换机和路由器等网络设备的正常运行，还有这些设备的软件配置文件和参数必须定期检查，服务器不能登录陌生网站，经常监视服务器和路由器的上下行数据传输情况。此外，网络安全应与系统安全、信息安全同步进行预防，要经常排查网络安全隐患，及时更新杀毒软件病毒库，定期更改管理员登录密码，定时排查用户权限，扫描系统漏洞，合理安装和设置软硬件防火墙以阻止黑客入侵。

（三）故障处理与应急管理

根据信息技术安全事件的起因、表现、结果等因素，信息技术一般可分为设备设施故障、网络攻击事件、有害程序事件、灾害事件、信息破坏事件和其他信息安全事件六种。根据信息系统重要程度、系统损失和社会影响，将信息技术安全事件划分为四个等级，分别是一至四级。数据库应用平台面临的故障主要包括硬件故障、网络故障、系统故障和应用故障四类。数据库建设主体应事先制定机房应急预案，处理故障的原则是预防为主、快速反应、分级负责、以人为本、常备不懈。故障出现后应首先判断故障类型，硬件故障主要是指机房内的服务器、温控设备、供电设备等设备损坏，此时，应立即启用备用设备或者联系设备供应商解决。系统故障主要是指安装在服务器上的系统软件出现问题，此时可以尝试重启系统或系统还原，在保障数据安全的情况下采取相应措施。网络故障严重程度可分为四个级别，如果出现了二级以上故障，则网络性能严重下降，对系统应用产生了严重影响，应立即引起重视，排查故障原因，分析是链路问题还是软件问题，故障点是我方管辖范围还是运营商管辖范围，并向有关部门汇报。应用故障主要表现为数据库应用平台的部分功能和服务无法正常运行或软件出现了 BUG,此时,应联系相关技术人员处理。如果发生了火灾等紧急情况,首先应确保人员安全,切断电源并关闭 UPS 设备,同时按响火警警报,并通过电话向公安消防求助,其次要注意保护存储重要数据的硬盘设备。此外,如果服务器采用了虚拟化服务器模式,则可以使用动态迁移技术在多台备份服务器之间自动切换,保障数据库服务的长期稳定运行。

六、数据库建成后的开发和利用途径

(一) 数据库建成后的利用途径

数据库建设的最终目标是进一步开发利用,产生社会效益。然而目前档案文献专题数据库领域存在许多问题,如低层次的利用与为了文献整理而整理的现象广泛存在。彝族传统医药档案文献数据库具有不可忽视的医学实用性,应尽力提高档案文献数据库开发的档次与精度,从简单的文献检索升华到系统和知识的深层次挖掘与现代运用。

1. 普通的利用途径

第一,彝族传统医药档案文献数据库建成后最基本的应用就是通过数据库记录、整理和保护彝族传统医药档案文献,通过网站完整展示彝族医药文献和医药知识,传承和传播彝族医药文化,利用专题网站开展档案文献资源的展示、查询、检索、浏览、下载等基本功能。比如,楚雄师范学院图书馆建设的包含 5 万多条彝族文献信息的"彝族文化数据库"的利用方式。第二,数据库建成后可以建立专题信息网站和管理系统,实现彝族传统医药档案文献信息资源的共建共享和统一管理,资源共建参与机构通过统一的平台实现档案文献信息资源的汇集,不同机构通过该平台进行资源的共建共享,特别是研究彝族医药档案文献的科研机构可以利用该平台实现联合电子编研,大家的资料可以互通有无,使编研时的资料更加齐全和丰富,成果更加完整。第三,为适应现代读者的利用习惯,可以利用数据库作为基础,开展新媒体环境下的应用,进一步开发彝族传统医药档案文献平台,如公众号和 App,依托特色资源优势,开展特色化信息服务,制作彝族传统医药档案文献相关的音视频,编制电子读物。第四,开展数字化博览与传习为中心的利用方式。通过对数据库资源分专题、分模块进行深入研究,可以支持建立彝族医药文化数字化博览与传习中心。2020 年,楚雄彝族自治州建立了全国首个"彝医药主题博览馆",楚雄师范学院建立了全国首个"彝族文化数字化博览与传习中心"。其中"彝医药主题博览馆"是目前国内首个以彝族医药源流、标本、制剂等实体物品为主的博览馆。通过参观该馆,人们可以完整地了解到彝族医药的形成历史,亲身体验采药制药的情景,亲眼看到几千种彝族矿物药、动物药和植物药标本。同时,该馆还保存和展示了彝族毕摩经典译注的《医药篇》《伤寒论》《滇南本草》等珍贵医药古籍。该馆汇集了彝家医药文化的结晶,通过实物、图片、模型、标本等形式进行直观的展示,把散落在历史长河中的一颗颗彝医药的"璀璨明珠"汇集于此。[①] 但这些都是以实物为主的展览方式,如果把这些信息数字化建立数据库,就可以借鉴"彝族文化数字化博览与传习中心"的方式,建立"彝族医药主题数字化博览馆",利用电子沙盘、环幕投影、数字大屏、电子画框、交互式触摸屏等设备实现彝族医药文化的数字化博览与传习。

2. 深层次的利用途径

第一,基于大数据分析的利用途径。这种利用方式主要面向高校科研人员。一是根据用户访问数据统计,可以得出访问的流量情况和受访情况。利用这些数据,可以完善数据库服务平台,优化检索策略。比如,通过数据找出用户访问量最多的栏目、数据条目或字段,完善检索库和索引库,自动推送热门资源,发现数据之间的关联,建立语义检索策略。大数据也是资源,分析和利用大数据资源,可以创新服务方式,提高资源利用率。二是要提供专业的检索功能,支持任意复杂的布尔逻辑检索式搜索。提供了中外文多种同义词、相关词的提示,方便扩展搜索。三是使检索结果具有聚类分析功能。提供多种聚类分析模式和图示,使用户能快速获得搜索结果的各种分布情况。四是检索结果排序时考虑相关性和重要性。相关性可采用各字段加权混合索引,重要性则通过对文献来源权威性分析实现对资源质量的评价,使得结果排序更加科学。第二,开展个性化的利用服务。一是要建立用户空间模块,读者或用户可以将所有感兴趣的内容订阅到自己的空间,并进行分类管理,保护隐私。同时,数据库应用平台设计资源提交与审核功能后,用户可以通过一个智能化界面,直接编辑图片、音视频、图书等数据,上传到数据库中,通过数据库管理人员审核后就可以供大家使用,提高资源的更新速度。二是开展全程化跟踪

---

① 楚雄彝族自治州人民政府:《全国首个彝医药主题博览馆在楚雄州建成开馆》,http://www.cxz.gov.cn/info/1025/30260.htm,访问日期:2021年9月7日。

和精准推送服务,系统智能分析用户使用习惯,自动推送用户感兴趣的资源。第三,建立智慧型门户网站并开展智慧化宣传展示。智慧型门户网站不同于普通数据库检索网站,响应和感知是其核心。网站在运行过程中可以感知用户需求,对大数据进行实时分析,就用户关注的问题进行相应的、有针对性的调整,实现两者的良性互动。[①] 第四,建设专题子库。根据用户使用情况的大数据分析结果,将某个方面资源信息进行汇总后,重新组织成新的知识单元,并充分利用已有的资源和图书馆其他数据库的相关知识信息,在此基础上建立起各种资源类型的专题子库。[②] 彝族传统医药档案文献中涉及的草药、疗法、处方等,可为临床提供新的治疗技术,为新药的研发提供理论基础。同时,通过建立全文数据库,可实现彝族医药资源共享,为大众提供检索和利用的平台,为彝族医药的科学研究和开发利用提供基础性的信息资源。

(二) 数据库的可持续发展和商业化运营

1. 数据库的可持续发展

据调查,目前有 90％ 以上的图书馆自建少数民族特色数据库在建成后没有更新或更新十分缓慢,其原因主要是缺乏人员、经费和动力,这样的数据库用不了多久用户就会流失殆尽,完全失去传承和传播民族历史文化的作用,这是目前图书馆自建特色数据库面临的主要难题。要解决这一问题,首先,要认识到数据库的更新和维护是保持数据库生命力的主要手段,构建数据库长效更新机制,安排专人负责数据库的更新工作,并作为日常工作持续进行,同时设定每月的更新频率。其次,要强化数据质量控制体系,通过各种标准和规范来统一各类数据,通过异构网络整合资源。最后,为了更好地传承民族文化,提高数据库的使用效益,让更多的人知道该数据库的存在。可以在各种会议、活动或宣传册上进行宣传,还可以利用数据后台管理系统分析用户的使用习惯和喜好,增加对应的资源来吸引用户。[③]

① 胡磊:《基于大数据的智慧政府门户的内涵、特征及建设思路》,《环球市场信息导报》2016 年第 17 期,第 20—21 页。

② 高建辉,祁建华,师薇:《基于大数据分析的彝族口述历史资料数据库智慧化开发利用研究》,《红河学院学报》2020 年第 6 期,第 30—34 页。

③ 首小琴:《基于用户需求的口述资料数据库功能设计》,《浙江档案》2017 年 9 月,第 32—35 页。

2. 商业化开发策略

本书所开发的数据库以公益为目的,旨在保护、传承和传播彝族传统医药文献知识及彝族医药文化,开发过程中注重其社会效益。但为了使数据库实现可持续发展,让数据库的更新和维护不再是建设主体单位的负担,避免数据库成为死库,还有一个更好的途径就是让其发挥经济效益,实现商业化运行和变现,数据库产生的收益可以反哺数据库更新和维护的开支,实现良性循环。目前,商业化变现的方式主要有电商、游戏、增值服务以及广告这四种,适合于彝族传统医药档案文献数据库的主要是增值服务和广告。增值服务可以让大部分资源处于免费状态,用少部分专业资源服务高端和特殊需求的人群,广告是最简单最快速的变现模式,但只有数据库的用户数量达到一定规模,广告才能产生效益。为实现商业化开发,一方面要以用户需求为前提,分析市场容量、用户细分和竞争对手情况,分析数据库资源的知识产权归属,挑选合适的资源避免版权问题,提高数据库质量,规范建库标准。另一方面要合理制定产品价格和收费方式,明确商业化运营方向和具体措施,做好数据库的宣传和营销工作。彝族传统医药档案文献数据库产品的收费方式很多,从用户角色看,可以分个人用户和机构用户,个人用户按提供文献的页数或个数收费,机构用户按照用户规模收费。宣传和营销可以考虑以下几个方向,一是深入了解数据库,充分展示代表性资源。二是针对医院和医学高等学校等主要使用对象对资源和功能进行优化。三是树立标杆,创造口碑,形成品牌效应。①

---

① 王琼海:《地方文献数据库开发及其商业化运营方法探讨》,《拓展与深化——全国民办高校图书馆与图书馆地方文献工作研讨会论文集》,陕西省图书馆学会,2005 年。

第六章
彝族传统医药档案文献数据库资源建设

数量充足的文献信息资源是数据库建设的前提和基础,特色数据库最大的价值就在于其资源的价值。彝族传统医药档案文献资源建设是数据库开发的重要组成部分,也是数据库建设工作中最耗时耗力的一项任务。资源建设的内容包括资源的规划、鉴定、收集、整理、数字化转换与保存、元数据设计、数字化整理等方面。这些工作在具体实施过程中需要有原则、流程和方法等理论作为指导,保证资源建设工作的质量和效率。

第一节　彝族传统医药档案文献数据库的资源体系构建

一、数据库资源体系构建的意义

（一）资源体系的构建是专题数据库建设的前提和基础

首先,数据库建设的具体任务主要包括资源建设和应用平台建设两个方面,资源建设的主体是保存和收藏彝族传统医药档案文献资源的档案馆、图书馆、医院等机构,应用平台建设的主体是数据库建设项目的牵头机构或第三方信息技术公司。在开展这两方面的工作之前,数据库的建设者需要依据该专题数据库的资源体系来开展前期工作,因此,资源体系的构建是建设彝族传统医药档案文献数据库的重要环节。其次,资源体系对数据库中资源的收集、鉴定、分类和平台研发等工作具有重要的指导意义。彝族传统医药档案文献资源内容繁杂、形式多样、种类各异,资源体系可以对数据库的资源收录范围、主题和类型等属性进行限定和规范,同时,采用宏观鉴定法对资源进行鉴定,对于没有民族学、档案学等学科背景的建设者也可以依据资源体系进行资源的搜集整理和数据库应用平台的设计工作，从而简化了数据库开发的工作流程，保证了数据库的质量，提高了数据库资源建设的工作效率。

（二） 资源体系的构建可以优化数据库资源结构，有利于实现共建共享

资源体系构建的最终成果是彝族传统医药档案文献数据库的资源分类层级表和元数据设计表。首先，经过充分调研和论证的资源体系表可以使专题数据库的资源结构更加科学合理，便于资源的整合以及各类资源的优化配置，使数据库中彝族传统医药档案文献资源的结构更加完整，使资源收集和整理工作少走弯路，使资源的分类和层级设置更加科学规范。其次，元数据字段表的确定对于资源的标引著录工作也具有很强的实践价值，它是制定彝族传统医药档案文献数据库标引著录标准的重要依据，保障了每一个元数据设置的科学性和必要性。最后，资源体系的构建有利于实现数据库的共建共享。有了统一的资源分类层级表和元数据字段表，不同的资源搜集和整理机构就可以开展分工协作，在各机构之间实现资源的合作共建以及异构数据的检索和调用，极大地提高了资源建设的速度，同时避免了重复劳动，节省了人力和资金消耗。[1]

（三） 资源体系的构建可以指导数据库应用平台的设计和利用

根据数据库开发的总体规划，数据库应用平台建设的内容包括专题网站系统、后台管理系统和数据库支持系统三部分。这三个系统在设计时都需要参考数据库资源体系层级表。一是根据资源体系中的资源主题和类型设计门户网站各级页面中需要凸显的特色内容及其表现形式。二是根据资源体系中的分类和层级设计网站的栏目导航，它是用户了解数据库内容的主要途径，也是宣传介绍数据库的重要材料。三是根据资源类型和数量预估数据库的规模，选择适合的数据库管理软件，同时确定所需硬件容量。四是使数据库中的资源层次清晰、逻辑严谨，成为一个有机整体。五是根据元数据设置表来设计后台管理系统所需管理和支持的数据类型及其功能，确保软件设计人员不遗

---

[1] 高建辉，邱志鹏：《少数民族文献信息资源特色数据库应用平台的分析与设计》，《图书馆学研究》2020 年第 14 期，第 49—56 页。

漏资源的重要信息点和检索点。

二、数据库资源体系构建原则

（一）彝族医药文化的保护和传承原则

建设专题数据库的一个主要目的是让相关机构和人员能够联合保护和开发利用彝族传统医药档案文献资源，传承民族记忆。首先，资源体系构建时应根据文化遗产保护的理论、民族档案多元属性理论、可收集和建档性档案文献分类理论，多维度考虑资源层级、模块和框架设置，逐步完善资源结构，充分体现各类资源的特色。[①]　其次，资源体系应突出资源的宣传展示、教育和非遗传承等功能，使数据库能为宣传展示和教育提供多样化的档案文献。国家档案局 2018 年提出了要运用新媒体和新技术，提升档案宣传效果，拓展档案资源建设领域的要求。构建资源体系时除了纸质档案文献外，还要涵盖音视频、实物、网络等不同记录方式和载体的资源。最后，资源体系应突出档案的记忆功能，尽量保持和记录资源的原貌。档案文献作为不可再生的"集体记忆"是传统文化的重要载体，也是人类不可再生的珍贵文化遗产，构建资源体系时应本着永久保存民族记忆的理念，完整保存彝族传统医药的历史文化，设计的元数据要能够准确描述资源的各项档案文献特征，充分凸显其历史文化价值。[②]

（二）资源体系的系统性和规范化原则

第一，数据库的资源体系构建要符合内在逻辑，形成有机整体，能够指导各类型的彝族传统医药档案文献的收集、整理和资源规划工作。构建时要充分考虑过去、现在和未来能收集到的所有资源类型，资源范围应涵盖资源本身及其相关信息。目前很多专题数据库都存在资源结构模块缺失或类型不全等问题，资源体系构建时要从资源的来源分布、记录方式、文件类型、主题分类、学科分类、数量规模、时间跨度等多个角度考虑资源体系的系统性和完整性。第二，资源体系构建要依据"中国图书馆分类法""教育部学科分类法""少数民

---

① 华林：《多元视域下抗战档案文献遗产资源体系构建理论研究》，《浙江档案》2020 年第 1 期，第 16—19 页。
② 高建辉：《彝族口述历史资料数据库资源体系构建研究》，《西昌学院学报（社会科学版）》2019 年第 2期，第 1—4 页。

族档案分类方法""计算机常见文件类型及其格式""计算机基本数据类型及其封装类型""文献分类方法"等现有的分类原则,构建规范化的资源体系结构。

(三) 档案文献的科学分类原则

第一,根据少数民族档案分类的基本原则,考虑资源体系结构的科学性和适用性。一般情况下,某一分类层级下的子类目应相互排斥,每个子类目相互独立,内涵清晰,外延分明,类目名称要突出该类资源的本质特征,分类体系要能覆盖所有资源,便于资源的归类。对于特殊类型或价值较高的彝族传统医药档案文献资源,可突破这一原则在某个层级单独列出,便于资源的宣传展示,比如彝族医药人物档案。但每一层次的分类中对同一上位类必须使用同一个分类标准,并逐层确定分类标准。第二,控制类目的层级数,方便用户浏览和使用,档案文献的分类层级一般不超过三层,每层体现一种主要的分类方法或常用的分类方法,其他分类方法如果要体现则可以在元数据信息中设置相应的字段作为检索点进行体现。第三,分类时要考虑每类资源的规模和相对价值,对于暂时没有或数量较少的资源的类目可以先列出,也可以合并进其他类目,对于比较重要的类目可以提升级位,把最有价值的内容放到突出位置。

三、数据库资源体系构建的方法和结果

(一) 确定资源的基本属性

第一,了解彝族传统医药档案文献资源的来源和分布。本书通过第四章,对彝族传统医药档案文献的分布和保存状况进行了深入的调查研究,基本弄清了建库资源的来源、地域分布、保存和生成的主体、保存和收藏地点、收集渠道和基本数量,掌握了各类资源获取的难度和基本状况,确定数据库的数据规模,提出了资源建设的总体规划和建设理念。第二,研究资源的类型。明确资源的类型是制定资源分类方法的基础,彝族传统医药档案文献资源可以从表现形式、语言文字、支系、用途、主题内容、文件格式、记录形式、载体材质、版本、来源、保存机构、对象属性、民族特色主题等方面进行分类,类型十分繁杂和丰富,在制定分类体系时,需要考虑每类资源在不同分类方法下的统计数量,适当均衡各分类层级的资源数量。本书通过第三章,对常用的资源类型进

行了深入研究,整理了每种类型所涵盖的主要资源目录。第三,研究入库资源的特点和价值。通过研究入库资源的内容和形式特点,一是可以突出数据库的资源特色,便于数据库专题网站对特色资源进行展示。二是可以更加完整、合理地限定资源入库的范围,科学制定元数据方案。三是可以突出重点资源,优先保障重点资源的搜集和整理。本书的第二章已经对资源的特点和价值进行了深入研究。第四,研究专题数据库的资源收录的范围和内容。通过以上对资源基本属性的分析,同时结合民族学、中医药学、计算机科学等学科专家的意见,进一步界定彝族传统医药档案文献数据库资源的内涵和外延,明确资源的入库范围和条件,这也是一个对资源价值宏观鉴定的过程,同时要明确除了资源本身以外的其他相关信息的收集范围,确保彝族传统医药档案文献数据库能够从各个方面立体完整地构建彝族医药知识体系和彝族医药文化历史记忆。

(二)确定数据库资源体系的结构

1. 研究彝族传统医药档案文献资源的分类方法

彝族传统医药档案文献有其自身的特点,具体建库前要根据数据库收录资源的内部和外部特征研究其分类方法,一般以资源的形式和主题为主要分类方法,以时间、地点、人物、民族、特色等类别为次要分类方法。形式主要体现资源的外部特征,包括文件格式、媒体形式、来源、载体、形制、文献类型等方面,文献类型还可再分为图书、期刊、论文、报纸、报告、法规、图片、网页、标准等。而主题体现资源的内部逻辑关系,比如历史、政治、经济、军事、文学、艺术、科技、教育等,主题还可再细分二级主题和三级主题,比如彝族文学类档案文献还可细分为史诗、民间故事、神话传说,史诗还可分为英雄、创世和叙事史诗等,英雄史诗还可再细分为具体的哪几部。彝族传统医药档案文献按主题可分为医经、医理、诊疗、本草、方剂、临床、养生、医案、医史、兽医等,诊疗可再分为诊法和疗法,诊法还可再细分为望诊、闻诊、问诊、切诊、占卜等。因此,主题分类是所有分类中最复杂的。

按照数据库的建设特点和设计要求,综合类数据库一般以文献形式为一级类目,专题或主题数据库一般以主题为一级类目,对于单一对象的专题数据库一般以时间、地点、特色等分类方法为一级类目。彝族传统医药档案文献数据库属于专题或主题类数据库,可以采用主题作为一级类目,但由于其文献类型丰富,形式多样,也可用文献形式作为一级类目。二级及以下类目的分类方法按需设置即可,但每个分类体系都应包含至少两种分类方法,从而避免一种分类体系产生的混乱、交叉等问题。此外,对于各类资源的多种分类方法,比如时间、地点、来源、版权等信息,如果不能在各级类目中体现,则应当在元数据设计时进行体现。

2. 确定数据库资源体系的类型和结构

少数民族专题数据库的资源具有形式多样性和专题特色性的特点,建立分类层级,既可以很好地揭示数据库内容的体系和框架,也是设计数据库数据存储结构的需要。专题数据库的资源体系从专题性划分共有五个类型,如表6-1所示。第一是少数民族档案文献资源总库。它是由所有少数民族和所有类型的专题档案文献资源构成,其资源体系中一般以民族名称或文献类型名称为第一层级,以各种类型的档案文献资源库(数据库、子库、专题库)名称或民族名称为第二层级。第二是少数民族的各类专题档案文献数据库。它由所有少数民族的某一专题档案文献资源构成,比如"跨境民族口承文化资源数据库""少数民族碑刻档案数据库"等,其资源体系中一般以民族名或文献类型名称为第一层级,专题名称为第二层级。第三是单一民族综合类档案文献数据库。它由单一民族的各类档案文献资源构成,比如"彝族历史文化数据库""壮族档案文献资源数据库"等,其资源体系中一般以资源类型或文献类型名称为第一层级,以主题分类作为第二层级。第四是单一民族的单一专题类档案文献数据库,比如"傣族族源档案文献数据库""彝族土司文化资料数据库"等,其资源体系一般以主题或学科分类名称作为第一层级,以细化主题名称为第二层级。第五是单一民族的单一专题且具有单一对象的档案文献数据库。比如"彝族口述历史档案数据库""藏文古籍数据库""壮族医药视频数据库"等,其资源体系中一般以年代、区域或主题名称为第一层级,以细化主题名称为第二层级。总之,数据库所包含的资源类型越单一,各层级的分类越具体,实际构建时要根据具体资源的特点和构建原则选择合适的资源体系结构。彝族传统医药档案文献数据库属于第四类,即单一民族和单一专题类档案文献数据库。

表 6‑1　少数民族档案文献资源专题数据库资源体系的类型和结构

序号	数据库资源体系的类型	第一层级	第二层级	第三及以下层级
Ⅰ类	少数民族档案文献资源总库	民族、文献类型名称	专题库、子库、资源库名称	三级及以下主题名称、对象、特色资源、文件类型、学科分类、资源类型等
Ⅱ类	少数民族的各类专题档案文献数据库	民族、文献类型名称	专题或民族名称	
Ⅲ类	单一民族综合类档案文献数据库	资源或文献类型名称	细化文献类型或细化主题名称	
Ⅳ类	单一民族的单一专题类档案文献类数据库	主题、学科分类、文献类型名称	细化文献类型或细化主题名称	
Ⅴ类	单一民族的单一专题且具有单一对象的档案文献数据库	年代（时间）、区域（地点）、主题名称	细化主题名称	

（三）设计资源分类层级表和元数据设置表

通过以上分析,彝族传统医药档案文献数据库的资源分类层级表的一级目录可以是文献类型也可以是资源的主题,二级目录可以是细化主题或细化文献类型。下面就给出两种资源体系层级表进行对比分析,最后选出最合适的方案。

表 6‑2　彝族传统医药档案文献数据库资源体系层级表(以文献类型为一级目录)

一级目录	二级目录	资源类型
彝族传统医药档案文献专著 （简写：专著）	普通现代图书	PDF 文档,电子图书
	历史档案文献	
	现代手抄本	
彝族传统医药档案文献汇编 （简写：汇编）	档案文献汇编	
	档案文献摘编	
	相关研究成果汇集	

（续表）

一级目录	二级目录	资源类型
图像记录的彝族传统医药档案文献 （简写：图像）	毕摩绘画	图片
	医药图鉴	
	诊法疗法照片	
口述记录的彝族传统医药档案文献 （简写：口述）	民间故事、传说、长诗	音视频，文本
	单方、验方、秘方	
	诊疗技法	
活态传承的彝族传统医药档案文献 （简写：活态）	医药专题片或纪录片	视频
	传承人专题或纪录片	
词条式记录的彝族传统医药档案文献 （简写：词条）	网络文摘	文本条目信息
	词典、百科	
	医训、医约	
彝族医药人物档案 （简写：人物）	彝医药名医	PDF 文档
	彝族医药研究知名学者	

表 6-3　彝族传统医药档案文献数据库资源体系层级表（以主题类型为一级目录）

一级目录	二级目录	三级目录	资源类型
医经			古籍
医理			古籍
诊疗	诊法	通论	文本条目 和音视频
		望诊	
		闻诊	
		问诊	
		切诊	
		占卜	
	疗法	通论	
		针灸	
		推拿	
		拔罐	
		食疗	
		其他	

（续表）

（接上）

一级目录	二级目录	三级目录	资源类型
本草	草药	动物药	文本条目和图片
		植物药	
		矿物药	
	制作	采集	文本条目和音视频
		加工	
		炮制	
	临床应用		
各科方剂	通论		文本条目
	内科		
	外科		
	儿科		
	妇产科		
	其他		
各科临床	通论		文本条目
	内科		
	外科		
	儿科		
	妇产科		
	其他		
养生	通论		古籍和文本条目
	各种养生法		
医案			古籍
医史	历史		古籍
	文化		
兽医			古籍

（续表）

一级目录	二级目录	三级目录	资源类型
其他	通论		图书
	合刻本、合抄本		
	医药档案文献汇编		
	地方医药调查实录		

从表 6-2 和表 6-3 中可以看出，前者的优点主要体现在两个方面：一是数据库中的大部分文献都比较系统和完整，二是便于不熟悉医学知识的人依次开展资源搜集整理工作。缺点是不便于揭示档案文献的内容和文献之间的关系，难以凸显数据库在数据挖掘方面的优势和作用。后者的优点是医学特色明显，便于医学问题的查阅，对各种病症的针对性强，数据库对于彝族传统医药档案文献内容的分类专业性强，对其蕴含的医药理论揭示较为深入。缺点是分类方法比较复杂，不便于操作，特别是对于不懂医学的人难以确定资源的类目。整理时可能还要把很多档案文献的内容进行拆分与组合，工作量比较大。因此，如果建库的牵头单位是档案文献保存和管理机构，且人力资源不足，建议采用第一种方案。如果建库的牵头单位是医院或学研究机构，且人力资源充足，可以采用第二种方案。

第二节　彝族传统医药档案文献数据库的元数据标引著录规范

一、元数据标引著录规范的制定原则

参考国家信息标准组织（National Information Standards Organization，简称 NISO）对元数据的定义，笔者认为元数据是专门用来描述和揭示某个数字对象或数据的内容、形式、特征和属性的一组数据，这组数据是结构化的数据，可用二维表格进行存储和管理，它是数字档案文献信息组织、管理和利用的基础。编制专门的元数据标准有助于规范、指导彝族传统医药档案文献资源的搜集、整理、描述、解释、查找、检索、利用和管理等活动。基本的原则如下：

（一）标准化与兼容性

标准化是文献信息资源数据库开发与利用的基础,只有采用相似或具备兼容性的标准规范所制定的元数据方案,才能在计算机处理和网络传输中避免不必要的麻烦,保证文献信息资源的检索、揭示、选择、存储、传输等环节的顺利进行,实现不同数据库平台资源的统一检索和跨库检索以及资源的分布存储与共建共享。元数据标准一般包括语义层次上的著录规则和语法层次上的规定,语法层次上的规定包括描述所使用的元语言,文档类型定义、语法、元数据格式和描述方法。语义层次上的著录规则包括著录内容、元数据结构、元素和著录方式的标准化。此外,在元素的语义定义方面尽可能做到标准化,应避免元素产生歧义或存在语义外延模糊的情况。在设计元数据规范时,要充分考虑其与现有标准、规范、方案的兼容性,在名称、语法、属性和结构等方面尽可能与现有的元数据规范保持一致。如 DC 元数据标准、照片类电子档案元数据方案(DA_T 54 - 2014)、录音录像类电子档案元数据方案(DAT 63 - 2017)等国家标准、国际标准、行业标准,确保不同的元数据格式在元素核心集上的一致性。

（二）互操作性与易转换性

互操作性是指元数据可以适应不同的软硬件系统环境,在不同的软件平台和操作系统之间可以相互兼容。易转换性是指通过对不同的元数据格式的元素对照和映射,可方便地转换为其他系统常用的元数据。彝族传统医药档案文献资源的元数据在设计过程中,一是要考虑所设计的元数据标准与其他数据库的元数据进行相互调用或数据转换时保证元数据所描述信息的完整性和准确性。在设计彝族传统医药档案的元数据时可以参考国内外权威机构发布的元数据方案。二是彝族传统医药档案文献资源元数据使用的广泛性,经过简单调整后可以很容易地用于其他民族医药档案文献,便于统一民族医药档案文献的元数据语义和结构,实现民族医药档案文献资源的共建共享。①

---

① 申丽珍:《浅析元数据规范与设计原则——以温州地域特色数据为例》,《数字技术与应用》2013 年第 2 期,第 158 页。

（三） 可扩展性

可扩展性是指建立最基本、最简单的元数据公共核心集。在制定元数据方案时,要确定哪些是必须要有的核心元数据,即该字段的数据性质为必选,不可缺少。其他的元数据为可选字段,资源建设方可根据需求和资源现状任意增加新的元数据或者从给定的元数据方案中选择需要的字段。首先,由于数字资源的类型和应用场景都比较多,数据库建设和利用过程中会出现技术的更新或概念的变化,会导致原有元素或属性值不适应发展变化,因此,需要在不破坏著录内容及其关联关系的前提下对元数据进行修改。其次,彝族传统医药档案文献种类繁多、民族特色明显,元数据对于具有彝族特色的一些内容难以做到全面描述,因此在开展资源建设过程中,除了标准的元数据框架外,还需要根据资源的特点拓展一些体现民族特色的元素或值。最后,可扩展性的基础是模块化,彝族传统医药档案文献元数据整体框架和每个元数据模块都可以扩展,通过复用、嵌套、扩展和修改增加不同的模块来形成和发展新的元数据,最终通过核心元数据和其他元数据或元素组成应用元数据。

（四） 需求性与实用性

制定元数据的目的是让用户更好地理解数据库资源,最大程度满足用户的信息获取需求。在设计元数据时,首先应分析利用对象的种类和特点,调研用户的使用习惯,从用户信息需求和利用习惯的角度出发,对元数据的结构、各字段的名称、标引著录要求等方面进行综合考虑,保证系统对用户的友好性,为用户提供多层次和多途径的检索信息。其次,要以简单实用为原则,在格式设计、元数据著录项的增加与取舍、语义规则的制定方面,尽可能从实用的角度出发,增加系统与用户交流的渠道,让用户参与资源建设,为用户提供多层次的检索体验。[①]

（五） 针对性与通用性

彝族传统医药档案文献信息资源形式多样、种类繁多,各有其自身的特

---

① 保丽娟,刘虹:《云南民族医药文献元数据方案设计探讨》,《中国中医药图书情报杂志》2014 年第 3 期,第 25—27 页。

点。这些类型包括图书、古籍、音视频、图片、文本条目、人物信息等,不同资源的著录项目、著录深度和广度需求不尽相同,因此无法统一采用同一种数据标准,需要分开设计元数据标准。针对彝族传统医药档案文献每个类型的资源制定相应的元数据标准,才能使资源的描述更加准确、全面,有利于资源的检索、分类管理和利用。另外,在元数据设计时,要考虑一种标准能否尽可能多地覆盖相似特征或性质的对象,以减少编目人员在选用适当元数据标准时的人为误差,比如,音频和视频由于性质相近可以合并为音视频资源,从而只需设计一个元数据标准。[①]

(六) 准确性与简洁性

元数据在设计时应考虑方便各类型和各层次的人员使用。对于普通用户,元数据设计方案应当简化,易于理解。对于开展科研工作的学者,元数据要保证描述对象的准确性,能全面和准确地揭示描述对象的外部特征和内涵。对于数字资源整理和加工著录人员,希望元数据简洁明了,数量尽可能少,以减少工作量。对于计算机编程人员,元数据越简单越容易通过程序实现其功能,对于图书情报学专家,他们更加注重如何细致全面地描述数字对象。总之,准确性与简洁性是相互矛盾的,简单化可能导致准确性不足,复杂化则导致数据库开发的工作量大幅提高,在设计元数据时,要考虑两者的平衡。比如,可以使用结构简单的 DC 元数据作为核心,在此基础上设计可选著录项,在保证元数据简洁易用的基础上适当增加准确性描述的内容。

二、元数据设计思路和步骤

(一) 建库对象分析

1. 音视频

音视频档案文献也称为声像档案文献,是通过现代音视频记录设备把彝族传统医药档案文献相关的声音和影像资料存储在硬盘、光盘、磁带、U 盘等介质上,利用时可以通过特定的设备进行读取的一种档案文献记录方式。比

---

① 李鸿恩,黄时青:《敦煌学数字图书馆元数据设计原则》,《敦煌研究》2007 年第 3 期,第 86—90 页。

如,很多通过录音方式记录的单方、验方、秘方等口述资料,彝族医药相关的纪录片和宣传片都属于这类。其优点是内容表现形式直观,具有真实性、活态性、形象性的特点,易于人们理解档案文献所表达的内容,缺点是文献的读写和检索相对比较困难。目前视频资源的常用编码方式有 RMVB 系列、H. 26X 系列、MPEG 系列、VC-1、AVS、VP9、AVC、HEVC、DIVX、WMV 系列、VP6、XVID 等,常用封装格式(文件格式)有 MKV、AVI、MP4、RMVB、WMV、FLV、TS、MOV、3GP 等。音频资源常见的编码方式有 MP3、AAC、pcm_s16be、mpeg4、AC3、ATRAC、PLAC、Vorbis、WMA 等,常用封装格式(文件格式)有 MP3、AAC、APE、M4A、OGG、WAV、FLAV、WMA 等。其中 H. 264(AVC)数字视频编码标准是目前使用最为成熟和广泛的视频编码方式,是 1997 年国际标准化组织(ISO)和国际电信联盟(ITU)共同提出的,兼容性较好。H. 265/HEVC 标准是 2013 年继 H. 264 之后 ITU 所制定的新的视频编码标准,该视频编码标准使用了最新的编码技术,通过该标准转化出来的视频编码质量高、延时低、体积小,更适合网络传输,但算法比较复杂,需要对应的解码程序或解码器才能播放。MKV 和 MP4 是目前使用比较广泛的两种音视频文件封装格式。MP3 是 20 世纪 80 年代德国提出的目前应用最为广泛的一种音频编码和封装格式,其特点是体积小,缺点是无法支持高品质音频。AAC 简称高级音频编码,是近年来新出现的一种跨平台和设备的编码方式,兼容性强,音质高,压缩算法效率远超 MP3。从中可以看出音视频资源的文件编码格式和封装格式非常多,类型复杂,这也为该类资源的加工处理和网络应用带来了很多困难。考虑各种编码方式的优缺点,彝族传统医药档案文献音视频资源的视频编码方式建议统一采用 H. 265/HEVC,封装格式建议统一采用 MP4,音频的编码和封装格式都建议统一采用 AAC 格式。

2. 电子图书

彝族传统医药档案文献资源数据库中电子图书是主要表现形式,这些资源主要来源于现代纸质图书、古籍和手抄本。这些图书资料通过扫描、拍照、文字识别、手工录入等形式数字化之后保存为 PDF 等格式的电子文件,这就是电子图书。电子图书的格式有 EXE、TXT、HLP、CHM、LIT、WDL、CEB、PDG、ABM、EPUB、CAJ、PDF 等,其中 LIT、WDL、CAJ、PDG 等格式是相关图书信息公司的专用格式,受知识产权保护,其他人不能使用,TXT 是最简单的展现文本,体积小,无格式、存取最简单方便,具有最强的通用性,它的编码分为 Ansi、Unicode、Unicode Big Endian、Utf－8 等。Portable Document Format(简称 PDF)是目前最常见、最通用的电子图书格式,也称作可携带文档格式。该格式需要用 Acrobat Reader 相关阅读器才能打开,它是 Adobe 系统公司开发的一个应用程序,支持目前主流的各种操作系统。PDF 电子图书分为两种,一种是文字版的,另一种直接将纸质书籍文字全版影印成图片。EPUB(Electronic Publication)是一个自由开放的电子书标准格式,电子书的内容结构、包裹格式、容纳格式都是开发的,该格式的优势是电子书有章节目录,文字是纯文本,文字显示可自由调节大小、颜色和排版格式,适合各种比例、大小和色彩的阅读设备,但仅限于文本书籍。由于彝族传统医药档案文献包括了古籍和手抄本等特殊书籍,建议选用目前应用场景最广泛的 PDF 格式,可以同时封装文本和图片。

3. 条目信息

条目信息资源主要来源于两个方面:一是部分彝族传统医药档案文献信息资源零散记录在其他相关的彝族文献中,这些信息被摘录出来后,在没有汇编成书之前就形成了条目信息。二是关于彝族传统医药的名词解释、词典字典、百科、网络文摘等信息在日常工作中使用率较高,把这些信息摘录出来单独作为一个条目,便于检索利用,这些资源中很多都来源于网络中开放获取的资源。因为文字所表达的内容最为准确,条目信息主要以文本的形式存储,常用的存储格式有 TXT、HTML、PDF 等。HTML(超文本标记语言)是互联网上最常见的信息呈现格式,几乎所有网页都是以 HTML 为基础开发的,可以把各种类型的资源统一在一起,在网络上同时呈现文字、动画、链接、表格、图片和音视频等信息,为人们查找、检索信息提供方便。在数据库开发过程中条目信息建议用 TXT 形式存储,最终以 HTML 的形式在网页上直接呈现。

4. 图片

彝族传统医药档案文献资源中的图片来源比较广泛,内容主要包括医疗技法的照片、毕摩绘画图片和药物标本照片,图片在计算机中的存储格式共有 20 多种,常用的有 BMP、JPEG、GIF、TIF、PNG、SWF、PSD、CDR、DNG、RAW 等,其中 BMP 格式是微软公司制定的图形标准,兼容性最强,可称为通用格式。JPG 格式是目前网络上流行的图像格式,它可以把文件容量压缩到很小的规格。JPEG 也是目前网络图片传输中常用的文件格式,它由国际标准化组织(ISO)制订,是面向连续色调静止图像的一种压缩标准。GIF 格式的缺点是只支持 256 色,但它可以把好几张图联合起来做成图片动画文件。PNG 是一种新兴的网络图形格式,结合了 GIF 和 JPEG 的优点,具有存储形式丰富的特点。TIF 格式是做平面设计时最常使用到的一种图形格式,它可以兼容多种软硬件系统,支持彩色印刷的四色模式(CMYK),一般用于打印对色彩要求较高的图像和照片。作为彝族传统医药档案文献的图片文件格式,BMP、GIF、PNG、TIF、JPG 这几种都可以使用,但如果考虑到网络传输和利用的便利性和文件处理的一致性,建议统一为 JPG 格式。

5. 人物

人物资料是为了更好地宣传和展示彝族传统医药档案文献和文化而专门增加的特色栏目,是由特色数据库建设项目组针对彝族传统医药这一主题,专门采集整理的文献资料,内容主要来源于作者授权或网络公开的资源,内容涵盖彝族医药相关的历史人物、学者、专家、名人等人物的基本信息、生平履历、科研成就和社会贡献等。人物资料的文件建议采用 PDF 格式进行保存,以HTML 的形式进行呈现。

(二) 相关规范标准分析

彝族传统医药档案文献元数据所涉及的国内外标准规范有 31 个,如表 6-4 所示,这些标准可用于描述图像、学习对象、多媒体出版物、图书、照片、档案、建筑、艺术片、文物、古籍、音视频、网络资源、电子文件、地理数据等多种资源的属性特征,但其中尚无针对彝族传统医药档案文献资源的元数据标准。

表 6-4　元数据设计相关的国内外标准

数量	序号	标准规范名称(版本)	适用范围	制定机构
国内 (22 个)	1	档案著录规则(DA/T 18-1999)	纸质档案	国家档案局
	2	电子连续性资源元数据规范 (WH/T 64-2014)	电子报刊	文化和旅游部
	3	电子图书元数据规范(WH/T 65-2014)	电子图书	文化和旅游部
	4	古籍元数据规范(WH/T 66-2014)	古籍	文化和旅游部

（续表）

数量	序号	标准规范名称（版本）	适用范围	制定机构
	5	管理元数据规范（WH/T 52－2012）	通用型	文化和旅游部
	6	录音录像类电子档案元数据方案 （WH/T 65－2014）	录音录像 存储介质	国家档案局
	7	视频资源元数据规范（WH/T 63－2014）	数字视频	文化和旅游部
	8	数码照片归档与管理规范（DA/T 50－2014）	数码照片	国家档案局
	9	数字对象唯一标识符规范（WH/T 48－2012）	数字对象	文化和旅游部
	10	图像元数据规范（WH/T 51－2012）	数字图像	文化和旅游部
	11	网络资源元数据规范（WH/T 50－2012）	网络资源	文化和旅游部
	12	音频资源元数据规范（WH/T 62－2014）	数字音频	文化和旅游部
	13	照片类电子档案元数据方案 （DA/T 54－2014）	各类照片	国家档案局
	14	文书类电子文件元数据方案 （DA/T 46－2009）	文书档案	国家档案局
	15	中国机读目录标准（CNMARC 1992）	纸质图书	信息与文献 标准化技术 委员会
	16	广播电视音像资料编目规范 （GY/T 202.1－2004） （GY/T 202.2－2016）	音像资料	国家广播 电影电视 总局
	17	信息与文献 都柏林核心元数据元素集 （GB/T 25100－2010）	通用型	国家标准 化管理 委员会
	18	版式电子文件长期保存格式需求 （DA/T 47－2009）	电子文件	国家档案局
	19	基于 XML 的电子文件封装规范 （DA/T 48－2009）	电子文件	国家档案局
	20	录音录像档案数字化规范（DA/T 62－2017）	录音录像	国家档案局
	21	纸质档案抢救与修复规范 第3部分： 修复质量要求（DA/T 64.3－2017）	纸质档案	国家档案局
	22	纸质档案数字化规范（DA/T 31－2017	纸质档案	国家档案局

（续表）

数量	序号	标准规范名称（版本）	适用范围	制定机构
国外（9个）	23	DC元数据规范（Dublin Core）	网络资源	都柏林核心元数据倡议（DCMI）
	24	美国机读编目格式标准（US-MARC，MARC21）	文献资料	美国国会图书馆（LC）
	25	在线信息交换标准（ONIX）	纸质图书和连续出版物以及各种媒体电子出版物	欧洲电子数据交换组织（EDITEUR）
	26	编码档案著录标准（EAD）	通用型	美国加州伯克利大学图书馆
	27	信息和文献.记录管理标准（ISO 15489-1-2016）	文献信息	国际标准组织（ISO）
	28	艺术作品描述类目（CDWA）	艺术作品	艺术信息工作组（AITF）
	29	VRA视觉资源核心类目（VRA Core）	视觉资源	美国视觉资源协会（AVRA）
	30	对象元数据规范（LOM）	网络教育资源	IEEE学习技术标准委员会（LTSC）
	31	网络课程国际标准（SCORM）	网络课程	美国

数据来源：2021年通过调研搜集汇总

以上这些标准规范对彝族传统医药档案文献的元数据设计都有一定的借鉴作用，其中包括了通用性和专用型两种类型，通用型的标准制定机构主要是国家标准化管理委员会（SAC）和国际标准化组织（ISO），专用型的标准制定机构主要是中国的文化和旅游部、国家档案局、国家广播电影电视总局和国外的行业组织。通用型的标准规范比如都柏林核心元数据元素集（Dublin Core Element Set，以下简称DC）、管理元数据规范、编码档案著录标准等，其中最具有借鉴价值的是《信息与文献：都柏林核心元数据元素集》（GB/T 25100-2010），该标准参考了ISO 15836:2009等国际标准制定的适用于中国文献和信息资源标引著录的国家标准。该标准定义了内容资源语义信息描述的基础性规范，概括了电子资源的主要特征，涵盖了资源重要的检索点，包括题名

（Title）、创建者（Creator）、主题（Subject）、描述（Description）、出版者（Publisher）、其他责任者（Contributor）、日期（Date）、类型（Type）、格式（Format）、标识符（Identifier）、来源（Source）、语种（Language）、关联（Relation）、覆盖范围（Coverage）、权限（Rights）共 15 个元素，支持任何内容的资源描述，元素可重复使用，资源描述模型灵活，元素可扩展，是描述文献与信息最简洁的方式。[①] 专用型元数据标准规范非常多，其中以文化和旅游部和国家档案局的标准规范最为齐全，对彝族传统医药档案文献最具有借鉴价值的标准规范一是国家档案局发布的针对文书类、照片类、录音录像类三个电子档案的元数据方案，这些方案定义了相关资源的元数据实体构成和元素描述方法，其中录音录像类元数据 96 个，每个元素描述字段 19 个，文书类元数据 88 个，每个元素描述字段 16 个，照片类元数据 94 个，每个元素描述字段 18 个。二是文化和旅游部发布针对古籍、电子图书、音视频资源、图像、网络资源六个元数据规范，这些方案定义了元素、修饰词和描述方法，其中古籍资源的元数据 22 个，电子图书元数据 16 个，音视频资源元数据 18 个，图像资源元数据 22 个，网络资源元数据 19 个，每个元素描述字段都是 14 个。此外，中国机读目录标准（CNMARC）虽然针对的主要是纸质图书和实体文献资源，但彝族传统医药档案文献中也有很大一部分资源是来源于纸质图书，因此也具有一定的借鉴价值，它定义了我国纸质图书管理的通用元数据格式标准，各图书馆之间一般都采用该标准进行书目信息的加工著录、交换与服务。MARC（机读目录）标准最早由美国国会图书馆提出，中国引进后取名为 CNMARC，该标准体系成熟，在图书文献领域应用广泛，但由于各国都对 MARC 进行了修改，各国之间缺乏统一标准，没有定义用于网络交换的元数据，不适合互联网应用。

从以上对比分析可以得出，国家档案局与文化和旅游部的元数据标准存在两个问题：一方面，档案局的这些标准规范把所有元素都列出来，元素非常多，每个元素的描述都比较详细，但由于没有采用列二级目录的形式，显得元素太多太细，有些混乱，标引著录工作量大。另一方面，文化和旅游部的这些标准规范采用了元素修饰词的形式来对元素进行进一步说明，使得元素看上去比较简洁，但在数据库应用平台的编程开发和实际的检索利用程中有些复杂，不适用。

---

① 刘勇：《数字出版的规范元数据设计研究》，《电子科学技术》2014 年第 2 期，第 231—237 页。

（三）构建元数据框架

1. 元数据构建的策略

从结构和语义方面来划分,元数据可分为结构化格式、复杂化格式和简洁化格式。从功能划分,可分为使用型元数据、技术型元数据、描述型元数据、管理型元数据和保存型元数据。根据彝族传统医药档案文献数据库开发的功能、目标和用户需求,其元数据涵盖上述五种类型,在设计时应包含这五个方面的元素。

根据彝族传统医药档案文献的民族学、载体多样性等特点,其元数据框架应以国内的标准规范为主要参考资料,以国际标准规范为辅进行元数据构建。构建元数据框架时一是要简洁明了,便于利用。简洁方面可以借鉴 DC 元数据标准,只保留最重要的元素,适当增加彝族医药历史文化相关的特殊元素,力求简洁实用。二是要专业。元素尽量来源于现有标准,元数据框架的构建形式和元数据的描述方法尽量仿照文化和旅游部和国家档案局的标准规范,三是符合数据库开发利用要求。元数据的理论框架和实际操作应用时采取两套不同的方案,理论框架构建时采用档案局和文化和旅游部的构建形式,两种结构相结合,借鉴两者的优点,元素方面尽量全面。实际应用时采用一种新的形式,不采用修饰词,而是把重要的修饰词具体化为一个元数据,用一个表格描述每一个元数据的属性和标引著录要求。既可以保证标引著录的效率,也满足了资源管理和利用的需要。

2. 元数据框架

根据以上分析,参照文化和旅游部与国家档案局的各类数字资源元数据标准规范,制定了彝族传统医药档案文献资源元数据框架如表 6-5 所示,共使用元素 25 个。在具体定义元数据时,如果现有元数据框架中没有需要的元素,可自行拓展,但自行扩展的元素不能与已有元素有语义上的重复。另外,在具体应用中为突出彝族传统医药档案文献资源的特点,可以给元数据定义标签名称,起到标识作用。在元数据的拓展和标识定义过程中,不能与框架中的元素定义有冲突,也不能扩大原始语义的实质,元素定义的顺序可以自由调整。

表 6 – 5　彝族传统医药档案文献资源元数据框架

编号	元数据	元素修饰词及说明
1	题名	彝文题名、中文题名、英文题名、副题名、丛书名、并列题名、交替题名
2	主题/关键词	中图分类主题词表(CCT)、汉语主题词表(CT)、中国图书馆分类法(CLC)、美国国会图书馆分类法(LCC)、民族古籍分类法、广播电视节目资料分类法、医学主题词表、杜威十进制分类法、中国科学院图书馆分类法、美国国会图书馆主题词表(LCSH)
3	责任者	创建者、作者、拍摄者、整理上传者、采访者、口述者、表演者
4	年代/日期/时间	资源的形成年代、收集日期、出版日期、印刷日期、录制时间、拍摄时间、编辑时间、数字化时间
5	版权所有者	出版地、出版者、印刷地
6	版本信息	对象版本、原版本、其他版本
7	原载体形态	装帧、尺寸、材质
8	收藏历史	收藏者、收藏机构、收藏时间、收藏方式、收藏沿革、题跋印记
9	文献保护	文物级别、破损情况
10	馆藏信息	馆藏地点、馆藏编号、分类号、索书号、档案号
11	语种	语言、方言、文种
12	来源	来源方式、来源地点、来源文献
13	权限	保密等级、授权情况、使用权限、使用范围
14	文件格式	格式信息、格式名称、格式描述
15	文件属性	大小、时长、分辨率、制式、帧数、比特率、色彩空间、编码方式、声道数、音轨数、采样率、位深度
16	资源类型	资源的一般呈现形式
17	普通标识符	统一资源标识符(URI)、数字对象唯一标识符(DOI)
18	特殊标识符	国际标准书号(ISBN)、国际标准音像制品编码(ISRC)、国际期刊号(ISSN)
19	数字签名	签名格式、签名者、签名时间、证书、签名算法
20	所属栏目	数据库、子库、栏目
21	描述/内容提要	摘要、简介、描述、目次、风格、时间、人物、地点、事件、表演形式
22	全文链接	文件存储路径、下载链接

（续表）

编号	元数据	元素修饰词及说明
23	图片集信息	图片集内图片名称、图片数量
24	人物信息	姓名、年龄、籍贯、职务职称、称号
25	关联	包含、包含于、参照、被参照、系列的组成部分、组成部分、部分为、替代、被替代、需求、被需求、继承、被继承

3. 元数据的描述方法

每个元数据在具体应用中需要进行详细的描述，彝族传统医药档案文献资源的元数据描述方法采用二维表格的形式列出，如表 6-6 所示，每个元数据都从 11 个方面进行描述和定义。

表 6-6　彝族传统医药档案文献资源元数据描述方法

描述内容	描述方法
字段编号	按一定规则排列的元数据顺序号
中文名称	元数据的中文标识（中文字段名称）
英文名称	元数据的英文标识（英文字段名称）
定义	元数据含义的详细描述
目的	描述该元数据的必要性和作用
数据性质	元数据的约束性（包括必选、可选、条件选）和可重复性
数据类型	元数据值的数据类别，是数据结构中具有相同数学特征的值的集合以及定义在该集合上的一组操作
著录要求	用于规范元数据标引著录的格式，并提供示例。标引著录的详细程度由著录人员根据自己的知识水平，结合其他元数据的情况临时确定
著录示例	具体著录的例子，每个类型都需要举例说明
相关元数据	与该元数据有密切联系的其他元数据
注释	需进一步说明的内容

三、数据库资源的字段设置及标引著录标准

元数据框架只是提供一个指导性的意见，不能直接用于彝族传统医药档案文献资源的标引著录和数据库应用平台的开发。在实际应用中，要把元数

据框架转换成具体的数据库字段设置和资源著录要求,根据实际需要,简化元
数据信息,便于软件开发和实现,提高标引著录的工作效率。因为不同类型的
资源其数据库的字段设置也不尽相同,对于各类资源的字段应当分别进行设
置,但考虑到有的字段是通用的,因此采用通用和专用两种类型来设置字段,
通用字段对于所有资源都适用,专用字段只适用于某类资源。

(一) 通用字段设置和标引著录标准

在数据库开发过程中,通用字段是针对所有资源类型,从资源的组织管
理、增删改查、浏览检索等方面都需要在数据库应用平台中进行适配,共设计
了 26 个字段作为通用字段,具体如表 6-7 所示。

表 6-7　彝族传统医药档案文献数据库资源的通用著录标准

编号	字段名称 (英文标识)	定义/目的	数据性质	数据类型	著录要求和示例
C1	中文题名 (title)	赋予信息资源的名称,能揭示档案文献的中心主题,是最重要的检索点。作为本条数据标题使用。	必选/不可重复	字符型	是本条目区别于其条目的最重要的特征,是对内容的高度概括,可以包含人物、地点、时间、事件等主要信息。比如《齐苏书》
C2	彝文题名 (YI title)	同一彝族医药档案文献的名称音译成汉文后会出现很多译法。为保证题名的准确性,设定此项。	可选/不可重复	字符型或图片	中文题名对应的彝文翻译,并用国际音标注明读音,比如:《ꑭꄷꇖ》,音标:zi^{33} xo^{21} so^{21} su^{33} ηr^{21} ti^{55}
C3	关键词 (key words)	对资源内容的归纳描述,揭示资源的内容与主题分类,提供高于题名精细度的检索途径。	必选/不可重复	字符型	与著录对象内容相关的描述性句子或词语,可以包含人物、时间、地点、内容等信息。比如:切脉、针灸、方法
C4	版权所有者 (right holder)	拥有该资源版权的个体或机构名称,表明资源的归属	必选/不可重复	字符型	著录拥有该条资源版权的个人或机构名称。比如:北大方正,云南民族出版社等
C5	全文链接 (Full text link)	为用户提供该资源全文的获取链接或保存路径,使用户可以下载和保存该资源	可选/可重复	文件型	著录该资源全文的下载地址。比如:http://yzksls.cxtc.edu.cn:8081/uploads/200324_023.mp3

245

(续表)

编号	字段名称（英文标识）	定义/目的	数据性质	数据类型	著录要求和示例
C6	版本信息（edition）	为了区分同一资源的不同版本	必选/不可重复	字符型	著录资源的版本信息，可以用汉字或英文。比如：第一版、第二版 或：Ver1.0，Ver2.0 或：稿本、抄本、刻本
C7	整理上传者（Organize uploaders）	记录资源加工的相关人员信息，便于对资源错误的修正和追责	必选/不可重复	字符型	资源加工相关人员的单位、角色和真实姓名，比如楚雄师范学院学生×××整理，云南大学学生×××著录，西昌学院老师×××上传
C8	收藏历史（Collection history）	为了记录原始资源的历史沿革和流转情况	可选/不可重复	字符型	著录收藏者、收藏机构、收藏时间、收藏方式、收藏沿革、题跋印记等信息。比如 2020 年 1 月某某人从某某某处购买。
C9	馆藏信息（Holding information）	为了记录现在资源的保存情况	可选/可重复	字符型	著录资源具体典藏的位置。比如：原件现藏于国家图书馆古籍库，索书号 A1/23。又如原件藏于云南省档案馆，档号：××××
C10	访问权限（Access rights）	资源本身所有的或被赋予的有关权限的信息	必选/不可重复	字符型	著录资源的密级、可获取范围、方式。密级包括公开、限制、秘密、机密、绝密等，可获取范围包括题名、摘要、全文等，方式包括内阅、外借、实名查阅、复印等
C11	原载体形态（Original form）	原始载体的物理形态	可选/不可重复	字符型	著录原始载体的装订方式、尺寸、属性。比如：磁带，20 cm×20 cm，又如：手抄本，线装：31 cm×19 cm
C12	语种（languages）	资源所使用的语言文字种类	必选/不可重复	枚举型	从中文、英文、彝文、彝汉对照四种中选择一种著录
C13	资源类型（type）	标识出本条资源的类型	必选/不可重复	枚举型	从音频、视频、图片、普通图书、古籍、人物、条目、网页等类型中选择

（续表）

编号	字段名称（英文标识）	定义/目的	数据性质	数据类型	著录要求和示例
C14	统一资源标识符（Uniform identifier）	该条资源在本数据库中的唯一标识字符串，资源与其标识符一一对应	必选/不可重复	字符型	该条目一般由系统自动生成，无需著录
C15	所属栏目（column）	标识出本条资源在数据库中所属的栏目信息	必选/可重复	枚举型	栏目名称从数据库的资源体系中选择，名称必须与资源体系中的一致。比如：普通现代图书
C16	关联（relation）	揭示出与著录对象关联的其他资源信息	可选/不可重复	字符型	著录与该条数据相关的其他资源信息，比如：包含×××，参照×××，原版本×××，原格式×××，附件有×××
C17	资源格式（format）	标识出资源数字化及之后对应的电子文件的文件格式	必选/不可重复	枚举型	选择全文链接所对应文件的扩展名。比如 JPG、BMP、PDF、TXT、HTML、MP3、MP4 等
C18	资源来源（source）	记录该资源的获取方式和背景信息，有助于资源的利用、控制和管理，也有利于保护资源版权所有者的权益	必选/不可重复	字符型	著录资源的来源方式和机构。来源方式包括于田野调查采集、接受、购买、寄存、馆拍、获赠、收录、网络下载，文献等，比如：来源于楚雄师范学院图书馆馆藏彝文古籍《指路经》
C19	数字签名（digital signature）	为校验电子档案的真实可靠性和完整性而提供的方法与途径	可选/可重复	字符型	著录全文链接中电子文件的签名格式、签名者、签名时间、证书、签名算法
C20	文件校验码（Check code）	为保证用户下载到自己计算机上的文件与数据库提供的原文件一致，保证档案文献的原始性，提供校验码作为比对方式	可选/可重复	字符型	著录全文链接中电子文件的校验码。比如 CRC32：ad1e9b1a，MD5：8239bdc804129bad81e3b95e9c22f5c9，SHA-1：20d341cc82886258b8360c79aa2a0b7a27c8e046，SHA3-256：e8bdc30c25b79b1bf247d482d7e9a7628ced812acf4a19fb01c30e37377fcc1e

（续表）

编号	字段名称（英文标识）	定义/目的	数据性质	数据类型	著录要求和示例
C21	封面（cover）	为每条数据选择一个图片作为该条数据在数据库中呈现的图标	可选/不可重复	文件型	对于图片资源可以直接用其本身做封面，图书资源可用图书封面作为该条数据的封面，视频资源可以用视频截图做封面，人物资源可以用人物肖像做封面，其他资源可省略。比如：http://yzksls.cxtc.edu.cn:8081/uploads/200324.JPG
C22	资源收集日期（Collection time）	与资源生命周期中的一个时间相关的时刻，记录资源的收集时间	可选/不可重复	日期型	著录该条资源收集到馆的时间，比如：2021-5-1
C23	主题分类（Subject classification）	为了便于用户按类浏览和检索某类资源	必选/不可重复	字符型	著录该资源的通用或特色类别名称。比如：彝族医经
C24	主治与功效（effect）	如果搜集到的文献资料只有单独的一条草药或方剂，则设置此字段	可选/不可重复	字符型	著录草药和方剂的疾病治疗范围、作用、功效。比如：草药饿格盐主治肿瘤、淋巴结核、颈淋巴结炎
C25	用法与用量（usage and dosage）	如果搜集到的文献资料只有单独的一条草药或方剂，则设置此字段	可选/不可重复	字符型	著录草药和方剂的使用方法和用量。比如：草药黑布拾用法为药用根，煎服，20—30克
C26	组成与成分（form）	如果搜集到的文献资料只有单独的一条草药或方剂，则设置此字段	可选/不可重复	字符型	著录草药和方剂的组成和成分。比如：癫痫病方剂，组成为锁梅根30克，甜白酒20克

（二）专用字段设置和标引著录标准

1. 音视频资源

表6-8　彝族传统医药档案文献数据库音视频资源的著录标准

编号	字段名称（英文标识）	定义/目的	数据性质	数据类型	著录要求和示例
A1	摄录时间（Recording time）	与音视频资源生命周期中的一个时间相关的时刻，记录资源的摄录时间	必选/不可重复	日期型	一般由系统根据C5对应的文件自动生成，无需著录。比如：2021-5-1
A2	发布时间（Release time）	与音视频资源生命周期中的一个时间相关的时刻，记录资源的发布时间	可选/不可重复	日期型	一般由系统根据C5对应的文件自动生成，无需著录。比如：2021-5-1
A3	捕获设备（Recording equipment）	为了记录资源形成的技术起源环节	可选/可重复	字符型	著录摄录设备品牌、型号和类型。比如：索尼 NEX-FS700RH 摄像机
A4	文件大小（file size）	该条资源对应的全文链接的音视频文件大小，即字节数，便于统计占用的存储空间	必选/可重复	数值型	一般由系统根据C5对应的文件自动生成，无需著录。比如：2 MB
A5	时长[分钟]（duration）	记录该条资源对应的全文链接的音视频有效内容的时间长度，便于统计音视频资源量	必选/可重复	数值型	一般由系统根据C5对应的文件自动生成，无需著录。比如5
A6	编码方式（Coding mode）	记录音视频资源的编码方式，便于用户选择对应的解码器来播放	可选/不可重复	枚举型	著录音视频的编码方式，比如 RMVB 系列、H. 26X 系列、MPEG 系列、AVS、VP9、AVC、HEVC、DIVX、WMV 系列、VP6、XVID 等
A7	比特率（Bit rate）	反映该音视频的画面或声音清晰度	必选/不可重复	字符型	一般由系统根据C5对应的文件自动生成，无需著录。比如：2 000 Kbps

（续表）

编号	字段名称（英文标识）	定义/目的	数据性质	数据类型	著录要求和示例
A8	音频采样率（Audio sampling rate）	反映改音频文件与自然声音的接近程度，数值越大越接近自然声音	可选/不可重复	字符型	一般由系统根据 C5 对应的文件自动生成，无需著录。比如：44 100 Hz
A9	画面比例（Picture scale）	记录该视频的画面高宽比，便于用户选择适合的显示设备	必选/不可重复	枚举型	著录视频画面的比例。比如：16∶9，21∶8，4∶3 等
A10	声道（Vocal tract）	记录该音视频的声道数量和类型	可选/不可重复	枚举型	著录该资源的声道数量。比如 2.1 声道，2.0 声道，5.1 声道，7.1 声道等
A11	音轨（Track）	记录该音视频的音轨数量和类型	可选/不可重复	枚举型	著录该资源的音轨情况。比如：双音轨（汉语，英语）
A12	色彩空间（Color）	记录该视频的色彩空间，反映该视频色彩与自然色彩的接近程度，表示视频文件颜色集合的抽象数学模型	可选/不可重复	枚举型	著录该视频的色彩类型、色域和色深等参数。比如：RGB、CMYK、10bit、16M 等
A13	分辨率（resolving power）	记录该视频的水平像素和垂直像素，反映视频原始的播放框图大小	必选/不可重复	枚举型	著录该视频的分辨率，横向 X 纵向，中间用"X"连接。比如 1920×1080（全高清），2160×1440（2K），4096×2160(4K)等
A14	创建者（creator）	记录视频资源最早的版权归属，为资源溯源提供资料	必选/不可重复	字符型	著录创建该条资源的个人、组织或机构名称。比如：楚雄师范学院图书馆
A15	责任者（Responsible person）	对该条音视频做出贡献的责任实体，包括个人与组织	可选/可重复	字符型	著录音视频的主要责任者，包括口述者、演唱者、表演者的名称。比如×××口述、×××演唱、×××和×××表演
A16	内容提要（summary）	音视频资源的内容简介或音频的文字转录	必选/不可重复	字符型	著录该条资源的摘要、体裁、表现形式、适用范围等，一般 500 字左右，最多不超过 2 000 字

（续表）

编号	字段名称（英文标识）	定义/目的	数据性质	数据类型	著录要求和示例
A17	帧率（Frame rate）	记录图像每秒显示的帧数（FPS），有助于图像质量评估			著录视频帧率。比如25FPS,60FPS

2. 图片资源

表6-9 彝族传统医药档案文献数据库图片资源的著录标准

编号	字段名称（英文标识）	定义/目的	数据性质	数据类型	著录要求和示例
P1	分辨率（resolving power）	记录该图片的水平像素和垂直像素,反映图片的像素大小	必选/不可重复	枚举型	著录该图片的分辨率,横向X纵向,中间用"X"连接。比如1 920×1 080(全高清),2 160×1 440（2K）,4 096 ×2 160(4K)等
P2	创建者（creator）	记录图片资源最早的版权归属,为资源溯源提供资料	必选/不可重复	字符型	著录创建该条资源的个人、组织或机构名称。比如:楚雄师范学院图书馆 张三
P3	责任者（Responsible person）	对该图片资源做出贡献的责任实体,包括个人与组织	可选/可重复	字符型	著录图片资源的拍摄者或制作者。比如:×××拍摄,×××扫描
P4	描述（summary）	图片资源的内容简介,揭示图片的主要内容及其形成的背景	必选/不可重复	字符型	著录该图片资源的中心主题、主要人物和主要事件等,最多不超过500字
P5	创建时间（Recording time）	记录原始图片资源拍摄或扫描的时间	必选/不可重复	日期型	一般由系统根据C5对应的文件自动生成,无须著录。比如:2021-5-1
P6	发布时间（Release time）	记录资源的发布时间	可选/不可重复	日期型	一般由系统根据C5对应的文件自动生成,无须著录。比如:2021-5-1
P7	文件大小（file size）	该条资源对应的全文链接的音视频文件大小,即字节数,便于统计占用的存储空间	必选/可重复	数值型	一般由系统根据C5对应的文件自动生成,无须著录。比如:2 MB

（续表）

编号	字段名称 （英文标识）	定义/目的	数据性质	数据类型	著录要求和示例
P8	色彩空间 （Color）	记录该图片的色彩，反映该视频色彩与自然色彩的接近程度，标识静态图像夜色集合的抽象数学模型	可选/不可重复	枚举型	著录该图片的色彩类型、色域和色深等参数。比如：RGB、CMYK 等
P9	图片集 （Picture collection）	为了记录同一个人物、对象、场景或事件的一组图片，可以把这些图片组成图片集，作为一条数据处理	可选/不可重复	字符型	把某一图片集的所有图片进行统一标识，便于系统自动识别并编组。比如：可统一标识为"彝族医药标本图片集"

3. 图书资源

表 6-10　彝族传统医药档案文献数据库图书资源的著录标准

编号	字段名称 （英文标识）	定义/目的	数据性质	数据类型	著录要求和示例
B1	主要责任者 （Author）	对创作该书籍负主要责任的实体	必选/不可重复	字符型	著录创作该资源的个人、组织或机构名称及简介。比如：朱彬（1754—1834），字武曹，号郁甫，江苏宝应人
B2	其他责任者 （Contributor）	对该图书资源有贡献或有责任的其他实体	可选/不可重复	字符型	著录对该条图书资源有责任的相关个人、组织或机构名称。比如：楚雄师范学院图书馆 张三 馆员
B3	标准书号 （ISBN）	每种公开发行的图书都有一个全球唯一的编号，通过该编号可以唯一确定一种图书	可选/不可重复	数值型	著录该图书的国际标准图书编号，比如：ISBN 978-7-5367-3821-8
B4	内容提要 （summary）	书籍的内容简介，揭示书籍的主要内容及其形成的背景	必选/不可重复	字符型	著录该书籍的中心思想和主要内容，一般不超过500字
B5	出版者 （Pablisher）	记录资源公开出版发行的责任实体	可选/可重复	字符型	著录印刷型图书的出版者，数字图书根据其出版协议前述机构来确定出版者，比如：云南大学出版社

（续表）

编号	字段名称（英文标识）	定义/目的	数据性质	数据类型	著录要求和示例
B6	文件大小（file size）	该条资源对应的全文链接的音视频文件大小，即字节数，便于统计占用的存储空间	必选/可重复	数值型	一般由系统根据 C5 对应的文件自动生成，无须著录。比如：2.03 MB
B7	文物保护（Cultural relics protection）	如果该书籍属于文物，则应记录文物保护的相关信息	可选/不可重复	字符型	著录古籍的文物级别和破损级别，无等级的可估计破损程度。比如：一级古籍，五级破损。有少数文字和页面残失，完整度 90%
B8	合编信息（Collaborative information）	为了区分合编书籍与其他书籍，揭示书籍合编的信息	可选/不可重复	字符型	著录与该书籍合刻、合抄、合编、合印、合订、合函的方式，比如本书与《献药经》合编为《指路经》，本书在合经的第 10—14 页
B9	形成年代（Formation age）	记录与书籍生命周期中某一时间相关的日期	必选/不可重复	字符型	著录图书或古籍出版或形成的年代。比如明代、清代，2021 年 4 月出版等
B10	数字化时间（Digital time）	记录与书籍生命周期中某一时间相关的日期，著录图书或古籍文献对应电子图书的创建时间	可选/不可重复	日期型	一般由系统根据 C5 对应的文件自动生成，无须著录。比如 2021-5-1
B11	数字化方式（Digital mode）	反映古籍数字化处理的方式	必选/不可重复	枚举型	著录古籍数字化处理时的方式和参数，比如：扫描，300DPI
B12	书籍页数（Book pages）	记录该书籍的页数信息，用于用户判断该书籍的完整性	必选/不可重复	字符型	著录该书籍的总页数。比如：共 40 页
B13	中图分类号（China Library Classification No）	可替代通用字段的"主题分类"，用于图书资源的分类检索和分类统计	必选/不可重复	字符型	根据中图法规定的类目著录该书籍的分类号或者索书号，分类号与排架号之间用"/"隔开：如 TP391.1、B25/123
B14	图书定价（Book pricing）	记录图书的价格，便于判断图书的使用价值和购买价值	可选/可重复	数值型	著录图书信息源上所标识的价格或获取价格，比如：人民币 50.00 元

(续表)

编号	字段名称 （英文标识）	定义/目的	数据性质	数据类型	著录要求和示例
B15	现载录信息 （Recorded information）	记录该书籍现在的载录情况，便于用户查找到该图书	可选/可重复	字符型	著录原文在现代书籍中的载录情况，比如：原文内容经影印后收入《红河彝族文化遗产古籍典藏总目·第12卷》

4. 人物资源

表 6-11　彝族传统医药档案文献数据库人物资源的著录标准

编号	字段名称 （英文标识）	定义/目的	数据性质	数据类型	著录要求和示例
R1	姓名 （full name）	可代替通用字段中的"中文题名"	必选/不可重复	字符型	著录该人物的真实姓名。比如：张三
R2	性别 （Gender）		必选/不可重复	枚举型	著录该人物的性别。比如：男
R3	籍贯 （Native place）		必选/不可重复	字符型	著录该人物的籍贯，精确到县。比如：云南省禄丰市
R4	出生日期 （date of birth）	记录该人物的性别、历史渊源、出生日期、民族、工作单位、民族、学历学位、职称职务等基本信息，作为该条数据的基本检索点	可选/不可重复	日期型	著录该人物的出生日期。比如 2020-10-12
R5	民族 （nation）		必选/不可重复	字符型	著录该人物的民族。比如：彝族
R6	学历学位 （Academic degree）		必选/不可重复	字符型	著录该人物的学历学位。比如：硕士研究生
R7	工作单位 （Work unit）		必选/不可重复	字符型	著录该人物工作过的单位。比如云南省彝医医院,楚雄彝族文化研究院
R8	职称职务 （Title and position）		必选/不可重复	字符型	著录该人物的职称职务。比如楚雄师范学院彝族文化学院院长,教授

（续表）

编号	字段名称（英文标识）	定义/目的	数据性质	数据类型	著录要求和示例
R9	个人简介（Personal profile）	让用户快速了解该人物的基本情况	必选/不可重复	字符型	简单著录该人物的基本生平和履历。由著录者根据相关材料进行撰写
R10	专业领域（Professional field）	让用户快速了解人物的专业领域	必选/不可重复	字符型	著录该人物擅长的专业领域。比如彝族针灸疗法
R11	详细信息（detailed information）	可代替通用字段中的"全文链接"	必选/不可重复	字符型	包括该人物的基本情况、主要成果和社会贡献等详细内容的一个 PDF 文档，著录该文档的路径和文件名

5. 文本条目

表 6–12　彝族传统医药档案文献数据库条目资源的著录标准

编号	字段名称（英文标识）	定义/目的	数据性质	数据类型	著录要求和示例
T1	题名/词条名称（Title）	可替代通用字段中的"中文题名"	必选/不可重复	字符型	著录题名或词条名称作为本条数据的标题。比如：彝医
T2	发布日期（Release date）	记录该资源的发布日期	必选/不可重复	时间型	著录该资源的发布时间。比如 2020-04-12
T3	责任者（Responsible person）	记录与该资源由有关的实体名称	必选/不可重复	字符型	著录与该资源的创建和管理有关的个人、机构和团队名称。比如×××编委会
T4	内容提要/词条释义（summary）	该条资源的内容简介，揭示资源的主要内容及其形成的背景	必选/不可重复	字符型	著录该资源的主要内容简介，一般不超过 500 字
T5	网址（website）	记录网络资源的原始网络地址	可选/不可重复	字符型	著录该条资源的原始网络地址。比如：Https://baike.baidu.com/item/彝族/

第三节 彝族传统医药档案文献资源的价值鉴定

彝族传统医药档案文献的鉴定是指资料收集主体按照一定的原则、标准和方法,判定资料的价值,决定是否对该条彝族传统医药档案文献资源进行收集或整理。

一、鉴定工作的意义和原则

(一)鉴定工作的意义

鉴定工作不仅是对彝族传统医药档案文献的历史价值和现实作用的一个学习、研究和认识过程,也是科学管理彝族传统医药档案文献的必要环节之一,它对于揭示彝族传统医药档案文献的珍贵价值、保护彝族历史文化、充分发挥彝族传统医药的作用具有重要意义。

1. 有利于准确认识彝族传统医药档案文献的价值

彝族传统医药档案文献的鉴定工作是一个全面、准确地认识其历史价值和现实作用的重要环节。数据库建设项目的资源搜集团队应当组织有关专家、学者共同对彝族传统医药档案文献进行鉴定,系统地了解彝族传统医药的起源和发展历史,研究彝族医药文化和社会发展变迁的背景知识,分析彝族传统医药在彝族社会发展进程中对彝族人民的作用等方面的重要价值,以更好地保护、抢救和发掘利用这些珍贵的文献资源。

2. 有利于提高彝族传统医药档案文献的收集质量

彝族传统医药档案文献的鉴定工作是全面认识与了解彝族传统医药档案文献的过程,有利于发现和解决资源种类和结构方面存在的问题,保证资料的齐全完整,提高资料的质量。在鉴定中可以发现不同类型和主题的彝族传统医药档案文献资源在数量和质量方面存在的问题和不足,并采取相应的措施加以改正和补救,以保证彝族传统医药档案文献资源的完整性,维护彝族传统医药文化的完整、准确、系统和安全。

3. 有利于推进彝族传统医药档案文献的开发利用

鉴定工作有助于了解彝族传统医药档案文献的内容价值,更好地发挥彝族医药的文献作用,实现对彝族传统医药档案文献的有效利用。开展彝族传统医药档案文献的资源建设和科学管理,对保护我国优秀的民族传统文化,更好地开发利用彝族传统医药档案文献信息资源有重要现实意义。

（二）鉴定工作的原则

鉴定彝族传统医药档案文献时要考虑到社会利用的多样性,用全面、历史和发展的观点来进行彝族传统医药档案文献的鉴定工作。

1. 全面性原则

一是要把彝族传统医药档案文献自身的特点和社会对这些文献资料的利用需求结合起来,深入研究彝族传统医药档案文献价值的构成因素,包括内容因素、时间因素、原生因素和形式因素,了解社会各界对彝族传统医药档案文献研究利用的各方面需求,综合评定其价值。二是要全面分析研究彝族传统医药档案文献内部资料之间的有机联系,从资料的有机结构中全面分析每类文献的数量和珍贵程度。

2. 历史性原则

彝族传统医药档案文献可以通过多种方式产生和搜集,其记载的是彝族群众在各个历史时期所创造的医药知识和经验,也反映了彝族社会发展的历史进程,鉴定时要注意把握它的社会背景和历史属性,把彝族传统医药档案文献放在它所形成的历史环境中,具体分析它的内容和形式特征,以及资料内部的有机联系,并结合社会各界对彝族传统医药档案文献的多种需求,综合判定其历史研究价值和现实利用价值,这样才能保持彝族传统医药档案文献内部的有机联系,维护彝族医药历史文化的原貌。

3. 前瞻性原则

彝族传统医药档案文献具有时效性和拓展性的特点,有的资源现在可能一时派不上用场,但是随着时间的推移,将来可能会对社会发挥作用。这就要求鉴定时要用发展的眼光来看待彝族传统医药档案文献的利用价值,预测其未来的作用,以发挥彝族传统医药档案文献的潜在作用,为子孙后代保留下这一珍贵的物质文化遗产。

二、鉴定的具体方法

一般档案的鉴定主要是为了判断其保存期限,但数据库建设中的资源鉴定则有所不同,彝族传统医药档案文献资源都是永久保存,不存在保存期限的问题,鉴定的主要目的是判断其是否符合数据库的收录要求,鉴定共有两个时间点,一个是原始资源收集的时候,另外一个是资源整理的时候。鉴定时前者对鉴定速度要求高,需快速完成,后者对鉴定质量要求高,需慎重考虑,具体的鉴定理论和方法如下。

（一）宏观鉴定方法

宏观鉴定方法来源于 20 世纪 80 年代档案学界提出的"文献战略"和"宏观鉴定战略",借鉴了这些理论的部分思想,规避了文献本体鉴定方法存在的不足,主要用于正在进行现场搜集的原始资源的鉴定。具体方法如下:档案文献在进行宏观鉴定时,不再检验具体文件,而是分析文献产生的时代背景,了解文献的形成过程、形成年代、形成机构、收藏机构,作者和其他责任者的情况等与文献形成相关的背景信息,以此来确定该档案文献的价值。比如,对于口述文献,可以考虑口述者的社会地位和社会影响,对于知名的彝医或传承人的口述档案就可以全面搜集,对于从事彝族医药工作的普通人员的口述档案就可以选择性收集。又如,国家图书馆等重要文献收藏机构收藏的古籍文献价值一般高于普通图书馆收藏的古籍文献。通过这样的方法,可以提高原始资源鉴定时的工作效率,批量搜集彝族传统医药档案文献资源。

（二）资源体系归入法

资源体系归入法充分发挥了数据库资源体系的作用,把符合彝族传统医药档案文献这一专题的资源归入数据库中,同时排除其他资源,主要用于原始资源的鉴定。具体方法如下:在进行数据库的资源建设之前,要根据资源的种类特点等基本性质,制定科学合理的彝族传统医药档案文献数据库资源体系,然后严格按照资源体系各级类目进行资源的收集,收集时要依据所收集到的每条资源的内容和形式,对照资源体系,查看该条资源能否归入某一栏目下面,如果能够归入则收集,如果不能归入任何栏目下面,则丢弃。这一方法可以保证数据库资源的完整性和专题性。

（三）利用需求决定法

利用需求决定法来源于 20 世纪 60 年代档案学界提出的"利用决定论",

但规避了利用决定论的一些缺陷和局限性，主要用于数字资源的鉴定。具体方法如下：档案文献鉴定时既要考虑文献资源的长远保存价值，又要考虑用户的现实的利用需求和潜在需求，从用户需求的角度出发，把用户需求作为判断彝族传统医药档案文献资源的重要标准。在决定数据库是否收录该资源时，一是要广泛调研用户需求。了解各年龄层次，各专业人员，各类型用户以及用户在不同时间地点对数据库的实际应用需要。二是要考虑资源本身的利用价值。根据数字资源的文件属性和参数，比如清晰度、分辨率、码率、DPI 等参数，排除质量太差的资源。最终综合考虑数据库建成后的社会效益和经济效益，避免随意、片面地决定需求方向。

（四）数据结构平衡法

数据结构平衡法是为平衡数据库中各类资源的数量，优化资源结构而设定的一个资源鉴定思路，在特殊情况下可用于电子资源和原始资源的鉴定。具体方法如下：在资源收集前难以确切估算各类资源的数量，在资源建设过程中，如果某类资源的数据过多或过少，就需要对资源数量进行平衡，使资源结构更加合理，利用更加便利。如果彝族传统医药档案文献中视频资源在搜集过程中发现数量非常少，而其他书籍资源比较多，那么在资源收集时，就要考虑平衡问题，只要发现与彝族医药相关的视频资源，暂不考虑其背景、质量和用途，应尽量全部收集入库，对于数量较多的书籍资源则要把好鉴定关，保证资源质量。

总之，在资源搜集整理的过程中，以上方法可以综合运用，对同一资源也可以在不同环节进行多次鉴定，以保证资源质量。

第四节　彝族传统医药档案文献资源的收集

彝族传统医药档案文献资源的收集是彝族文化保护和保障彝族人民身体健康的客观要求，符合国家近年来提出的民族文化保护政策和健康中国发展规划，是彝族医药文献资源保护和开发利用的有效途径。彝族医药文献中包含大量彝族特色文化素材和医药知识，千百年来，这些文化素材和医药知识在丰富彝族文化生活和保障彝族地区群众的身体健康中发挥了重要作用，但目前面临着快速流失的现状，很多民间散存的口述档案亟须抢救性采集，古籍文献亟须进行修复和整理，机构散存的档案文献亟须进行信息整合与开发利用。

一、濒危珍贵资源的抢救性采集

抢救性采集工作主要面对濒危资源和比较珍贵的资源，数据库建设项目组中需成立彝族传统医药档案文献资源抢救采集团队，对特定的濒危或珍贵资源进行专题采集，这也是专题数据库的特色资源建设的主要途径。

（一）抢救性采集的必要性

第一，彝族传统医药档案文献资源具有较高的医学价值和历史文化价值，是医疗、医学研究机构和民族文化保护等机构特色文献资源的重要组成部分。采集彝族传统医药档案文献资源不但丰富了这些机构的文献资料，还培养了相关人才，助力了民族医药的科研工作和特色资源建设工作，通过采集这些珍贵文献信息资源，使之成为自己的独有特色资源，创建自身的品牌文化价值。

第二，由于彝族传统医药档案文献资源正在快速消亡，抢救性采集是彝族医药历史文献保护和医药文化发展的客观要求。随着社会现代化的发展和彝族地区城市化步伐的加快，很多散存在民间的彝族传统医药历史文献正在快速流失，即使是收集到文化机构保存的部分文献资源的保存条件也不容乐观，急需进行抢救性修复。很多彝族传统医药知识没有文字记录，都是通过口传面授的方式进行传承，这些口述资料易于流失，难以保存，需要采取特殊的方式进行抢救性采集和妥善保存。

第三，抢救性采集工作有利于优先保护重点资源，将有限的资源和人力物力投入关键内容上。通过组织专门的团队，在特定的时间和地点范围内对某类资源进行抢救性采集，可以保证这些文献资源系统性和完整性，使资源发挥更大的价值。比如，到彝族聚居区域专题采集散落民间的彝族传统针灸疗法相关的档案文献资源。

第四，抢救性采集可以提高数据库资源的建设效率。可以组建包括各方面知识背景人员的团队，利用民族学和民俗学的知识帮助快速定位抢救性收集的地点范围和主题，语言学可以解决少数民族语言保护的问题，图书馆学和档案学可以解决分类和著录方法，在数字人文的背景下联合各级各类文化机构共同参与，实现采集条件的优势互补，通过数字资源的规范化建设和共建共享,让该项工作以最少的投入产出最大的效益。

(二) 抢救性采集面临的主要问题和对策

彝族传统医药档案文献抢救性采集过程中面临的问题主要有以下四点:

第一,保障性措施不足,相关机构没有形成合作机制。彝族传统医药档案濒危和珍贵资源的抢救性采集需要组织、人员、资金、设备等各方面的保障,但目前相关机构在这些方面显得还比较缺乏。

第二,彝族传统医药档案文献由于散存民间较多,文献类型多样,涉及面广,所以采集难度大。特别是珍贵的古籍文献资源,很多散落在云南、贵州和四川的彝族村寨,被一些彝族毕摩及其后人当作宝物收藏起来,一般不给外人看。口传文献资源更是难以收集,因为彝族医药相关的配方、草药功效、疗法等都是彝医们世代相传、赖以谋生的重要资源,大多数彝医都不同意将其录制成音视频资料。

第三,彝族的很多传统医药档案文献都是用彝文或彝语进行记录和口传。彝文在不同的地区差异较大,根据第二章所述,彝语又分为五大方言区,包括了若干土语,这就给文献资源的搜集团队带来了很大困难,比如语言不通,文献题名翻译不准确,内容理解容易产生偏差,这些问题对于需要精确研究的医药学科来说极为不利。

第四,很多彝族传统医药档案文献分散记载在其他文献中,比如哲学类、占卜类、宗教类、历算类文献中的彝族传统医药知识就比较多,虽然这些资料很多都已经过整理翻译和出版,但由于版本太多,如果没有充足的知识背景,在收集时一般人难以鉴定其价值。

面对这些问题,可以采取以下应对策略:一是要做好长期规划,制定相关政策,以实施某一专项档案文献资源采集项目为落脚点,加大对该项工作的资金支持力度,合理调配人力和物力。二是要充分发挥各类文化机构的优势,合作开展工作。档案馆的优势是资源的永久保存,强调资源的安全性。图书馆的优势是资源的利用和服务,强调资源的使用效益,文化馆的优势是资源文化属性的创作及其与政府机构的紧密联系,医院的优势是资源采集的软硬件条件,其积累了大量的现成素材,并拥有最好的采集设备,医学研究机构的优势是能快速全面地掌握资源采集对象的价值和现状。通过合作机制发挥各自优势,可以为采集工作提供广泛的基础保障。

（三）抢救性采集工作方案

1. 准备阶段

（1）研究工作流程

工作流程的科学化和规范化，是保障资源质量的基础。少数民族口述历史资料抢救性采集的工作流程按照阶段性管理、量化管理和优化管理的原则，分为前期准备、中期实施访谈和后期整理三个阶段，如图6-1所示。

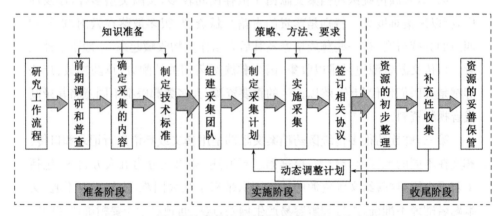

图6-1 彝族传统医药档案文献抢救性采集工作实施流程

（2）开展调研和普查

在开展抢救性采集工作前，要对采集的对象和内容进行普查和调研，收集珍稀文献的线索，全面了解和掌握采集对象的基本情况，包括保存地点、机构、破损程度等。以彝族传统医药档案文献的价值作为判断标准，比如看该资源的社会价值、文化价值、学术价值、经济价值和实用价值，初步确定哪些是珍稀和濒危档案文献。通过前期调研还可以为项目申报和采集工作的实施提供理论依据和实践基础，在此基础上由文化局、民宗局、档案局联合制定相关政策并成立项目组，确定项目牵头机构，比如某档案馆或图书馆，由项目实施机构的领导担任项目负责人，合理调配人力物力资源，联合有关部门开展工作。资源采集是一项长期的工作，需要不断积累，数据库的资源只有达到一定规模时才具有利用价值。

（3）确定采集范围

在实施采集工作前，要根据前期的调研情况确定采集的重点，采集的时间、地点和范围。在确定彝族传统医药档案文献在搜集的空间范围时,应充分考虑其地理、支系、方言区、历史等因素而形成的自然区域划分。彝族传统医药档案文献资料具有一定的地域性,比如,当地的草药和配方是某一地区自然现象和社会现象相关知识的载体,是对万物生成观点和事物相生相克原理的认识。抢救性搜集的内容应以彝族传统医药档案文献数据库资源体系为指导,重点抢救以下内容:一是民间彝医的家传或以师带徒,通过口耳相传、采药中教认草药,治病中传授诊疗技术,用药中传授药方,炮制中传授工技艺等方面的资料。二是民族医药研究所和彝医医院为挖掘、整理、继承、开发和研究而收藏的彝族医药档案文献。三是综合性记录的疑难杂症,专科性记述的某一种病的秘方、单方。搜集过程中不但要注意搜集古旧方剂,也要注重搜集新编的医药书稿,比如民族医药研究机构的编研成果。总之,抢救性采集的资源类型主要以口述资料、图像、音视频、辑录内容、单独的草药和方剂为重点,尽量利用现代化手段,全面抢救濒危资源,搜集和记录彝族珍贵的医药文献。①

（4）制定相关技术标准

抢救性采集彝族传医药档案文献的最终目的是建立数据库并提供利用,因此,数据库的标准化尤为重要,技术标准的制定是数据标准化的基础,包括设备和文件两部分。比如,采集设备包括摄像设备、照相设备、录音设备等。其中摄像设备应选用广播级摄像机,使用 CMOS 成像技术,有效像素 1000 万以上,10 倍以上光学变焦,支持 PAL 制式。照相设备应选用专业级单反相机并配齐微距、变焦、定焦和长焦等镜头。录音设备包括话筒和录音笔,配件包括无线接收器、防风罩、话筒杆等。麦克风为电容式,一般配备两套领夹式和一只定向麦克风。原始资源初步整理后的文件存储类型主要是文本、图片和音视频文件。其中文字记录文件的存储格式采用 DOCX、PDF、DOC 或TXT。图片文件存储格式采用 JPEG 或 TIFF,分辨率为 4 096×2 160 像素。音频为双声道以上,采样率不低于 44.1 KHz,量化位数 24 bit,格式采用 MP3或 AAC 或 WAVE,码率为 128 Kbps 或 320 Kbps。视频格式采用 MP4、MKV 或 AVI,压缩编码采用 H.264 或 H.265,码率不低于 20 Mbps,分辨率不低于 1 920×1 080 像素,帧数不低于每秒 24 帧,视频采样率不低于 4∶2∶2,

---

① 刘英:《武陵山少数民族民间医药文献的搜集与整理》,《河南图书馆学刊》2016 年第 12 期,第 74—75、78 页。

视频量化位数不低于 8 bit。

2. 实施阶段

(1) 组建采集团队制定

实际工作中要根据不同的采访场合和要求组建适合的采访团队。一般情况下资源采集团队的构成如下:队长负责团队管理并制定采集计划,协调联系相关机构和人员,撰写工作日志和总结;顾问由相关领域的学者担任,负责为项目提供专业指导并参与制定采集计划;资料采集工作人员负责现场搜集资料;技术员负责提供技术保障,比如设备的调试、数据安全和故障处理;录音和摄像人员负责按照队长的要求进行拍摄;记录员负责采集内容的初步整理;后勤人员负责为团队安排交通和食宿;翻译和向导一般到了采集地之后临时聘用,负责把团队带到指定地点并翻译彝语和方言。

(2) 制定采集计划

第一,抢救性采集都是阶段性的工作,按照上述抢救性采集的重点,根据采集的内容、数据库资源体系和前期调研情况综合选择并确定采集对象,把采集的对象按照距离远近、珍稀程度和保存情况进行排序,制定完整的采集计划,统筹安排采集时间。第二,在外出采集前要与当地的文化或医疗部门取得联系,获取采集对象的基本信息,确定采访主题,提前 1—3 天与采集对象及其相关人员联系,确定采集的具体时间和地点。第三,汇总所有预约好的时间和地点,做出采访工作的时间、路线和进度计划,时间计划要留有余地,使其可以根据访谈的情况动态调整,能够临时增加新发现的采集对象。每次外出采集一般以单一区域为主,时间控制在两周以内,注意避开雨季和农忙时节。出发前要调试好相关设备和备用设备,准备好采访记录本、证件、公函、授权书、礼品等物品。

(3) 实施采集

一方面,对于纸质载体的彝族传统医药档案文献,到达采集区域后,可以通过拜访当地的知名彝医和彝族医药研究人员,获取文献线索,还可以到当地图书馆、博物馆和档案馆等机构开展交流,搜集文献信息。很多民族医药专著、地方志书、民族史书、汉文医书、小说、野史、中医药书籍等文献中都有关于彝族传统医药档案文献的相关内容。纸质档案文献的收集既需要民族地方政府的大力支持,也需要当地图书馆、档案馆等文献收藏机构的配合及参与。另一方面,需要高度重视非常规载体的彝族传统医药文献的采集工作,比如声像载体资料,金石铭文、医疗器械和草药标本等实物、碑刻拓片资料,图片、照片、音视频等文献,收集这些资料可以使彝族医药知识更加完整和完善。由于彝族的这些非常规载体文献存世数量较少,且存在严重的亡佚、流传错漏及持有人秘而不传等问题,这些档案文献是抢救性采集的重点。此外,要高度重视老彝医,彝族地区的知名人士等人员的口述资料采集,可以采取录音、录像、专访、座谈会、跟师等多重手段,结合人类学和民族学调查和记录方法,尽量做到存真存实。[①] 有很多彝族医药知识及其文献散落在彝族民间,需要团队深入彝族农村地区进行实地采集,对于通过口头传承的知识,可以在进行田野调查的同时采取访谈、询问、现场录制音视频等方式进行采集,采访的重点人群包括彝族地区的民族文化研究机构的研究员、基层卫生工作人员、运用草药治病的长者、民间草医、民间医药爱好者等,在调研过程中如果遇到珍贵的散存民间的纸质档案文献,也可以通过拍照、复印、手抄、购买等方式及时进行收集。

（4）签订相关协议

首先,在采集纸质档案文献、录制口述档案文献或复制电子档案文献及拍摄实物档案文献之前,采集人和采集对象的版权所有人应分别宣读"伦理声明",并全程录音或录像,以保证采集内容的真实性与合法性。其次,采集前要告知版权所有人的权益,尊重其意愿,保护其隐私,特别是录音录像要在对方完全自愿的前提下进行。此外,还要向采集对象的版权所有者说明资源采集的目的、方法和用途,并与其签订具有法律效力的"彝族传统医药档案文献著作权授权书"和"文献与肖像使用授权书"。从内容到形式再到外观等方面的使用权限,双方的权利义务、使用方式、利益分配等方面都需要在授权书中写明。

3. 收尾阶段

（1）资料的初步整理

采集到的彝族传统医药档案文献资料应在当天由记录员进行初步整理,所有档案文献应做好必要的标识,非电子文献要撰写制作说明材料,以便以后查找。对所采集的口述资料和音视频资料进行检查,即时对音视频文件的内容大意进行翻译或转录为文字稿,以防信息的遗忘、错乱和丢失,文字稿将来

---

① 龚谨,李昕:《论少数民族医药文献收集整理的举措与目标》,《中国民族民间医药》2009 年第 1 期,第 44—45 页。

可以直接作为数据库的内容提要字段。电子文献和非电子文献的说明材料按照"本次采集工作名称——采集时间——内容主题——文件类型"的分类方法在计算机中建立文件夹保存。

（2）补充性收集

在进行初步整理时，对于有疑点、错漏、采集质量、效果不理想或资料收集不全的地方，要作回访求证和补充性收集，可以采取电话采访录音的形式，也可以请当地人帮忙收集后通过网络发送。尽量收齐与该主题相关的所有资料，保证资源的完整性。

（3）资源的妥善保管

本次采集工作结束后，要采取必要的措施保障资源安全。资源的不安全因素包括人为因素和自然因素。首先要保障计算机和存储设备的实体安全，比如防磁、防火和防盗。其次要保证网络和软件系统的安全，防止黑客入侵和系统损坏。最后要做好原始资料的备份工作，将数据备份至两个不同的存储设备上。[①]

二、机构和民间散存资源的普遍性收集

机构和民间散存彝族传统医药档案文献的普遍性收集是指由某一个资料收集主体尽最大的努力采取各种有效方法把分散在各地的各种形式的彝族传统医药档案文献汇集到一起。搜集和收集两个词的内涵外延基本一致，都是人们通过一定的方法是把零散的事物聚集到一起，搜集较收集而言，有一定的选择性、方向性，其收集的内在动力更强。彝族传统医药档案文献的搜集和收集两个概念差别较小，本书中可以等同使用。

（一）收集策略

1. 提高认识，统筹规划

首先，国家及档案文献管理部门应加强对传统医药档案文献收集工作的统筹规划，出台相应的政策法规给予支持。通过学术讲座、媒体宣传、报刊报道等各种途径，向群众宣传《档案法》中公民保护民族档案的权利和义务，宣传

[①] 高建辉：《数字人文视域下少数民族口述历史资料抢救性采集方法研究》，《图书馆》2020 年第 3 期，第 55—60 页。

彝族传统医药档案文献的概念以其保护意义,普及相关政策,提高群众的档案文献责任意识,调动广大群众参与收集工作的积极性。其次,国家要注重加强对民族传统医药档案文献整理保护工作者的认同,重视他们的发展,维护好他们的合法权益,保护、管理好现有的彝族传统医药档案文献,防止其流失和损坏。最后,彝族地区的政府要把彝族传统医药档案文献的收集整理工作作为地方文化建设的重要项目立项,相关工作列入政府工作计划,在工作安排、资金投入、人员配备等方面统筹考虑,具体落实,确保将这些珍贵的彝族传统医药档案文献收集到特定的机构进行妥善保管。

2. 拓宽渠道,多方参与

第一,彝族地区的政府要采取措施促进档案文献管理和利用部门的人员与彝医医院之间的合作交流,通过他们了解丰富的彝族传统医药档案文献的资源线索,拓宽征集渠道。还可以将彝医纳入彝族传统医药档案文献征集和整理工作中,充分发挥他们的积极性和主动性,提高工作效率。第二,彝族地区的医药管理部门要重视彝族传统医药档案文献的收集工作,依托党和国家的民族文化遗产保护政策,组织协调,动员各方面的力量,齐心协力地做好收集工作。第三,彝族传统医药档案文献数量丰富,分布面广,征集任务繁重。因此,彝族当地政府应立足图书馆、档案馆和文化馆,组织彝医馆、彝医医院、科研院所等相关机构,调集各方面的力量,共同开展彝族传统医药档案文献的收集工作。征集工作应以图书馆为主,吸收文化部门、档案部门、医疗机构、科研机构、宣传部门、高校等有关部门参加。

3. 宣传动员,鼓励捐赠

已经收集的彝族传统医药档案文献主要分布在文化部门和科研人员手中。在进行彝族传统医药档案文献的收集工作时,除了加强宣传工作,动员各阶层人士将保存的资料交由收集主体保存外,还必须认真执行党和国家的宗教、民族政策,尊重少数民族各阶层人士,并采用奖励捐献、赎买原件、复印收集、印制拓片或数字化多媒体等方式,将彝族传统医药档案文献征集到图书馆等部门进行集中保管。

4. 普查摸底,适当赎买

各地的收集单位和部门应对本地彝族传统医药档案文献的收藏状况进行摸底调查,尤其要重点调查珍贵医药资料的保存现状、地点和相关人员的联系方式,对于珍贵的彝族传统医药档案文献可采取购买的方式将这些档案文献收藏到文献保护机构进行保存,并科学合理地对其进行管理和修复。

5. 多措并举,确保完整

彝族传统医药档案文献的收集机构在档案文献征集中务求齐全完整,准确系统,对于暂时征集不到的医药档案文献资料原件,可采取复印、拍摄、拓印等方式进行征集,对于博物馆、图书馆、文化馆等单位收集保存的具有档案、图书、文献史料、文物等性质的档案文献资料,可依照国家有关规定,经过协商保存其原件或复印件。

(二) 具体方式

1. 直接采集

彝族传统医药档案文献的直接采集是指资料收集主体(单位或个人)有计划地与文献持有人在特定的时间地点见面,通过各种档案文献的采集手段,现场采集图片和音视频等资料,商讨解决文献的版权归属等问题,把相关档案文献收集并集中保管的搜集方式,抢救性采集主要就是采用直接采集的方法。比如,深入村寨搜集传世古文字彝族医药文献的珍稀版本。由于一些彝族古文字医药档案文献在流传过程中往往会出现传抄错误或残缺的情况,只有通过不同版本之间的对照校勘才能还原其本来的面貌,深入挖掘其学术价值,为彝族医药学的学术研究正本清源。此外,还可以从其他民族古籍文献中挖掘彝族传统医药档案文献,很多重要的彝族传统医药学信息,虽然在彝族医药专著性文献中没有记载,但可能记载在其他文字、其他民族或其他主题的文献中。比如,记载在非医学文献中的彝医学哲学思想,清浊二气理论和五行学说,还有对人体官窍脏腑的认识等医学知识。也就是对彝族传统医药档案文献的采集不能局限于本民族、本学科,应从多视角、多领域挖掘其内涵和认识其价值。

2. 征集购买

征集购买是指图书馆、档案馆、民宗局等资源收集主体在资源普查和价值评估的基础上,对于特定的价值较高的资源,向有关部门申请经费进行购买的收集方式。很多彝族传统医药档案文献可以通过发布公开信息的方式向民间征集。通过征集,可以寻找到彝族民族古文字医药文献的佚文佚书,这在彝族医药学研究工作中占有非常重要地位。一些佚书或部分佚文的发现,常常能解决彝族医药发展史上的某些难题。

3. 移交接收

根据《档案法》等国家政策法规,对于属于彝族传统医药档案的文献可以移交到档案馆进行集中保存,因此,档案馆可以要求彝族医疗机构、民间彝医、图书馆、博物馆、文化馆、研究所等机构中属于档案的彝族传统医药档案文献移交到档案馆保存。

4. 捐赠赠送

彝族地区的很多彝医和彝族文化研究学者和民间收藏爱好者在其调研过程中会收集到一些彝族传统医药档案文献,他们所做的研究和收集工作一般都是出于兴趣或自愿保护和传承彝族文化,因此,他们会自愿把自己所收集到的彝族相关资料赠送给具有更好保存条件的机构进行保存。

5. 交换复制

为保证资料的完整性,可以把同一系、同一来源、同一主题的档案文献资料汇集到一个收集机构进行保存,资料收集的主体与主体或个人之间可以进行资料的交换或复制把同类资料汇集在一起,便于统一保管和利用。

6. 共建共享

机构或个人可以商定一个协议,通过建设一个互联网数据库平台,对各自保存的彝族传统医药档案文献进行共建共享,各自收集自己的资源,大家一起开展资源建设,然后依据协议,共享平台中的彝族传统医药档案文献资料。

（三）搜集方式的优缺点对比

表 6-13　彝族传统医药档案文献不同搜集方式的优缺点对比

搜集方式	优点	缺点	适用范围
直接采集	收集主体有版权,资源质量高,内容真实可靠	需耗费大量的人力物力和时间,收集范围有限	适用于科研人员在彝族地区进行田野调查的同时进行采集
征集购买	资源质量有保证,收集范围较广	成本高	适用于经费充足的收集主体
移交接收	无成本,资源都经过了整理,后续工作效率高	资源必须是档案,只有档案馆可以收集	适用于档案馆之间

（续表）

搜集方式	优点	缺点	适用范围
捐赠赠送	无成本	必须自愿捐赠，数量较少，资源质量低	适用于没有建设经费的情况
交换复制	成本低，资源完整	收集主体协商困难	适用于经费有限的收集主体
共建共享	成本共担，共同建设，共享成果	由于各机构的贡献不同，他们之间的权责难以划分	适用于同一地区或同一系统联系较为紧密的收集主体

从表6－13中可以看出，不同的资源可以采取不同的搜集方式，选取哪种要结合收集的单位或个人的实际情况和资源的价值进行综合判断。在彝族传统医药档案文献数据库建设过程中最主要的方法是直接采集、征集购买、共建共享三种。

三、机构散存资源的信息整合

在数据库建设时，如果彝族传统医药档案文献的实体资源无法收集在一起，可以通过数字化信息整合的方式达到同样的效果。

（一）资源整合的基础和规划

首先，国家近年来加大了少数民族档案文献资料的搜集、整理和数字化建设力度，也加大了对相关项目的支持力度，相关领域的项目立项数量和学术研究成果不断增加。根据国内外资源建设的发展趋势，最终必然走向图书馆、档案馆、博物馆等文化机构的资源整合。其次，彝族传统医药档案文献数量众多，分布广泛，还有大量散落民间，如果只靠一个机构进行抢救性采集，收集和保护的效率较低，众多民族和文化工作机构可以通过采集、收集、征集、交换、购买等方法不断获取彝族传统医药档案文献，最终把这些资源整合到一起，使资源建设速度倍增，特别是档案馆、图书馆、博物馆和民委四大系统保存的彝族传统医药档案文献数量最多，只要条件具备，随时可以进行数字化整合。最后，随着计算机和网络技术的发展，数字化转换和存储技术已经成熟，大数据和云计算技术的广泛应用为彝族传统医药档案文献数字资源的检索和利用开拓了新的领域。异构数据的整合方法不断完善，很多方法已经被应用到了特色数据库的建设平台上,彝族传统医药档案文献数字资源的整合可以直接借鉴和利用这些方法,例如,目前广泛利用的元数据收割协议。彝文信息化技术近年来也得到了快速发展,在彝文输入法和彝文信息化标准的制定方面产生了很多成果。

(二) 机构的协作模式

1. 协作模式的类型

第一种是政府主导的国家层面的协作模式。在这一模式中政府发挥着主导作用,为机构协作制定有关政策,提供资金和人力支持,通过行政手段引导,为协作过程及效果提供保障。第二种是跨行业的协作模式。很多彝族传统医药档案文献保存机构都有业务与学术的行业学会或协会,比如彝学会、图书馆学会、档案学会、档案工作者协会等,可以从学会和协会的角度成立跨行业的综合性机构,专门负责协作事务,通过这一机构建立统一的标准,例如数字化标准、著录标准、统一门户网站、用户身份认证等,从而实现跨行业的协作。第三种是跨机构的区域内自发合作模式。该模式可以由某一机构牵头,出于对特定服务目标的自觉追求或公众的迫切需求,基于自愿和互利的原则,共同制定战略规划,分担成本,该模式要求牵头机构具有明显的规模、用户、人力、技术、资金、声望等优势。第四种是跨区域的项目联盟。该模式需要来自不同区域的机构组成一个临时性的联盟,针对某一项目,在其生命周期内开展合作,项目终止后联盟活动也停止,也可以不断增加新的项目以延长联盟持续时间,如"世界数字图书馆"和"世界记忆工程"项目。第五种是全面合并模式。把协作的相关机构无缝整合为一个新的组织机构,统一管理和调配各种资源并整合相关的要素,该模式在目前的情况下难以实现。①

2. 彝族传统医药档案文献资源整合的协作模式

根据彝族传统医药档案文献数字资源的特点和整合工作的指导思想与思路,综合以上几种协作模式的优缺点,提出跨机构的区域内综合协作模式,如图6-2所示。整个项目由地方政府统一领导,制定政策,提供人力、物力和资金的支持,项目管理机构是由各彝族传统医药档案文献保存机构及其主管机

---

① 罗红:《LAM(图书馆、档案馆、博物馆)协作内容与模式研究》,《情报理论与实践》2017年第6期,第33—39页。

构的负责人组成,根据各行业机构的意见建立各种标准并由行业机构提供技术支持,由牵头机构具体负责实施资源整合,该工程可以划分为多个阶段或步骤,实施过程中政府可以适时引导,资源整合区域内的各彝族传统医药档案文献保存单位作为协作成员参与,形成一个跨机构的区域内综合协作项目。

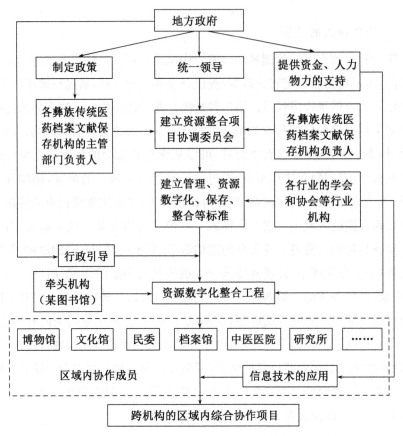

图 6-2 彝族传统医药档案文献数字资源整合的协作模式

(三) 数字资源的整合模式

1. 在协作机构之间进行资源的整合与共建

该模式适用于数据无法集中的存量资源或者新增资源分散存放于各个机构且由于某些原因资源不能完全开放的情况,协作成员各自建立自己的检索平台,对彝族传统医药档案文献进行数字化并保存,牵头机构建立一个统一检索平台,挂接各协作单位的检索系统,从而实现资源的统一检索,但资源必须按照保存单位设置的权限从该单位链接获取。其优点是资源平台和服务都掌握在各协作机构手中,更新维护方便,一般不存在知识产权问题。缺点是由于受制于各单位的软硬件条件,整合与开发利用效果不好。

2. 数据提供者和服务提供者分离的资源整合共建

协作机构作为数据提供者,只负责按照统一的标准数字化处理本馆的资源并及时更新,数据存储在各协作机构的服务器上,相关机构按要求开通数据库的访问和调用接口,后续事宜均由牵头机构处理。例如"欧洲数字图书馆"项目就采用了这种模式。牵头机构统一进行平台和资源体系建设,根据"元数据收割协议 OAI—PMH"从数据提供者的服务器中收割提供服务所需的数据并为用户服务。其优点是服务提供者可以将获取的元数据进行加工处理和深层次开发,拓展更多服务类型,例如数据挖掘、知识发现和智能化服务等,服务更加专业化。其缺点是元数据需要进行虚拟扩展,对具有多元属性的资源要进行交叉著录,更新较慢,获取原文不方便。

3. 机构相对独立的资源整合共建

在该模式下,协作机构提供原始的彝族传统医药档案文献或者数字资源,由一个单独的机构统一进行彝族传统医药档案文献的数字化转换、标引著录、编辑存储、建立独立的数字资源软硬件管理和利用平台,并为用户提供服务。这一机构可以是牵头机构或者第三方机构,其完全掌握资源的组织、技术实现、运行和服务机制。这一模式的缺点是由于大量元数据都要重新制作,工程的实施需要消耗巨大的人力、物力和时间,并且容易出现知识产权问题,短时间内很难达到较大的数据规模。优点是数据质量和服务质量比较高。例如,世界数字图书馆项目整合了世界各国 LAM 的文化资源,为全球用户提供了一站式信息资源集成服务,但数据量较少。

4. 基于五大系统的档案文献资源整合共建

通过对保存机构的分析,目前的彝族传统医药档案文献的保存和保护主体机构主要包括图书馆、档案馆、博物馆、民委(含彝族文化研究院所)和中医医院五大系统,他们所保存的彝族传统医药档案文献数量占了所有保存机构的一半以上,在彝族传统医药档案文献的集中保护中发挥了主要作用。通过构建以五大系统为主体的资源共建共享模式,可以有效解决彝族传统医药档案文献信息资源整合问题。五大系统可以在各省区的省级机构建立"彝族传统医药档案文献保护与资料信息中心",建设各个系统的彝族传统医药档案文献目录和摘要数据库及网站,开展彝族传统医药档案文献目录资源的联合检索服务,然后系统内各机构对各自的彝族传统医药档案文献进行数字化加工处理,并集中上传到省级中心的网站,最后在五大系统中实现数字彝族传统医药档案文献的文献传递。由于协作机构只有五种,协调和执行机构等问题相对容易解决,这种模式的优点是实施难度较低,成果见效快,资源整合效率和质量较高。缺点是资源的整合范围不够全面。

综上所述,最佳的彝族传统医药档案文献数字资源整合模式宜采用以牵头机构为主体的独立资源整合共建模式,即协作机构把已有的数字资源或者原始彝族传统医药档案文献提供给牵头机构,由牵头机构统一进行异构数据的整合与重构,最后由牵头机构建立资源检索平台并提供服务。在这一模式中适合作为牵头机构的最佳单位是图书馆,因为只有图书馆才能同时具备古籍修复条件、建设软硬件平台的人力物力条件、确保数据安全的资源保存条件以及提供利用的条件。

第五节 面向数据库建设的彝族传统医药档案文献资源整理

一、资源整理的原则和流程

(一) 整理的原则

彝族传统医药档案文献记录了彝族医药知识及其历史文化精髓,弥补了彝族传统医药档案文献信息资源的不足,传承了民族历史记忆,为彝族医药和历史文化的研究提供了重要资料。开展面向数据库建设的彝族传统医药档案文献整理(有时也称数字化整理)的研究有利于抢救和保护这些珍贵资料,有利于其科学的管理和开发利用,有利于更充分地发掘其蕴含的医疗价值。彝族传统医药档案文献的整理工作应符合档案文献管理的一般要求,为其价值的实现创造有利的条件,并遵循一定的原则。

1. 以图书、百科、图片和人物为主要整理单位

根据彝族传统医药档案文献数据库的资源体系(表6-2),该数据库资源所涉及的内容主要包括三大类,第一类是图书,比如专著、古籍、手抄本、文献汇编等,这些资料整理的最终结果就是图书条目信息。第二类是百科,比如口传和单条记录的草药、方剂、技法以及音视频录制的故事、传说、史诗、纪录片等,这些资料整理后的最终结果是百科条目信息。第三类是人物,整理后的最终结果是人物条目信息。在整理工作中,以图书、百科、图片和人物为主要整理单位可以与收集到的档案文献内容相对应,紧扣资源收集的内容和主题,根据数据库资源体系制定的分类层级方案,易于操作,便于整理,有利于保持相关档案文献之间的联系。

2. 整理时尽量保持档案文献的原始性

根据档案整理理论和来源原则,整理工作中应遵循"充分利用原有基础,保持文件之间的历史联系"的原则。在整理彝族传统医药档案文献时也应遵循该原则,还原"原汁原味"的记录材料。保持档案文献资源的原始性主要体现在主题内容的原始性和记录形式的原始性两个方面。具体工作时,首先要保证数字化转换的原始性。数字化转换涉及的对象包括纸质图书、历史古籍、现代手抄档案文献、实体照片、图画和声像档案等非数字化资源,这些资源需要通过扫描、拍照、文字转录等方式进行数字化处理,在数字化转换过程中所使用的技术和方式要能确保电子文献的信息表达和原文献一致,最好能同时记录原文献的载体信息,从而保证档案文献的原始性。其次要保证电子文件的原始性。数字资源以电子文件的形式保存在计算机的存储设备中,在整理时可能会对这些电子文件进行加工和编辑,比如裁剪内容、调整大小和分辨率、转换格式等,在编辑过程中所使用的软件、技术和方法要尽量保留原有的文件参数,保证编辑后的电子文件所表达的信息与原文件一致。最后要保证标引著录的原始性。标引著录工作都是由人工来完成,这就不可避免地会受个人主观因素的影响,比如,在进行标引著录时需要对档案内容进行描述或撰写内容提要,这就要求所著录的信息要能够准确完整地反映档案文献所要表达的主要信息,特别是音视频的内容应尽量做到语言的逐字转录,以提高音视频资源检索的准确性。

3. 符合各类标准规范的要求,便于数据库建设和利用

在开展整理工作过程中,要严格按照国家和行业标准或者参考本书所制定的各种规范。这些标准规范主要涉及数字化转换、编辑加工、标引著录、保存和命名、数据导入导出格式等方面。比如《数码照片档案标引著录标准》、《照片类电子档案元数据方案》(DAT 54—2014)、《电子文件归档与管理规范》、《音视频档案标引著录标准》、《录音录像类电子档案元数据方案》(DAT 63—2017)、《录音录像档案数字化技术规范》等。另外,要根据彝族传统医药档案文献资源的特点和利用需求,在整理时针对所使用的数据库应用平台的功能和性能,合理设置整理步骤,简化操作流程,便于数据和文件的录入与管理,便于资源的检索和开发利用。

(二) 整理的流程

面向数据库建设的彝族传统医药档案文献整理方法和流程是专门针对档案文献信息资源数据库建设而设计的,通过反复实践和总结,如图 6‑3 所示,该流程分为三个阶段:准备阶段、电子文件处理阶段和元数据生成阶段。在准备阶段,要明确整理内容,准备好数字化相关的软硬件设备,对原始档案进行修复和筛选,开展原始资源的数字化转换工作,本阶段是整理工作的前提,为后续工作提供了原始材料。电子文件处理阶段主要是把彝族传统医药档案文献数字资源对应的电子文件进行加工、编辑和保存,形成适合于数据库检索和利用的新文件,处理环节包括规范化处理、分类、编辑和有序存储,本阶段可以决定数据库的数据规模和全文质量,为后续的著录工作奠定基础。元数据生成阶段是整理工作中最重要的阶段,包括存储后档案文献的标引著录和数据的导入,其中著录工作是所有环节中消耗人力物力最多的环节,著录的质量直接决定了数据库检索、统计和利用等主要功能的使用效果,著录的详细程度和规范程度是数据库区别于数字资源库的重要标志。

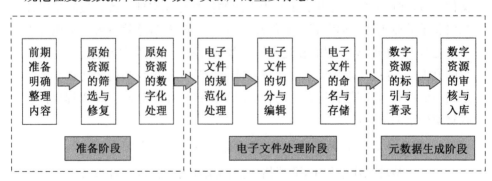

图 6‑3 面向数据库建设的彝族传统医药档案文献整理流程

二、资源整理的具体方法和要求

（一）做好前期准备，明确整理内容

1. 做好前期的准备工作

在开展整理工作之前，要做好五个方面的准备。第一，准备好软硬件条件和场所。硬件主要是工作端设备，比如计算机、扫描仪等。软件主要是各类型文件的编辑和封装软件，如 Microsoft office、Adobe Photoshop 等常用文档与图像处理软件。场地的选择应有利于档案文献的存放、查阅、调用和保护，场地内应考虑好防火、防晒、防盗、防潮、防污、防尘、防虫等因素，如果存放的是古籍，还要能保持需要的温度和湿度，同时，还应配备视频监控系统。第二，准备好标准规范和工作方案。包括整理的流程、方法、要求，整理对象、工作目标、责任分工、进度安排、安全管理措施、数字化标准、元数据标准、标引著录标准、电子文件参数标准等。第三，配备好人力资源。人员是整理工作的关键，要组建相应的项目组或团队对整理工作进行统筹协调并组织实施。项目团队还可以进一步分为组织管理小组，数字化工作小组和标引著录工作小组等专业化小组，合理搭配人员的学科背景，开展人员培训，进行必要的基础知识的学习和储备。第四，准备好原始资源。包括数字化和非数字化的具体整理对象。第五，准备好资金项目。资金项目是开展整理工作的基础保障，整理前要制定工作报酬的发放办法和激励机制，调动整理人员工作的主动性、积极性，保证整理质量。

2. 明确整理内容

根据彝族传统医药档案文献数据库的资源体系，彝族传统医药档案文献资源由很多不同形式的载体组成，整理时面对的整理对象主要包括图书、手稿、录音、录像、照片、条目等主体资源及相关资源，具体如表 6-14 所示，从表中可以看出整理的资源类型和内容。

表 6‑14 彝族传统医药档案文献整理时面对的载体和内容

	载体形态	来源说明
类型	图书	纸质或电子的正式出版物
	古籍和手稿	纸质或电子古籍图书、现代手抄本
	照片	纸质照片、数码照片
	录音、录像	录音录像磁带或光盘、数码录音录像音视频文件
	电子文稿	录音录像文字转录形成的电子文稿和网络文摘
	词条	收集到的词条、草药、方剂、医约医训等零散资源
	人物信息	针对人物主题专门制作的文档
内容	图书资源	收集到的与彝族传统医药相关的图书、古籍和手稿专著,正式出版的档案文献汇编类书籍
	专题资源	收集到的与彝族传统医药相关的音视频、人物资料等
	零散资源	从其他文献中摘录出来的零散信息,比如百科、词典、单方,文摘等资源
	相关信息	彝族传统医药档案文献资源采集时记录的采集对象、采集实施的基本情况、版权协议等相关信息。

(二) 原始资源的筛选与修复

1. 筛选

原始资源的筛选工作就是要根据各类型档案保存的数量和质量要求,剔除多余或者无法利用的档案文献,如破碎严重无法使用的图书,图像模糊或对焦不准、分辨率或清晰度太低的照片,内容难以辨认、不符合拍摄角度要求的照片或音视频,违反意识形态和法律法规的资料。当然,对于特别重要的稀有档案文献,为保留仅有的历史记忆,相关要求可以降低。其次,对于部分数码照片和音视频档案资源,如果某个文件中包含了多余的信息或者多条信息(主题)存放于同一文件内,就需要对其进行裁剪处理,删除某个文件中的多余部分。但要注意以下原则:同一场景和同一角度拍摄的照片和音视频原则上只保留一张或一段,不同单位所采集的内容原则上不重复,不同版本但属于同一内容的纸质文献可以分别留存。保留的档案文献要求字迹或画面清晰,内容完整。

2. 修复

原始资源的修复主要是针对历史古籍、手稿、照片、声像资料和音视频文件。其中历史古籍、手稿和照片的修复主体一般是各地图书馆建立的古籍修复中心，修复要求按照国家标准《GB/T 21712‐2008 古籍修复技术规范与质量要求》和《DA/T 64.3‐2017 纸质档案抢救与修复规范第三部分：修复质量要求》进行，修复的流程包括脱酸、补书叶、溜口、托、裱、机械补书、喷水压平、单页衬、双页衬、错口衬、接书脑、惜书衬、镶衬、挖衬、折叶、剪齐、锤平、齐栏、齐下脚、压平、订纸捻、包书角、扣皮、上皮、筒子皮、包背、打书眼、订线、贴签等。修复过的古籍要求页面平整、栏线正直、无死折、不缩不皱、平整洁净、字迹完整、不跑墨、不褪色。声像资料的修复没有适用的标准，常见的问题主要是物理形态出现变形和划伤、磁粉脱落、发霉变色、受潮等。主要处理技术包括去尘、去污、磁带拼接，消除复印效应等。去尘可以用羊毫笔和酒精擦拭，去指纹和油脂可以用 20%—25% 的汽油与 75%—80% 的甲苯混合液，去红蓝墨水斑点可以用显影液浸泡，去霉斑可以用除霉液（1% 五氯酚钠溶解于 85% 乙醚和 15% 酒精）擦拭，去黑斑点可采用比例减薄的方法，消除划痕折痕可以用流动的清水冲洗，恢复褪色影像可采用卤化再显影法和硫脲自射线照相等方法。[①] 对于音视频文件的修复一般难度较大，只能进行简单处理，包括重建索引、重编码、重新封装、音视频分离、降噪、爆音修复、人声增强、AI 上色、插帧、滤波等，但是，目前这些方法对损坏的音视频文件修复效果不太理想。

（三）原始资源的数字化处理

虽然有很多口述历史档案在采集时已是数字化形式，直接拷贝到计算机即可进行下一步的处理，但还有一部分历史年代久远的档案文献存储在磁带、录像带和纸质材料上，需要对这部分档案先进行数字化处理。数字化工作如需外包，应严格审查相关企业的资质，按照《GB/T 20530‐2006 第五章》的要求评估数字化加工企业的技术人能力，从档案部门、数字化服务机构、数字化场所、加工设备、成果移交、设备处理等层面进行严格要求，落实到具体项目中，每个环节都要有专人监督质量，特别是外包业务，需要专业人员进行指导，

---

① 花勇：《浅谈声像档亲修复技术与方法》，《河南水利与南水北调》2010 年第 12 期，第 70—71 页。

监控数字化的质量和进度,保证数据安全、原件安全和人员安全。声像档案数字化对设备和场地要求较高,需要配备专用的数字化场地,合理布局,防止强磁场干扰,损毁原件。场地按照处理环节可以分为原件保存修复区、信息采集区、数字化转换区、成果保存和质量检查区等工作区域。磁带、录像带上生成的档案数字化方式是:利用 U-Matic、Betacam 等录像带无损采集转换技术,将磁带、录像带上的内容转换到计算机上。声像档案文献数字化之后除了要保留档案文献内容,还要记录档案文献形成的相关信息。比如采集的时间地点、主题内容、主要人物和事件等。此外还有部分彝族传统医药档案文献是用彝文撰写的,这类档案文献数字化之后还要进行翻译,记录档案文献的内容提要。数字化处理之后的文件保存目录为"资源类型——文件格式——数字化时间"。

数字化的标准可以参考《录音录像档案数字化规范》(DA/T 62 - 2018)和《纸质档案数字化规范》(DA/T 31 - 2017)。档案文献的数字化方式有文字识别、拍照、缩微、扫描和人工录入等。纸质档案最常用的方式是扫描,扫描效果的好坏与扫描设备关系很大,应根据实际情况尽可能选择好的书刊扫描设备,扫描仪最好能支持批量扫描和自动翻页。同时,还应配备最新的扫描软件,该软件的功能除了调整扫描参数、保存扫描文件等常规功能外,还应该具有扫描之后文档的自动排序、自动分类、预览、多幅面拼接、PDF 文件自动封装与拆封等。扫描仪的参数的设置对扫描效果也有重要影响,设置的基本原则是图像清晰、完整、不失真、图像效果接近文献原貌。要选用对原始资源破坏性小的设备,如果扫描设备尺寸的纸质文献大于扫描仪的幅面,则可以用更大幅面的扫描仪进行分幅,也可用小扫描仪分幅扫描后对图像进行拼接,分幅扫描时相邻图像之间应留有足够的重叠,并手工记录分幅的方法和顺序。对于极其珍贵且尺寸不规则的档案文献,为方便直观显示原件大小,可采用标板、标尺等方式表示原件大小等信息。考虑到档案文献的开发利用的多样化,需最大限度保留档案文献的原件信息,扫描时的色彩设置建议采用彩色模式,扫描后的页面为档案原色,但同样参数扫描后文件所占存储空间比较大。如果档案文献的字迹清晰、不带插图,则可采用黑白二值模式扫描,此时文字的对比度和清晰度比较高,且扫描后文件所占的存储空间较小。如果档案文献为黑白色且档案文献的字迹清晰度差或带有插图,则可采用灰度模式进行扫描,页面为灰阶色,扫描后的文件占用空间适中。为保证所有电子文献的规格统一,分辨率的选择一旦固定,原则上就不再进行调整,考虑数字图像后期利用的方式等因素,建议扫描分辨率不低于 200 dpi。如果文字偏小、密集、清晰度较差时,建议扫描分辨率不低于 300 dpi,需要进行高精度复制的档案文献,建议扫描分辨率不低于 600 dpi。拍照和缩微的参数、软硬件功能、色彩设置、分辨率设置参考扫描方式即可。

（四）电子文件的规范化处理

对于数字化之后的资源或者本身就是数字资源的档案文献,还需要利用计算机和专业软件对这些电子文件进行编辑,统一文件规格和参数,为数据库建设提供统一规格的档案文献数字资源,便于数据库应用平台对数据的识别和兼容,保证数据的一致性和有效性,这个过程就是数字资源的规范化处理。规范化处理时要根据不同类型的文件分别进行,处理前要对原文件进行备份,统一处理的要素主要包括文字编码、文件格式、图片尺寸、视频分辨率,码率、文件大小、采样率等。其中图片格式的电子文件一般采用"光影魔术手"软件进行批量化处理,特殊图片也可采用"Adobe Photoshop"软件进行单独处理,图片分辨率一般设置为 4 096×2 160,文件大小控制在 4 M 以内,图片色彩明暗适中,对于分幅扫描的图像应进行拼接处理,拼接时应确保拼接处平滑融合,对不符合阅读方向和扭曲的数字图像可以利用软件进行旋转、拉伸、变形和纠偏,以达到视觉上感觉不到偏斜为准,处理后的文件统一采用 JPG 格式保存。如果综合考虑浏览速度、存储空间占用大小、易用性、统一性等方面,也可以将图像统一转换成与图书相同的 PDF 格式进行封装,但图像的细节会大量丢失。电子图书处理工具一般采用 PDF 编辑软件和文字识别软件。比如"Adobe Acrobat Reader 专业版""Do Wizard""迅捷 ORC"等软件。音频处理工具采用"Cool Edit Pro"软件,处理内容主要包括爆音修复、音频编辑、降噪、人声增强、统一音量大小和格式转换等步骤,处理完之后的文件统一采用 MP3(320K)格式进行保存。视频编辑可采用"Adobe Premiere Pro CC 等专业软件",处理内容主要包括色彩调节、人物美化、添加字幕、编码格式转换、封装格式转换等步骤,视频编码格式应统一为 8bit 以上的 H. 265,帧数不低于 24 帧/秒,封装格式统一采用 MP4,原则上不改变图像的高宽比例和声道音轨。如果视频需要添加字幕,则需提供文字转录稿。文本资源一般统一转换为 TXT 或 DOC 格式进行保存。网络资源一般保存为单文件格式 MHTML,

规范化处理之后的文件保存目录结构和数字化处理之后相同。

（五） 电子文件的切分与编辑

数字资源的切分是指对于同一电子文件中记录的多个不同主题的彝族传统医药档案文献，应根据每个主题的内容范围，按主题进行分割与组合，便于对每个主题的内容单独进行标引著录，使著录的层次更加深入，数据导入数据库后，形成准确、完整的目录数据。切分主要是针对图片、音视频合集、合经与图书合订本、口述资料等档案文献。使用的软硬件工具与规范化处理相同，切分之前要进行原始文件的备份，切分的形式有很多，比如剪切音视频文件的空白部分，以减小其文件大小和时长，节省空间，但一般音视频首位要留 5 秒左右的空白。再比如彝文古籍中比较常见的合经，可以根据书籍题名把合经进行分割，使得不同主题的毕摩经可以分别进行著录。又如，口述历史档案中经常会出现一个文件中包含了若干主题以及很多无价值的片段，就需要对音视频文件进行分割与组合，同一个主题的内容出现在不同时段时应剪切合并成同一段音视频。切分工作对人员的素质要求较高，必须是熟悉彝族传统医药档案文献和彝族历史文化并经过计算机应用技术培训的专业技术人员，切分质量受人的主观因素影响较大。在切分前要及时对原始文件和新生成的文件进行备份，对于编辑过的电子文件要形成工作日志，表明其拆分来源和方式，为下一步的著录标引工作提供参考。数字化之后的文件称为原始文件，规范化之后的文件称为规范文件，切分后的文件称为切分文件。这几类文件代表了数字资源整理的不同环节的成果，应分别进行归类存储，存储的文件目录结构是"处理阶段——处理时间——资源类型"。

（六） 电子文件的命名与存储

电子文件的命名是指在计算机中分门别类建立文件夹，把处理前的原始文件、处理中的阶段性文件和处理后的最终文件及其说明文档保存到相应的文件夹中。彝族传统医药档案文献的命名方案的制定主要考虑三个方面的因素。第一是保证每个项目中所有电子文件名称的唯一性。文件名是数据库在调用文件时的依据，如果文件重名，文件调用时数据库应用平台就会发生错误，用户也会获得错误的信息。特别是同一文件夹中的电子文件的命名要格外注意，防止系统自动导入文件时后面存盘的电子文件将原来的文件覆盖，因为数据库系统自动操作的时候是没有重名提示的。第二是直观性。文件名应能够简洁明了地反映文件的内容或主题，在电子文件处理阶段，每个原始文件都会生成几个阶段性文件，如果不再注意命名方式，这些文件的查找工作就会非常麻烦。第三是简洁性。命名要简洁明了，不宜过长，文件名过长或者文件路径过深都会导致系统出错，文件名最长为 256 个字符。另外，文件名中一般不使用特殊符号，特别是分全角和半角的符号，如"\\、/、<、>、、?"等，命名完成后还要检查文件名中是否有空格，如果有则及时删除，这是最容易忽略的错误。彝族传统医药档案文献数据库开发过程中涉及的电子文件命名一般实行"实名制"，将文件的主题内容作为题名项直接写到文件名中，同系列文件可以加上数字作为区别。对于数码照片，以照片组为单元，每组照片分别建组文件夹，简单命名后，将相应的照片分别装入其中。检查拷贝入照片组的照片，删除其中场景重复、主题不明确、质量不高、多余的照片。在进行文件有序化存储时要把不同处理日期或者不同批次整理的同一类档案文献合并到一个文件夹，并按处理日期分开建立文件夹进行存储，文件存放的最后一级文件夹名称一般为该批电子文件的处理日期或批次。最后将检查的各组电子文件逐各标识名称和顺序号，同时把有密切联系的电子档案在文件名按顺序加上连续编号。文件的全路径名长度（包含扩展名在内）被系统限制为最大为二百六十个英文字符，考虑到文件夹层级所占用的字符，文件名不宜过长。如果采用短文件名，其优点是简单易操作，但必须依靠著录信息才能识别、管理和查询该电子文件，一般用于标引著录之后的文件命名。比如采用"年代＋题名＋数字＋.扩展名"，数字的作用是防止重复。如果采用长文件名，其优点是唯一性、便于识别内容，也便于标引著录，一般用于标引著录之前的文件命名。比如采用"来源＋年度＋问题＋数字＋.扩展名"的命名方式。

　　文件存储应科学建立文件的存储路径，确保数据挂接的准确性。标引著录前的存储路径可以设为"资源类型——处理时间——电子文件"，标引著录后的存储路径可以设为"数据库资源体系一级目录名称——文件类型——处理时间——电子文件"，电子文件长期保存应符合以下要求：一是格式开放。用公开的标准或技术规范，没有专利许可限制。二是不绑定硬件。文件能够被多种操作系统和硬件平台支持，不依赖特定阅读软件。三是文件自包含和格式自描述。文件呈现不依赖外部条件，包括了基本属性数据，遵循标准格式、版本和编码。四是显示一致性。同一个文件在不同的软硬件平台上打开，其所呈现的图形图像色彩、页面布局、格式字体不会发生变化。五是持续可解释。文件不加密,打开的算法公开。六是可转换。现在的格式和将来的格式可以互相转化。七是利于存储,支持数字签名,易于利用。

(七) 数字资源的标引与著录

电子文件的标引著录是指通过分析档案文献的内容和形式特征,遵循制定的标引著录规则,对其特征进行研究、分析并记录的过程。简单来说,标引就是对档案内容进行分析和选择,并赋予其规范化检索标识。著录就是对档案特征进行概括、描述和记录,标引著录对利用者检索彝族传统医药档案文献信息资源具有非常重要的作用。为了实现多人同时分工合作和批量著录,标引著录的常用软件工具为 Excel,标引著录信息应与著录文件存放于同一个文件夹,格式一般为 XLS 或 XLSX。著录字段应包括:栏目、中文题名、彝文题名、来源、版权所有者、关键词、内容提要、描述、封面、图片集、日期、责任者、口述者、资源格式、语种、方言类型、主题分类、地点、时长(min)、比特率(kbps)、文件大小(MB)、分辨率(dpi)、整理上传者(人名)、全文链接(网络上的文件地址)、备注等。标引著录的字段分为"必须著录字段"和"可选著录字段",选注字段如果没有填写任何信息,则它在数据库中的值为"空",前台网站对于该条数据的该字段可以选择不显示。标引著录的具体内容和要求应按照"彝族传统医药档案文献数据库应用平台软件"中对应的元数据字段进行,具体可参照本章第二节中的元数据字段设置表。标引著录工作既要对档案文献的内容进行深度揭示,也要多维度地描述彝族传统医药档案文献的内容,同时,还要通过标引著录体现彝族传统医药档案文献的医药、文化和历史价值,为数据库建设提供基础资料,是数据库建设过程中最耗时耗力的环节,也是最重要的环节。

标引著录工作具体实施过程中可分为在线(单条)和离线(批量)两种操作方式。在线(单条)著录指著录人员通过账号授权直接登录到数据库管理软件的后台系统中进行操作,信息著录后可直接入库,其优点是操作简单,缺点是著录效率不高,适用于用户推荐资源的在线提交。离线(批量)著录常用软件工具为 Excel 或 Word。如果采用 Excel,则不同类型的照片可以混录在一张表中,只需设置区分字段即可,并且数据库管理软件可以直接读取和导入Excel 中的数据,其优点是效率较高,如图 6-4 所示。如果采用 Word,则一

般在每组文件中都设置一个说明文档（采集信息登记表），然后对电子档案逐
个进行著录，其特点是著录方式和界面更加直观和简便。标引著录要特别注
意的关键元数据是"全文链接"和"封面"字段，这些字段必须著录电子文件
的相对路径，要把对应的电子文件放到该路径下，著录的路径中不能有任何
一个"字符"或"空格"出现错误（与实际文件路径不符），文件名（含扩展名）
要区分大小写，著录的文件名（含扩展名）要与该电子文件的文件名完全相
同。同一文件夹中如果出现重复的文件名，可以在文件名称后年添加数字
加以区分。①

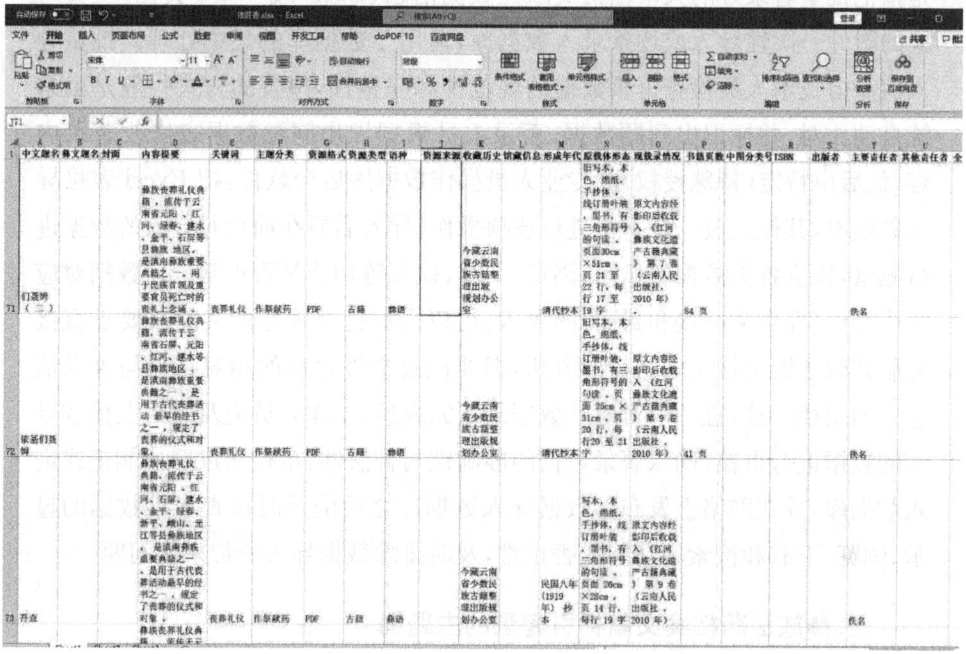

图 6-4　彝族传统医药档案文献的标引著录

资料来源：截图自彝族档案文献数据测试平台中的资源著录表

---

① 邱志鹏，高建辉，黄天娇：《面向数据库建设的少数民族口述历史档案整理》，《兰台世界》2020 年第
11 期，第 44—47 页。

（八）数字资源的审核与入库

相关数据导入数据库包括元数据的导入和对应电子文件的导入。数据进入数据库的方式分为单条在线录入和批量导入两种，每条数据都需要录入元数据信息并挂接对应的附件。单条录入与单条著录可归并操作，即通过专用账号登录数据库管理系统一次性完成，把单条档案文献元数据信息及其挂接的附件上传到数据库中，单条导入适用于急需上网的数据，也适用于临时录入工作。单条导入的数据审核由管理员登录后台直接检查该条数据。批量导入是指把批量著录好的大量档案文献元数据信息（Excel 或 Word 文档）及其对应的附件一次性导入或逐条录入数据库，适用于数据库的集中处理。批量导入前需由技术人员检查审核数据的规范性和完整性，检查的方式一般是由系统自动比对，并标识出问题数据，著录人员根据导出问题数据表修改著录内容，最后由特定（特殊授权）的专业人员操作数据库后台软件，把 Excel 表格导入数据库，其他人员一律不得进行该项操作，导入后要在前台对导入的数据进行测试，核查各类数据的显示、浏览、下载、检索等功能是否正常。元数据对应电子文件（即全文链接和封面）的导入，可以采取把处理好的文件按要求直接复制到服务器上指定的路径的方法，但要注意文件存放的相对路径与著录信息中的路径一致，且一一对应。数据录入完成后，工作人员应及时对上传或导入的数据进行审核，确保著录数据的准确性与合法性，审核通过后才能正式进入数据库，并在网络上发布。数据导入数据库之后应及时检查该批数据的显示、浏览、下载和检索等功能是否正常，及时排除数据导入所带来的问题。

三、彝族医药档案文献标引著录的主题词

彝族传统医药档案文献数据库的主题标引通常由人工完成，应遵循医学主题词表进行深度标引，比如《中医药主题词表》。因为医学文献有其自身的特点，主题词（关键词）的转换具有概念性、思维性，而不是字面转换或词语转换，必须把文献的主题内容、主题思想反映出来。但由于每个人的思维和理解能力不同，同一文献由不同的人标注可能产生不同的标引著录结果，或者同一人对同一文献在不同时间进行的标引著录都会出现差异，这就降低了主题检索的质量，借鉴辽宁中医学院学者刘军凤对中医药的主题词和标引方法，这里集中讨论彝族传统医药文献中三类主要文献的标引主题词，主要为单篇文献、

单个方剂、单种炮制方法、口述档案、单种草药和百科词典的标引著录提供参考。

（一）彝族药材学文献标引著录的主题词

1. 彝药药材资源、鉴定与栽培文献

彝药药材资源方面，常用的主题词有"自然资源保护、资源调查、生态学、品种资源、彝药产量"等。彝药药材鉴定方面，常用的主题词有"彝药鉴定、彝药显微鉴定、彝药性状鉴定、彝药理化鉴定、彝药伪品"等，常用的副主题词有"解剖学和组织学、超微结构、化学"等。彝药材栽培方面，常用的主题词有"药用植物栽培、土壤、肥料、氮、钙、钾、磷、季节、采光、湿度、温度、气候、繁殖、时间因素、病虫害防治、植物病防治、植物生长调节物、共生、引种、密植、生长期、田间管理、盆栽、发芽率"等，常用的副主题词有"生长和发育、方法"等。

2. 彝药药材炮制及贮藏文献

彝药材炮制方面，常用炮制法的主题词有"炮制、蒸制、炒制、醋制、蜜炙、酒炙、漂制、煨制、烘制、煅制、润制、水火共制、盐炙、熏制、去瓤、煮制、超薄切片"等，常用的副主题词有"生产和制备、方法"等。彝药材贮藏方面，常用的主题词有"彝药贮藏、药物贮藏、温度、药物稳定性、药物包装"等。

（二）彝族化学文献标引著录的主题词

彝药化学文献多涉及化学成分的分析，含量的测定，有效成分的分离和提取。常用的化学分离分析方法的主题词有"色谱法；色谱法，气相；色谱法，液相；色谱法，亲和；色谱法，凝胶；色谱，离子交换；碎片质谱法；离心法；超速离心法；离心法，区带；离心法，等密度；离心法，梯密度"等；常用的结构分析方法的主题词有"光谱法，荧光；光谱分析；磁共振光谱法"等；常用的化合物的元素分析方法的主题词有"电位测定法；光谱法，X线发射；分光光度法，原子吸收"等；常用的形态分析方法的主题词有"显微镜检查，电子，扫描"等。用于组配药材、药物主题词的副主题词有"化学"，用于组配化学成分的主题词的副主题词有"分析、分离和提纯"等。

（三） 彝族药理学文献标引著录的主题词

1. 作用于心血管系统的药理学文献

血液动力学药理学研究文献的标引方面，常用药物作用部位主题词有"心率、心脏、心搏出量、血压、血管阻力"等，常用副主题词有"药理学、药物作用、病理生理学"等。

2. 抗衰老药药理学文献

常用的主题词有"抗衰老药（彝药）、抗诱变药（彝药）、抗氧化药（彝药）、自由基清除剂（彝药）、衰老、超氧化物歧化酶、过氧化氢酶、谷胱甘肽过氧化酶、过氧化脂质类、学习、记忆、智力、记忆障碍"等，常用的副主题词有"药理学、药物作用、代谢、酶学"等。

3. 抗肿瘤药药理学文献

常用主题词有"肿瘤细胞，培养的；肝肿瘤，实验性；细胞转化，肿瘤；致癌性试验"等，常用副主题词有"药理学、药物作用、化学诱导"等。①

---

① 刘军凤：《中医药文献数据库中药文献的主题标引》，《医学情报工作》2004 年第 4 期，第 306—307 页。

第七章
彝族传统医药档案文献数据库应用平台建设

　　资源建设和应用平台建设是数据库建设的两大核心组成部分，在数据库建设的过程中一方面需要有数字资源的支持，另一方面还需要有数据库应用平台的支持，两者合二为一才是真正意义上的文献信息资源数据库。数据库中的信息资源可以通过采集、征集、整合等多种方式获取，应用平台的硬件部分可以采用建设机构自有或者云端租用的方式解决，软件部分可通过建设机构自建或者外购的方式获取，但外购平台通常都是通用型特色库平台，难以适应彝族传统医药档案文献的特点和利用要求，为了更好地管理和利用彝族传统医药档案文献信息资源，深度挖掘档案文献的价值，为用户在网络上利用提供便利，需开发一个统一标准的专题数据库应用平台。本章将对彝族传统医药档案文献数据库应用平台的设计架构、涉及的软硬件设备和技术、软件系统的功能模块等方面进行深入研究和探讨，为数据库应用平台的开发和建设奠定理论基础。

第一节　数据库建设和应用平台开发的原则和架构

　　彝族传统医药档案文献数据库具有良好的建设基础，历史悠久的彝族医药技术和医药资源为数据库提供了丰富的数据基础，多姿多彩的彝族文化极大地丰富了彝族传统医药档案文献的资源类型，先进的技术、设备和建设理念为数据库的建设提供了有力的保障。

一、数据库建设和应用平台开发的原则

（一）数据库建设的原则

建设原则是彝族传统医药档案文献数据库及其应用平台开发和建设的指导思想，这些原则贯穿于平台建设的全过程，数据库建设和开发工作中的每一个环节和步骤都要充分考虑这些原则，从而保证建库总体策略的制定和实施沿着科学和正确的方向开展。

特色数据库建设是一项复杂的系统性工程，涉及策划选题、采集开发、推广应用等方面的工作，其特点和功能决定了建设特色数据库必须牢牢把握准、全、专、精四个原则。所谓准，就是要把握时代的脉络，切合教学科研和市场需要，立足于实用，创建出品牌，以利于促进彝族医药和彝族医药文化的发展。所谓专，就是要有深度并与专题方向一致，不能盲目追求数据库的规模和数量。要突出彝族特色，确保每条数据都包含有价值的信息。所谓全，就是要系统、完整地收录各种类型、各种载体、各种途径来源中有关"彝族传统医药"的档案、文献和信息。对数据的著录，内容要全，要尽可能为用户提供完整的信息和多途径检索方式，对文献信息的揭示和利用，既要提供经筛选加工的二次文献，也要提供全文数据资料，并尽可能提供集文字、声像、图画于一体的多媒体信息。所谓精，是指对数据库的类型、资源体系等方面建设单位要统筹规划，协调发展，避免重复建设。对采集到的数据和信息要分析、选择、加工、处理，剔除无用信息和有害信息。对选取的关键字、词、内容提要等字段要精练、准确、有针对性，力求反映文献的本质特征。数据库的检索要简化程序，方便利用。总之，建设具有彝族传统医药档案文献数据库必须做到"人无我有，人有我优，人优我特"，只有这样，才能充分有效地发挥特色数据库的价值和作用，这些原则是数据库建设最基本的指导思想，符合用户和建设者的基本需求和成本要求，也是数据库规范性的体现。

（二）数据库应用平台开发的原则

数据库软件应用平台的开发在物理上和逻辑上都要遵循用户的实际需求和软件系统开发的普遍性规律，平台开发应以用户需求为中心，遵循统一框架、有序推进、逐步完善、多库并行、自动调度的开发思路。

1. 标准化原则

彝族传统医药档案文献数据库应用平台要为其管理的数据提供标准化约束。在资源建设过程中提交到平台的元数据等资源相关信息有固定的标准规范,软件系统的设计也有其标准,应用平台要平衡与兼顾这两种标准,以便系统数据不溢出,同时保证检索的准确性。应用平台在元数据入库时要能检测其数据的正确性、一致性、完整性、唯一性和数据的有效性,保证其质量。平台应提供通用型元数据模板,根据统一的元数据著录规范,建立标准化主题词或关键词库,采用自动检测系统来检测导入数据的规范性,控制元数据的质量。平台软件系统应具有可移植性,尽量满足数据标准化要求,创新功能,满足用户实际需求。

2. 先进性与适用性

彝族传统医药档案文献数据应用平台的开发首先应该应用最新的软件工程和软件设计方法,将成熟的技术与最新技术相结合,紧跟时代的发展,符合未来的趋势,考虑十年以上的可持续更新和利用。其次,系统在安装调试、软件编程和操作使用方面应满足简洁性和易用性,确保常用功能使用方便、安全舒适、易学易用。软件设计时要与用户需求无缝衔接,不能仅凭想象来设计功能,要把精力花在解决用户面临的实际问题上,避免过度设计。

3. 安全性与可靠性

彝族传统医药档案文献数据应用平台的设计应具有较高的安全性和可靠性。平台应设计一套完整的系统安全管理策略和算法。确保系统出现故障中断后能够快速恢复,同时数据不丢失,且能确保其准确性、完整性和一致性。利用基于 SAML 安全技术控制平台的访问权限,实现单点登录和统一授权,保证用户的访问安全。系统应使用作业与同步系统确保操作安全,同时保留一定的冗余设计以保证数据安全。系统能够自动实时监控数据库的现状,遇到存储空间不足或非法访问的情况能够及时进行报警。最后,系统应采用差分备份、增量备份、完全备份和冗余磁盘阵列等备份措施保证提供 7×24 小时不间断的服务。

4. 可扩充性和易升级性

彝族传统医药档案文献数据应用平台在设计过程中要能够根据技术的发展和需求的变化不断升级和扩充功能。由于需求的不确定性,平台在开发时留有余地,可以在现有系统的基础上,不断开发新功能,满足今后发展的需求。同时预留与其他系统对接的接口,为将来的系统集成和数据交换预留空间。

5. 经济性与实用性

彝族传统医药档案文献数据应用平台的建设应充分考虑用户成本和使用需求。成本包括研发成本、维护运营成本和升级成本。在最节省、最经济的理念下进行建设,既要符合用户对系统功能的需求,又要实现最优的性价比,以便节约项目投资。平台开发时要确保其具备实用性,易于维护,操作简便,管理人员经短期培训就能掌握平台的使用方法。同时,系统所采用的技术应符合国际、国家和业界标准,符合软件工程的一般要求,管理界面友好,菜单功能描述准确,去除多余功能。

6. 独立与完整性

彝族传统医药档案文献数据应用平台中各类数据应具备良好的独立性,适应各种存取软件、接口和调用方法,设计合理的数据结构,保证数据库之间的结构稳固,在使用中不容易受到破坏,监控和记录数据库的数据操作日志,特别是更新和删除操作,确保数据的完整性和有效性。

7. 并发性和分级共享

彝族传统医药档案文献数据应用平台能够自动均衡用户的访问请求,当多个用户程序并发存取同一个数据块时,系统可以自动进行控制,保证所有用户获取的数据一致。比如,多名用户同时编辑某项资料,系统可以对该项数据进行自动筛选和锁定,避免产生数据发送错乱。同时,系统可以对各类数据进行分级控制,划分基础数据、专题和专业数据,区别对待图书、报刊、论文、网络资源、音视频等信息构成的基础空间信息和各类用户的共享业务数据。[①]

二、应用平台的应用架构

从数据库的用途和数据类型看,彝族传统医药档案文献数据库应用平台管理的元数据属于结构数据,数据库的模型属于关系数据库模型,但彝族传统医药档案文献数据属于非结构化数据,其中就涉及两类数据的转换和链接问题。应用平台要为数据资源的转换、链接、存储和调用提供强有力的支持,其

---

① 张超:《地理信息系统应用教程》,北京:科学出版社,2007年。

设计和开发的目的是搭建一个基于互联网、功能完善的人机界面以及友好、安全、稳定的信息管理平台,保障所有用户都能通过网络,方便、快捷地获取所需资源,为科研、教学和医疗应用提供信息服务。应用框架的设计是指导专题数据库应用平台开发的重要环节,彝族传统医药档案文献专题数据库应用平台系统采用 B/S 五层模式的应用架构,如图 7-1 所示。基础层是数据库应用平台开发和建设的软硬件基础,也可称为物理层,它处于架构的最底层,主要是数据中心机房使用的系统软件和硬件,普通用户和管理人员都接触不到。数据层是数据库及其应用平台建设和开发的数据和资源基础,负责各类数据的

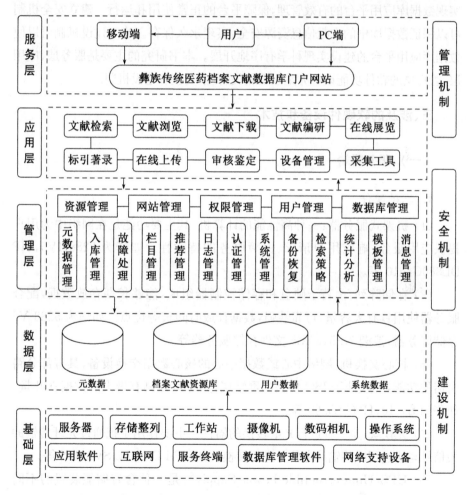

图 7-1 彝族传统医药档案文献专题数据库应用平台的应用框架

仓储和调用,只有系统管理员才可能接触到这部分内容,这两部分是支撑数据库建设和应用平台开发的基础条件。管理层是数据库管理的核心,处于中部位置,起到承上启下的作用,向下连接数据层和物理层,控制数据库中的各类数据和相关软硬件,向上连接应用层和服务层,控制前台网站。通过管理层可以管理数据库、资源、权限、网站、用户等方方面面。管理层是对应用层、数据层和基础层进行管理的一套软件系统和管理机制,主要提供给管理人员使用。应用层是面向用户的功能,服务层是用户利用的通道,这两部分主要面向用户提供服务。此外,数据库应用平台在这一框架外还需要宏观保障,建立管理机制可以实现数据库应用平台的有效管理,保障平台的正常使用和运行。建立安全机制可以保证数据库中的文献信息资源安全,实现永久保存。建立建设机制可以使数据库应用平台的建设实现科学有序地开展。本书研究的主要是服务层、应用层、管理层的软件功能设计方案以及相关管理、安全和建设机制。

三、涉及的软硬件设备和技术

(一) 服务器端

1. 基础硬件

(1) 机架式服务器:一种高性能的计算机,其主要功能是在网络中为用户提供应用服务、响应用户请求、保障服务的持续性。如华为 2288HV5,HP DL380Gen10 等。

(2) 存储阵列:由若干硬盘和存储控制器组成,能够长期存放数据,配合服务器使用具有大容量、可靠性强,数据存放时间长等优点。如华为 5288 V5 存储服务器,浪潮 NF5466M5 文件存储服务器等。

(3) 核心交换机:网络中心或数据中心的核心数据交换设备,具有部分路由器的功能,一般处于 ISO 模型的网络层,其特点是具有极大的数据吞吐量。如华为 S5710,H3C S5560 等。

(4) 光模块:是一种进行光电转换的器件。主要作用是把通过光纤传输的关信号与通过网线传输的电信号进行转换。如 TP-LINK TL-SM311SS 等。

(5) UPS(Uninterruptible Power Supply):是一种含有储能装置的不间断电源。当市电输入正常时,UPS 将市电稳压后供应给负载使用,此时的 UPS 就是一台交流式电稳压器,同时它还向机内电池充电;当市电中断(事故停电)时，UPS 立即将电池的直流电能，通过逆变器切换转换的方法向负载继续供应 220V 交流电，使负载维持正常工作并保护负载软、硬件不受损坏。UPS 设备通常对电压过高或电压过低都能提供保护。如山特（SANTAK）3C3 HD‐40K，额定容量 40KVA/40KW。

（6）KVM(Keyboard Video Mouse)：一台通过直接连接键盘、视频或鼠标（KVM）端口，访问和控制计算机的设备。如果多台服务器共用一台显示器，就需要利用 KVM 进行切换。通过该设备，只需要一台显示器，一套键盘和鼠标就可以在不同服务器之间进行快速切换显示和控制，实现同时控制多台设备。如三拓 TL-1716GK KVM 切换器。

（7）硬件防火墙：一台协助确保信息安全的设备，把软件防火墙嵌入硬件中，根据用户制定的安全策略，控制数据是否可以通过。如华为 USG6307E-AC 等。

（8）机柜：用于容纳服务器、存储设备、交换机等机架式设备的柜子，为安装在机柜上的设备提供散热、防尘等作用。如：图腾 G36042 服务器机柜等。

（9）机房空调：一种机房专用的空调，由于需要每天 24 小时不间断运行，要求可靠性极高，可以自动监测房间温度和湿度。如海尔 KFR-120LW 柜机空调等。

以上 9 种硬件是彝族传统医药档案文献数据建设的基础层硬件设备。

部分硬件设备如图 7‐2 所示。

2. 基础软件

（1）服务器操作系统。① Windows Server：由微软发布的服务器操作系统，目前主流版本是 Windows Server 2022。② Unix：一个开源的服务器操作系统，支持网络和单机两种模式使用，一般用于工程应用和科学计算等领域。③ Linux：在 UNIX 的基础上开发的一种免费开源的操作系统，既适用于服务器，也可用于个人电脑，可支持网络模式以及多人同时使用。④ Netware：NOVELL 公司推出的网络操作系统，是一个基于模块设计的开放式系统，能够根据需要不断扩充功能模块。

（2）服务器虚拟化软件。最常用的是 VMware vSphere 服务器虚拟化软件，可将物理服务器的 CPU、内存、存储和网络资源等硬件进行虚拟化，然后重新进行分配和管理。vSphere 将这些基础架构作为一个统一的运行环境进行管理。

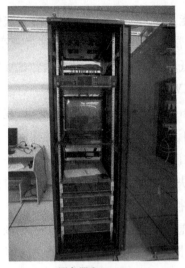 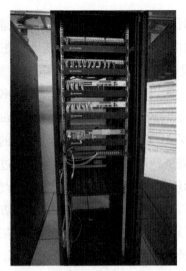

服务器和KVM　　　　　　　　　　数据交换设备

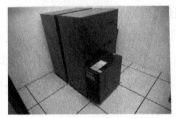 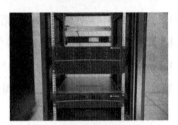

UPS　　　　　　　　　　专用存储设备

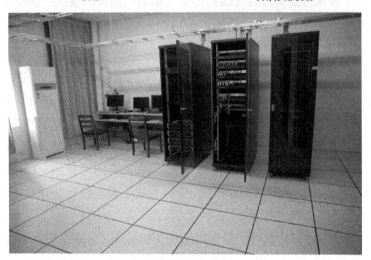

数据中心机房

图7-2　数据中心机房部分硬件设备照片

资料来源:2021年楚雄师范学院图书馆数据中心机房拍摄

（3）数据库管理系统软件。比较常用的有以下 4 个：① MySQL：MySQL是瑞典 MySQLAB 公司开发的一款开放而且免费的关系型数据库管理系统，其特点是体积小、速度快、开放源码，一般用于中、大等规模数据库。② Oracle：美国甲骨文公司开发的一款关系数据库管理系统。其特点是可移植性好、使用方便、功能强大，适用超大规模和大规模数据库。③ SQL Server：美国微软公司开发的一款关系型数据库管理系统。其特点是通用性强、软件集成度高、兼容性好。④ Access：美国微软公司推出的一款关系数据库管理系统，其特点是图形用户界面、具有大量软件开发工具，主要用于数据分析。根据数据规模和用户需求，彝族传统医药档案文献数据建议使用 MySQL。

（4）数据库管理工具。① Navicat：一套可创建多个连接的数据库管理工具，拥有良好的用户界面，它可以让用户连接到本地或远程服务器，并提供一些实用的数据库工具以协助用户管理不同类型数据库的数据。② phpMyAdmin：一个可以通过 web 方式控制和操作 MySQL 数据库的管理工具。③ DBeaver：一个通用的数据库管理工具，适用性和兼容性最强。④ Oracle SQL Developer：Oracle 公司出品的一个免费非开源的用以开发数据库应用程序的图形化工具。彝族传统医药档案文献数据建议使用 Navicat。

（5）输入法：利用键盘向计算机输入文字信息的一种手段，常用的输入法软件有搜狗拼音输入法、搜狗五笔输入法、百度输入法等。

以上五类软件系统为彝族传统医药档案文献数据建设提供了重要支撑。

3. 相关技术

（1）网络存储技术：用于服务器与存储设备之间数据的超高速传输，通过RAID5 磁盘阵列技术，采用网状通道技术，利用光纤把存储设备和服务器连接在一起，组建用于数据存取的专用网络。比如 NAS 技术。

（2）计算机编程语言。主要用于编写数据库应用平台的前后端程序。① Java：最常用的一种面向对象的编程语言，具有简单、面向对象、支持多种平台和系统等特点。② Spring boot：在利用 Java 语言编写程序时可以借用的一种现成应用框架，也是为数据的存储提供的一个特殊容器。③ Vue：用于构建数据库专题完整和后台管理系统的界面的框架。④ Netty：在用 Java 编写程序时，Netty 用于构建多种不同协议的网络通信框架。⑤ Antdesign：用于数据库应用平台开发的中后期，提供一套应用平台开发的设计准则和框架。⑥ Solr：在利用Java 作为主语言开发数据库应用平台时，Solr 主要用于为平台提供全文搜索服务。⑦ Kotlin（科特林）：一个用于现代多平台应用的静态编程语言。⑧ Bootstrap：在专题网站建设过程中，主要用于网站的页面布局，用它开发的专题网站页面可以根据屏幕大小自动适应 PC 端和移动端。⑨ JavaScript：网页制作过程中一种常见编程语言，用于为专题网站的页面添加各种动态效果和互动功能，提升用户的使用体验。⑩ Typescript：配合 JavaScript 用于网页设计。11Scss：用于对网页样式进行设计，编译为 Css 文件后应用平台开发时直接使用。12Css：用于呈现特定网站样式的计算机语言。13HTML：将所需要表达的信息写成 HTML 文件后，可以通过浏览器识别并以网页的形式呈现。14Plyr：一个使用 HTML5 开发的基于浏览器上的多媒体播放器。

（二）工作端

1. 基础硬件

（1）图形工作站：专门处理图形图像的高配置计算机，其显示器的色彩、色域、分辨率和显卡都有特殊要求。如戴尔 Precision T7920，联想 P520C。

（2）数字音频工作站：专门用于处理音频文件的高性能计算机，其处理器、内存、硬盘等配件有特殊要求。

（3）非编工作站：以计算机为平台可以实现多种功能的设备，提供丰富的广播级音视频接口，可满足各级电视台、影视制作机构、科研教育机构、企事业单位、视频网站等在高清音视频制作、音视频资料归档及发布时的工作要求。如天影视通 TYST-100D、至诚视界 SINCER-10000FB 等。

（4）计算机：用来编辑处理文本、文字信息的普通配置的电脑，比如台式计算机或笔记本电脑、平板电脑。

（5）数码相机：用于采集图像资源的设备，一般使用专业级单反相机。如佳能 EOS R6、EOS 5D Mark IV、索尼 Alpha 7 等。

（6）摄像机：用于采集视频资源的设备。如索尼 PXW-Z280V、松下 AG-UX90MC 等。

（7）录音笔：用于采访记录音频信息的设备。如科大讯飞智能录音笔 SR101，索尼 PCM-D100 等。

（8）扫描仪：一种获取图像信息的设备，它可将纸质图像转换为数字图片格式，便于在计算机中进行处理。如中晶 1860XLPlus 平板扫描仪和汉王 HW-68U 书刊扫描仪等。

（9）拍摄台和补光灯：通过相机等设备把古籍和档案文献转换为数字资源的一种工作台，拍摄时需要用到多盏补光灯，以保证拍摄的物品没有影子。比如柏灵数码领航 BL-600 W 闪光灯静物套装。

以上 9 种设备主要用于彝族传统医药档案文献数据库建设的资源采集、加工、编辑、著录、拍摄、扫描等工作环节。部分硬件设备如图 7-3 所示。

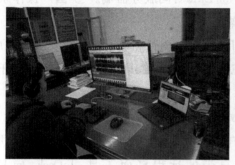
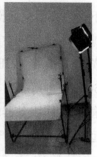
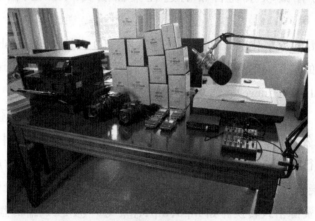
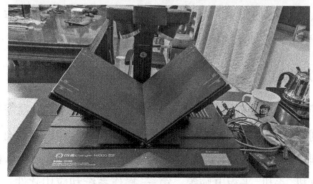

数字资源采集和加工设备

图 7-3　数据库建设工作端基础设备图片

资料来源：2021 年楚雄师范学院图书馆数字化工程技术中心拍摄

2. 基础软件

（1）计算机操作系统。① Windows：具备图形视窗界面的操作系统，是在个人电脑用户中使用最为广泛的操作系统，现在最新的版本为 Windows 11。② MacOS：由美国苹果公司开发的在苹果电脑上专用的图形化操作系统，普通电脑上无法安装。③ Linux：同服务器端。④ 国产操作系统厂商麒麟软件旗下银河麒麟桌面操作系统。

（2）浏览器：计算机中用来访问、浏览和显示网页信息的一个应用程序。常用的浏览器有微软的 IE 浏览器、Google 的 Chrome 浏览器、开源浏览器 Firefox、360 浏览器等。

（3）输入法：同服务器端。

（4）远程控制软件：用于对服务器的远程控制，便于对服务器进行日常操作。常用的有微软系统自带的远程桌面工具，ToDesk、向日葵远程、TeamViewer 等。

（5）资源的数字化加工和数据处理软件。① Adobe Photoshop：主要用于图片图像的加工，包括修改图片的大小和颜色，修正图片色彩和形变等功能。② Adobe Premiere：一款功能强大的视频编辑、剪辑软件。③ Cooledit 现为 Adobe Audition：一款功能强大的音频编辑处理软件。④ Microsoft Office：微软公司开发的一套办公自动化软件，主要用于对文档中的文字、图片等对象进行编辑。⑤ 光影魔术手：一款图片批量处理软件，常用的有批量剪裁、图片美化等功能。⑥ 格式工厂：对数字化后的音视频、图片资源进行所需要的数字资源格式转换。如 mp3、mp4、jpg 等。⑦ PDF 编辑器：处理 PDF 文件的合并、分割和 PDF 和 Word。文件之间的互相转换等工作。如 Adobe Acrobat X Pro，迅捷 PDF 编辑器等

（三）用户端

用于访问和利用的彝族传统医药档案文献数据库，用户端需具备以下条件。第一，网络连接。用户需要具备畅通的网络环境，能够通过有线或无线网络连接到互联网。第二，用户端设备。用户应具备能够访问互联网的硬件设备，比如计算机、手机、平板电脑等。第三，操作系统和应用软件。这些设备的使用必须配合相应的操作系统和应用软件，如浏览器、输入法等。

第二节　前台网站系统建设

前台网站系统建设的实质是建立一个用于对档案文献资源进行展示、检索与下载的门户网站，促进用户与档案文献资源之间的沟通，也是用户利用数据库的主要窗口。

一、用户需求分析

（一）用户类型

用户类型可以根据彝族传统医药档案文献资源的源流、种类、特点和价值来判断。第一类用户是医院医生。原因是数据库中的档案文献资源具有很高的实用价值，包含了很多成熟的方剂和疗法，可以指导医院的医生开展医药的临床应用，保障人民的身体健康。第二类是彝族历史文化研究人员。原因是彝族传统医药知识载录分散，很多档案文献中除了记录医药信息外还记载了彝族的历史文化知识，还可以作为研究彝族的语言文字、科学技术和社会发展的史料，传播和弘扬彝族医药文化。第三类是中医药高校的师生和医学研究机构的研究人员。原因是数据库中的档案文献资源具有宣传和教育价值，可以作为彝族医药知识传递的载体很方便地进入课堂，还可以作为医学研究机构研究人员的基础研究资料，供师生和学术研究人员使用。第四类是医药生产企业。原因是彝族医药具有很高的经济价值，以彝药为基础可以研发很多新药，推动彝族地区的经济发展，振兴彝族医药事业。比如云南老拨云堂药业有限公司，云南盘龙云海药业集团股份有限公司，云南白药集团股份有限公司等企业都在研发彝族药品。第五类是普通民众。原因是数据库中的很多资料可以作为宣传民族文化，教育民众的生动教材，弘扬彝族群众的文化认同感，铸牢中华民族共同体意识。

（二）功能需求

根据用户的类型，前台网站的功能需求主要包括三个方面。第一是检索和研究需求。用户需要通过前台页面实现彝族传统医药档案文献资源的在线浏览、检索和下载,快速查看相关信息,方便快捷地对资源进行分类和分组显示,获取资源的统计数据。第二是宣传展示需求。彝族传统医药档案文献数据库建设的一个重要作用就是彝族医药文化的在线展示,满足政府与文化和旅游部门对民族旅游和文化传承等方面的需求。通过静态和活态的表现方式,在网络上展示彝族的优秀历史文化遗产,比如热门或独有的资料、医疗过程的音视频资源,可以有效地传承和传播彝族的历史文化。第三是满足用户个性化服务和资源众包建设模式的需求。用户可以通过网站建立一个私人空间,自主收集、收藏和发布感兴趣的资源。彝族传统医药档案文献资料还有很多散存在民间,用户可以通过资源的提交与审核功能参与数据库的资源建设,不断丰富数据库的内容。

二、各级页面及其功能的设计

前台网站既是用户利用数据库的主要途径,也是数据库提供服务的主要窗口,其板块布局、色彩搭配、界面设计、显示方式等都将影响用户的使用体验。专题数据库网站可分为简单型与复杂型两种,前者只包含检索界面,后者还包含首页、二级列表页面和三级详情页面共四个组成部分。彝族传统医药档案文献数据库门户网站采用复杂型设计,网站页面的宽度为自适应宽度布局,各级页面的外观、布局和栏目设置都需要进行科学的设计和优化。

(一) 首页功能设计及元素布局

首页是数据库面向用户提供服务并展示资源最重要的模块,需要花大力气进行精心设计和布局,在设计时主要关注以下四个方面,也是首页需要具备的基本功能。第一是页首和页尾设计。页首采用一张事先制作好的 1 920 * 400 分辨率的图片,图片中包含以下要素:数据库的名称标识(Logo)、中文名称、英文名称、彝文名称、建设单位的名称标识(Logo)、建设单位名称(也可放在页尾),预留广告位。页首图片是网站的标志性元素,制作时一般采用多张图片进行合成,背景中应包含与彝族、彝族医药、彝族档案文献相关的图案,比如彝医馆、彝文古籍或彝药的图片,同时采用字体、字形或颜色变换的方式来突出数据库的名称。页尾应包含以下要素:友情链接、子库链接、快速导航、网站利用情况统计数据、联系地址和电话、网站备案链接等元素。第二是导航条与检索框。导航条一般依据数据库资源体系的一级和二级目录设计即可,如果资源体系的各级目录字数太多,可以采用简称的方式显示,二级目录采用下拉式菜单的形式显示,用户通过该模块可以快速了解数据库中资源的内容和结构。首页的检索框主要用于实现简单检索,一般应放在比较显眼的位置上,比如放在页面上部居中的位置,覆盖部分页首图片的背景,也可作为一个单独模块嵌入页面中。第三是资源展示模块设置及其布局。资源展示模块主要由三个部分组成,一是最近更新模块。该模块主要显示最重要的置顶数据和最近更新数据,比如新闻公告等,同时采用相关的高清图片或视频作为整个网站的站眼,是首页中最重要的模块。二是用户交互模块。该模块可以包括用户登录框、检索框、留言框等信息。三是资源展示模块。该模块可以把数据库中最具特色的资源在首页上进行部分展示,丰富首页内容,用户通过该模块可以快速了解资源特色。第四是页面美化和装饰。首页的导航条、各模块之间的间隔条、各种按钮、模块标题栏等这些地方都可以采用彝族特色图案进行装饰,以突出数据库网站的特色。

(二) 二级页面与检索功能

二级页面可分为检索结果页面和分类浏览结果页面两种。检索结果页面又分为分组选择窗口和资源列表窗口,检索结果分组选择窗口可以按文献类型、栏目主题、年份、来源等多种形式对结果进行二次筛选,并在每个组别后面显示出检索到的资源量,以便于检索结果的聚类显示。资源列表窗口应具体显示检索结果的简要条目信息,条目如果是图片则还需显示缩略图,其他资源可以显示封面。浏览结果页面包括栏目窗口和资源列表窗口,显示方式与检索结果相同。此外,用户还可以通过排序功能对检索结果进行进一步筛选,排序方式一般有题名、文件大小、责任者、时间等。检索页面是文献数据库网站的核心功能,检索形式一般分为简单检索、高级检索、专业检索、二次检索等,针对每种检索形式设置不同的选项卡或检索界面。其中高级检索的检索条件应包含元数据著录的主要字段或者所有字段,用户可以通过"等于""包含""不含""与""或"等逻辑符进行组合检索,检索条件可以无限添加,可以选择对检索词进行"模糊"或"精确"匹配,还可以选择不同的著录字段或栏目进行分类检索,同时可以限定检索的时间范围和每页显示的结果数量。首页的检索框要求既可以调节上下左右的位置,还可以调节横向长度。

（三）详情页面和其他功能

一般三级页面就是资源的详情显示页面。在详情页面中从上到下依次显示栏目、检索框、资源的分段路径、大字体题名、发布日期、本条资源的浏览量、正文、评价按钮、相关文章，右侧显示热点、推荐内容、收藏和分享按钮，底部显示一般与首页相同。网站可以按照不同的数据类型自动适配对应的正文显示模板，其中彝族传统医药档案文化涉及的数据类型包括图书、古籍、音频、视频、图片、文本、网页、百科、人物等。各类型数据的详情页面的正文显示模式设计如下：图书在左侧显示封面缩略图，右侧显示著录信息；古籍上侧显示封面大图，下册显示著录信息；音视频上侧显示音乐播放器和视频播放器，点击对应按钮后可以在线播放，下面显示著录信息；图片上侧显示缩略图，下侧显示著录信息，点击缩略图后可以查看原图，缩略图左右两侧分别设置一个翻页按钮，点击后可以切换上一张和下一张图片。三级页面应完整显示该条数据所有标引著录的元数据名称及其对应的内容。在每条数据下方应当提供评价和互动功能，用户浏览后可以直接对该条数据进行实时评价。此外，通过数据之间建立智能关联后，可以在页面的适当位置显示数据库中与该条数据相关的其他数据的条目信息。

三、前台网站建设示例

依托楚雄师范学院图书馆的软硬件设备，搭建数据库开发测试平台，建设了彝族传统医药档案文献数据库测试系统，前台网站系统的功能基本实现，数据库中用于测试的数据有 20 条左右，涵盖了图书、古籍、图片、音视频、人物等资源类型。

（一）网站首页

首页访问网址是 http://211.83.177.22:8010/，目前仅限于楚雄师范学院图书馆的局域网内部访问，首页上展示的栏目包括最近更新、登录窗口、图书、历史档案文献、图片和人物，简单检索框镶嵌在页首图片上，位于栏目上方，如图 7-4 所示。

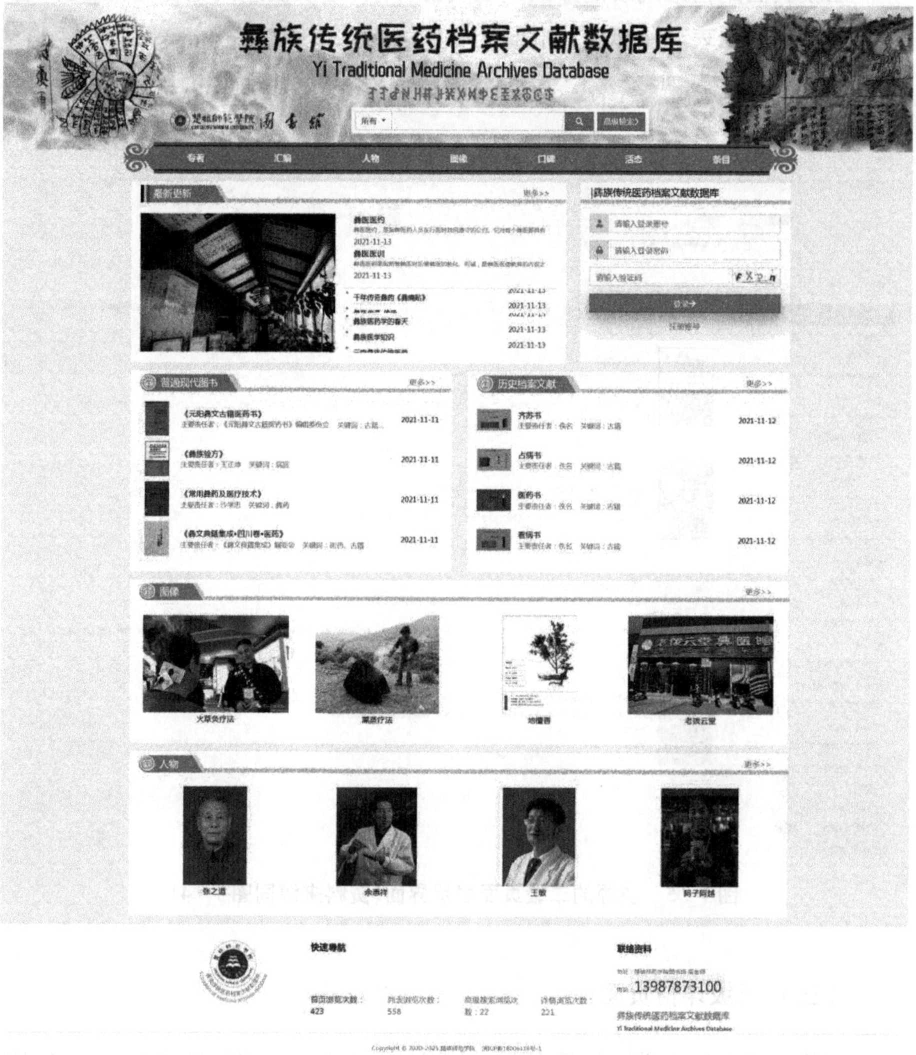

图 7 - 4　彝族传统医药档案文献数据库首页测试界面

资料来源：截图自彝族传统医药档案文献数据库测试网站

（二） 二级列表页面

二级页面用树形列表的形式列出资源体系，可以快速浏览各栏目资源，各种类型资源的列表显示界面，如图 7-5 所示。

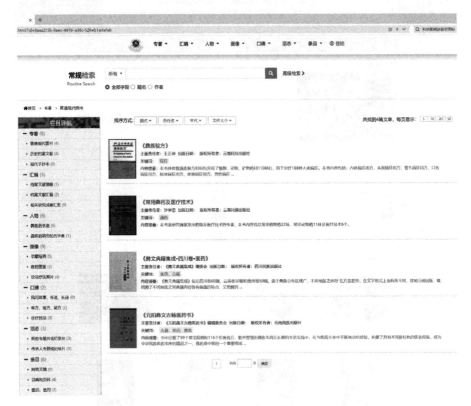

图 7-5　资源的二级页面显示界面(资料来源同图 7-4)

（三） 三级详情页面

三级页面也称为详情显示页面，用于显示资源的详细信息和著录信息，测试系统中开发了图书、文本、音频、视频、图片、图书、古籍、网络文摘等资源的展示方式，其中古籍专门制作了大封面进行展示，图片采用缩略图显示，可点击缩略图查看和下载原图，还可以通过左右切换按钮浏览前后图片，视频显示视频播放器及其操控按钮，音频显示音频播放器及其操控按钮，所有资源下方或左方显示著录的元数据，其中附件和全文链接可以直接下载，如图 7-6 所示。

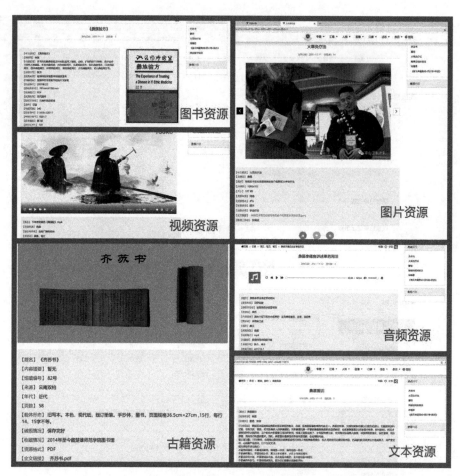

图 7-6　各类型资源的详情页面展示方式(资料来源同图 7-4)

(四) 高级检索界面

高级检索页面是文献信息资源数据库中非常重要的组成部分,彝族传统医药档案文献数据库的高级检索的检索条件十分丰富,包含了栏目和检索字段的选择、逻辑运算符、模糊与精确匹配等要素。此外,检索结果以列表的形式呈现,系统在检索结果左侧对结果进行了分组,点击不同分组还可以进行二次筛选,如图 7-7 所示。

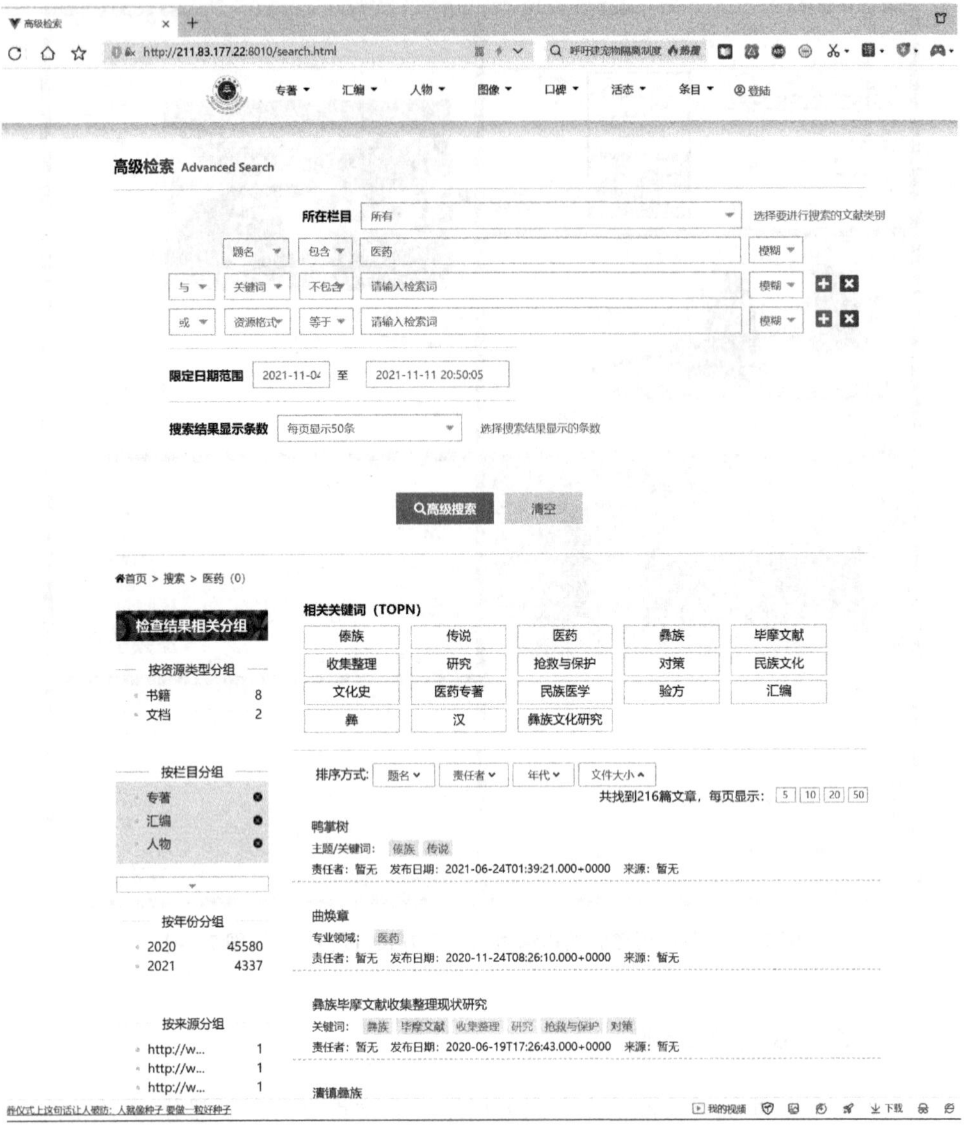

图 7-7 高级检索及其检索结果页面(资料来源同图 7-4)

第三节　后台管理系统建设

一、功能需求分析

（一）管理需求

后台管理系统主要负责对前台网站和数据库系统进行管理，是连接两者的桥梁，完善的后台管理功能可以使数据库的建设事半功倍，减少建库人员大量的重复和繁杂的操作。后台管理系统的使用者是具备一定计算机、网络和数据库等专业知识的管理人员，他们的需求主要包括四个方面。第一是网站页面和模板管理需求，管理员可以通过后台管理系统修改和调整各级页面的显示布局、色彩搭配和显示效果，通过窗口化操作的形式更改前台网站的各种元素，比如页首图片及 LOGO，主题颜色、栏目名称、相关链接等，实时生成前台所需的动态网页。第二是访问数据的统计和分析需求。管理员通过后台管理系统可以随时监测数据库各项服务功能的运行情况，不断调整和优化平台服务和资源质量。第三是数据库中数据的操作需求。对接数据库系统后，管理员可以对数据库中的数据资源进行单条或批量管理。第四是用户和权限的管理需求，管理员可以通过对用户角色类型进行配置，在各类用户使用后台时赋予不同的管理和利用权限。

（二）技术要求

为适应彝族传统医药档案文献信息资源的特点和系统正常运行的需求，系统主要采用面向对象的编程语言 Java、虚拟机上运行的静态类型编程语言 Kotlin、Web 的编程语言 JavaScript、为 JavaScript 添加特性的语言 TypeScript、层叠样式表 css、专业级 CSS 扩展语言 SCSS、超文本标记语言 HTML 等计算机语言进行开发，主要采用 spring 框架，基于 netty 容器，采用独立的企业级搜索应用服务器 Solr，构建用户界面的渐进式框架 Vue，基于 Ant Design 设计体系，网站主要使用 bootstrap4 作为主题框架。后台支持 OAI/ODL 组件接口协议、Open URL 开放链接标准、SAML 标准、Portlet 规范、LDAP 标准、Web Services 组件封装规范、Z39150 检索协议、CALIS United Query and Resultset 统一检索接口规范等技术接口规范,可实现与图书馆、档案馆等机构门户网站或其他平台的无缝对接。后台管理系统一般装在服务器上运行,采用 WEB 页面进行访问,支持 Windows Server 操作系统,采用静态页面后成技术生成前台网站所需的 HTML 文件,提高各子站的访问效率,同时具备通用高效的发布机制和安全机制,便于网站的建设和维护,开发人员需要具备 Spring-Boot 和 Vue 的相关技术。

二、后台功能设计与实现

(一) 资源管理

彝族传统医药档案文献信息资源种类繁杂,对数据和分类等方面的管理功能要求较高。资源管理模块是后台管理中最常用的功能,它的需求主要是实现管理员对数据资源的有效管理。一是数据管理功能。该功能主要实现单条数据的增、删、改、查以及批量数据的规范性检查与入库。二是资源体系(栏目)管理功能。把数据库的资源体系结构通过树形目录进行管理,可以针对各类型和层级的资源分别设置需要的属性、功能和权限。三是内容审核功能。平台用户可以通过网站为数据库新增资源,但增加的资源需要经过内容和形式审查后才能进入数据库。四是推荐管理功能。该功能可以对特定用户发送推送信息,也可以对网站的推送栏目进行设置。五是字段管理功能。可实现各类型资源的字段模板、元数据、著录规范的修改,对每个字段内容和属性进行设置。

(二) 网站管理

网站管理是文献信息资源数据后台管理系统的可选功能,对于没有门户网需求的数据库来说可以省略该功能,但是彝族传统医药档案文献数据库需要体现其宣传、教育、文化等价值,必须建设专题网站。网站管理的功能包括三个部分,一是页面管理。管理员在后台可以实现更改前台网站的页面布局,更换各类元素,改动栏目导航,切换主题等操作。如调整首页图片、最近更新、登录页面 Logo、登录页面背景、首页 Logo、底部 Logo、栏目导航背景、模块间隔图案、打赏二维码、联络资料、搜索框位置和高度、滚动条数等。二是页面模板管理。后台提供一个模块化、可视化的网站模块布局和搭建功能,可以让用户自由选择各类型模块放到首页中,自由调整每个模块的高度和宽度,自主选择使用的主题色调,快速搭建出特色鲜明的专题数据库,此外,还可对数据库现有的各种数据所对应的模板进行搜索、导出、新建、删除、修改等,并提供HTML 编辑器进行在线编辑。三是消息管理。实现对各类通知和广播消息的有效管理,对用户基本信息、系统消息、管理员消息、留言和评论的状态和内容等进行管理。

(三) 系统管理

该模块的需求主要是实现管理员对数据库系统和相关设备的有效管理。一是数据库管理功能。该功能主要由系统管理员使用,管理数据库建库的基本信息,包括数据库的创建、设置访问端口、类型选择、排序、名称、运行状态监测、备份管理等功能。二是数据库字段管理。可以实现对各类资源的字段模板的添加、编辑、删除和复制,设置个字段模板对应的名称、编码、资源类型和数据库,查看所有字段模板的详细信息。彝族传统医药档案文献的字段模板分为六种,即图书、古籍、网络文摘、音视频、图片、百科,每种资源类型都需要单独建立字段模板,设置字段名称及其属性编码。部分属性和代码如下所示:

```
{
    "image": [
        {name: '分辨率', code: 'resolutionRatio', fieldType: 'input'},
        {name: '格式', code: 'format', fieldType: 'input'},
        {name: '大小', code: 'size', fieldType: 'input'},
        {name: '名称', code: 'title', fieldType: 'input'},
        {name: '关键词', code: 'keyword', fieldType: 'input'},
        {name: '来源', code: 'source', fieldType: 'input'},
        {name: '期刊类型', code: 'typeName', fieldType: 'input'},
        {name: '描述', code: 'describe', fieldType: 'textarea'},
        {name: '专著', code: 'treatise', fieldType: 'textarea'},
        {name: '全文链接', code: 'attach', fieldType: 'upload'},
        {name: '拍摄日期', code: 'shootingDate', fieldType: 'date'},
        {name: '封面', code: 'cover', fieldType: 'upload'},
        {name: '责任者', code: 'artist', fieldType: 'input'},
        {name: '作者', code: 'author', fieldType: 'input'}
    ],
    "video": [
```

```
        {name: '视频分辨率', code: 'resolutionRatio', fieldType: 'input'},
        {name: '视频格式', code: 'format', fieldType: 'input'},
        {name: '比特率', code: 'bitRate', fieldType: 'input'},
        {name: '表演者', code: 'author', fieldType: 'input'},
        {name: '责任者', code: 'artist', fieldType: 'input'},
        {name: '大小', code: 'size', fieldType: 'input'},
        {name: '时长', code: 'date', fieldType: 'input'},
        {name: '名称', code: 'title', fieldType: 'input'},
        {name: '封面', code: 'cover', fieldType: 'upload'},
        {name: '关键词', code: 'keyword', fieldType: 'input'},
        {name: '日期', code: 'date', fieldType: 'date'},
        {name: '地点', code: 'address', fieldType: 'input'},
        {name: '来源', code: 'source', fieldType: 'input'},
        {name: '全文链接', code: 'attach', fieldType: 'upload'},
        {name: '语种', code: 'language', fieldType: 'input'},
        {name: '主题分类', code: 'themeType', fieldType: 'input'},
        {name: '整理上传者', code: 'uploader', fieldType: 'input'},
        {name: '类型名称', code: 'typeName', fieldType: 'input'},
        {name: '描述', code: 'describe', fieldType: 'textarea'},
    ],
    "ancientBooks": [
        {name: '古籍名称', code: 'title', fieldType: 'input'},
        {name: '大小', code: 'size', fieldType: 'input'},
        {name: '作者', code: 'author', fieldType: 'input'},
        {name: '责任者', code: 'artist', fieldType: 'input'},
        {name: '封面', code: 'cover', fieldType: 'upload'},
        {name: '来源', code: 'source', fieldType: 'input'},
        {name: '全文链接', code: 'attach', fieldType: 'upload'},
        {name: '关键词', code: 'keyword', fieldType: 'input'},
        {name: '语种', code: 'language', fieldType: 'input'},
        {name: '标准书号', code: 'bookNumber', fieldType: 'input'},
        {name: '馆藏编号', code: 'museumNumber', fieldType: 'input'},
        {name: '出版日期', code: 'publicationDate', fieldType: 'date'},
        {name: '期刊类型', code: 'typeName', fieldType: 'input'},
        {name: '整理上传者', code: 'uploader', fieldType: 'input'},
        {name: '出版社', code: 'press', fieldType: 'input'},
        {name: '单位', code: 'unit', fieldType: 'input'},
        {name: '描述', code: 'describe', fieldType: 'textarea'},
    ],
}
```

建立字段模板之后如果新增数据或批量导入数据时就可以快速提高效率,不用每条数据都设置字段名称及其属性。三是硬件管理和其他功能。通过该功能实现对系统软硬件参数进行配置以及对终端设备进行有效管理。包括配置访问地址、默认设置、数据字典、全局变量和安全参数,管理服务器、快速导航、友情链接、支付订单等功能。此外,系统还可以为管理员提供数据库和网站管理的常用工具,包括用于提高网页访问速度的网页生产工具,提高检索速度的索引生产工具,管理行为记录的日志查看工具,可对接第三方平台,进行元数据收割资源采集工具,广告位管理工具,按照 Excel 表格信息操作文件的工具,数据的批量导入导出工具,数据备份工具等。

(四) 日志管理与统计分析

该模块的功能主要是为数据库的进一步开发利用和大数据分析做准备。第一,日志管理模块。日志是数据库应用平台不断改进和完善的基础数据,由三部分组成。一是操作日志。该功能可以查看不同人员对系统数据的操作记录,能够记录到具体的操作参数。比如查看到 SQL 执行以及执行耗时等。二是访问记录。该功能可以查看每条被访数据的 IP 来源、路径、库名、资源名称、访问内容、访问日期等信息。三是访问统计。该功能可以记录被访问的每条数据的名称、次数和访问时间。第二,统计分析模块。统计分析是专题数据库平台价值的重要体现,通过该功能可以进一步开发和挖掘档案文献资源的潜在价值。统计数据分为一般统计数据、特殊统计数据、热门统计数据三类。该模块可以为用户提供有关流量分析、访问分析、访问日志、资源分布、更新统计、热门资源和热门栏目等多种统计报表分析的功能并通过可视化的方式进行呈现。第三,搜索历史。该模块通过记录每个用户检索数据库内容的检索词、检索栏目、检索类别等情况,让数据库建设者通过分析这些信息来优化资源建设方案和数据库资源体系。

(五) 权限控制

由于文献信息资源具有易复制,易传播等特点,很多文献信息资源也受到了知识产权法的保护,因此,访问资源权限控制功能就成了文献信息资源数据库非常重要的必备功能。

第一,数据库后台需要管理的权限类型包括数据库权限、资源权限和角色权限等。其中菜单权限是指不同的用户登录到后台管理系统后能看到和使用的菜单功能需要进行控制。资源权限是指不同用户通过网站访问数据库资源时能够进行检索、浏览、下载等功能的权限。角色权限是指管理员通过用户中心可以修改用户的角色，不同的用户角色有着不同的权限，实质上也是修改用户的权限。以上权限对应着三类管理功能，一是角色管理。有权限的管理员可以根据需要随时修改自己的角色，从而改变自己的权限。二是菜单管理。有权限的用户可以按照自己的喜好和使用习惯自定义菜单，包括菜单的名称，位置，层级关系等。用户管理可以让有权限的管理员管理数据库的每位用户，比如查看和修改用户基本信息、设置角色的用户组、增加和删除用户、修改和重置密码等操作。

第二，资源获取的权限控制策略。由于部分档案文献有密级保护要求，在查阅、浏览和获取时需要进行专门的限制和控制。数据库的档案文献可分为四种权限。一是机密档案文献，只有获得特殊许可后才可以在内部查阅，禁止对外传播。此类档案文献在前台网站上只能查到档号和题名，没有其他信息。用户可以根据档号到档案馆申请，如果允许查阅，档案馆通过管理员账号登录之后帮用户查阅相关档案文献。比如重要部门的内部会议录音录像等。二是限制档案文献。根据查阅到的档案文献题名等信息，用户通过实名注册后可以向管理员在线申请，经管理员同意后临时开通该用户对该档案文献的利用权限，在一定时段内在线浏览档案文献原件信息，但不能下载和传播。比如涉及个人隐私的档案文献。三是普通档案文献。任何人通过网络可以检索到档案文献的题名等基本信息，可以浏览网站的二级页面，但如果要查看三级页面的详细信息并下载全文，则需先进行注册和实名认证。四是公开档案文献。该类档案文献任何人在任何时间地点都可以通过网络查阅、下载和传播，不需要用户登录和认证。比如，收集的网络资源、公开的宣传片和新闻报道等。

第三，权限控制的方法。一般情况下后台主要是通过 IP 或账号的角色设置来控制用户访问数据库资源和使用后台功能的权限。此外，平台可以增加以下更多的控制方式，比如，控制管理员在后台浏览某个栏目、某类资源、某个子库的权限；控制前台网站各级页面和每条数据的访问、检索、浏览和下载的权限以及元数据信息显示的详细程度；通过设置账号级别控制每个账号在前后台可以操作的功能和享有的权利；控制每类资源可以被哪类角色访问的权限。具体开发哪些控制方式可以根据实际使用中的需求来不断完善。

三、后台管理系统建设示例

（一）资源和栏目管理功能

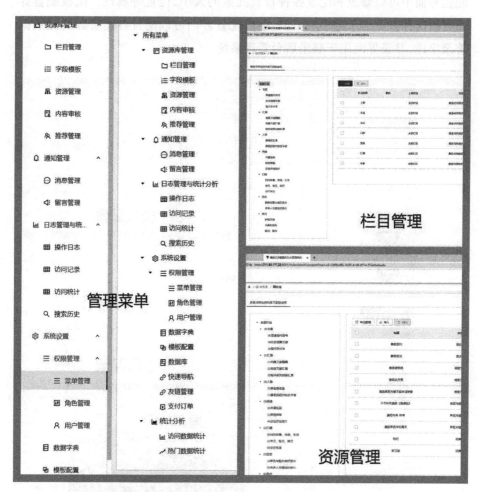

图7-8　彝族传统医药档案文献数据库后台资源和栏目管理界面

资料来源：截图自彝族传统医药档案文献数据库测试系统后台

　　彝族传统医药档案文献数据库后台资源和栏目管理功能如图7-8所示，最左侧是后台功能的主菜单，右侧靠左是树状结构的栏目菜单，靠右是对应的栏目或资源列表，可以在此界面直接查找、修改栏目和资源。

（二）模板管理和配置功能

彝族传统医药档案文献数据库后台模板和配置界面如图 7-9 所示,首页配置界面中可以修改和配置各种首页元素的大小、位置等属性。模板配置界面可以选择首页展示的模块类型,字段配置界面可以配置各类资源的元数据著录字段,登录界面用于登录后台管理系统。

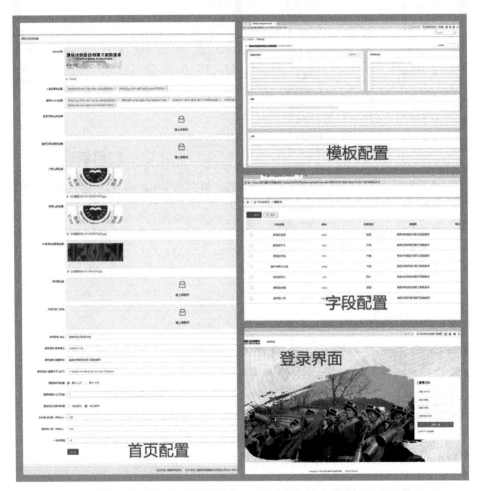

图 7-9　彝族传统医药档案文献数据库后台模板和配置界面(资料来源同 7-8)

（三）统计分析和日志功能

彝族传统医药档案文献数据库后台统计分析和日志界面如图7－10所示,后台系统可以记录用户访问的 IP 地址,访问的栏目,检索的关键词等信息,还可以把各类统计信息和资源结构信息用柱状或饼状图的形式进行展示和分析。

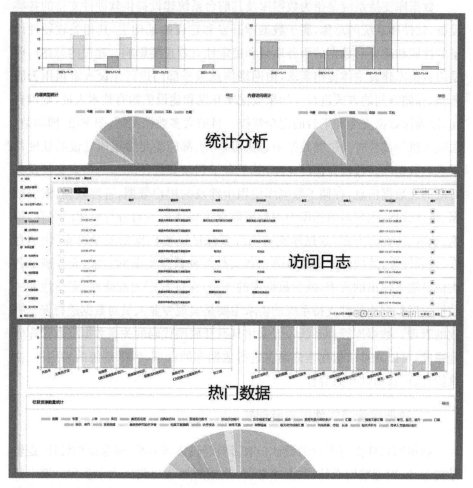

图7－10 彝族传统医药档案文献数据库后台的统计分析和日志界面(资料来源同7－8)

第四节 数据库支持系统建设

一、数据库支持系统需求分析

数据库支持系统是指为数据库及其前台系统建设提供软硬件支持的各类设备、软件和系统的总称,属于数据库开发和建设的基础层,其相关软硬件设备的性能和质量对数据的服务质量和稳定性有着重要影响。建设的思路一般是由数据库建设主体提出需求,由网络信息服务部门进行建设或者租用云服务器、存储空间的方式进行。如果数据库开发和建设机构有技术人员,则可自建,以确保数据安全和平台的完全掌控。目前大多数档案馆、图书馆、博物馆、医院等机构都建有自己的数据中心机房,一般都能满足数据库建设的软硬件需求。数据库是数据存储的仓库,其包含了每条彝族传统医药档案文献及其对应的元数据信息,存储了数据库使用中涉及的用户数据、管理数据、索引数据、统计数据,用户对数据库中的数据需求主要体现在对各种资源的保存、检索、获取、研究等方面,数据库支持系统要保证这些数据的安全可靠,快速存取,兼容性强,适应彝族传统医药档案文献多种数据类型的需求,充分满足各类信息输入输出的需求,减少数据库的冗余,保证数据的准确性、完整性和一致性。对数据库软件支持系统的需求主要是实现专业人员对数据进行安全有效的管理。数据库管理系统一般采用具有开放型代码的关系数据型数据库管理系统,可以通过结构化查询语言进行数据库的管理,考虑系统的易用性、易维护性、可移植性和兼容性。

二、数据库管理软件的安装部署

数据库软件支持系统的设计一般需要经过需求分析、概念结构设计、逻辑结构设计、物理结构设计、数据库部署、数据的加载与调试六个步骤。第一步需求分析在设计之前已完成。第二步概念设计是为了把现实世界中的语义映射到计算机中,反映用户和彝族传统医药档案文献两者之间的联系,满足用户对数据处理的需求。第三步逻辑结构设计是将概念转化为数据库支持的数据模型的过程,为了使数据结构合理、有序、方便数据操作,需要合理设计数据库中的表,确定主键以及表与表之间的联系。第四步物理结构设计包括数据的存储结构、存取路径和存取位置三个方面。设计时要根据实际情况,比如存取速率、空间占用、维护成本等方面进行综合考虑。[①] 数据库的物理数据一般保存在专用存储器上,优先考虑安全因素,其次考虑速率因素。第五步数据库部署和第六步数据的加载与调试是数据库系统建设的核心和难点。

（一）虚拟服务器及操作系统

虚拟服务器可以对软硬件资源进行合理分配和动态调整,提高软硬件应用效率及兼容性,降低管理复杂度和维护人员的工作量,合理有效地减少高校数据中心运营成本,使得服务安全性和数据稳定性得到有效提升。VMware服务器虚拟化指通过 VMware VSphere 虚拟化系统软件对服务器进行虚拟化,其中包含两大核心程序:被用作虚拟化管理器的 VMware ESXi 和用于协调与管理的 VMware vCenter。VMware ESXi 是 VMware 虚拟化的核心,它将众多物理设备资源抽象到多个虚拟机中,各个虚拟机与服务器硬件相互分离,以确保各虚拟机独立运行,互不冲突。VMware vCenter 是一种虚拟化的管理软件,能高效地进行系统服务和应用程序的部署与管理。软件部署的主要步骤如下:第一,在实体服务器硬件层安装虚拟化"中间件",即 ESXi 主机。第二,安装 VMware vCenter Server 虚拟机管理平台,该工具还可以把现有的物理服务器镜像到虚拟机上。第三,安装 VMware Client,用户可以通过该工具连接到虚拟机管理系统,如图 7-11 所示。[②] 虚拟服务器部署之后要安装操作系统才能使用服务器,考虑到系统的需求和易用性方面,操作系统可以采用 Windows Server 2019,安装方法和普通操作系统类似,也可采用虚拟机现有的系统模板直接复制安装,如图 7-12 所示。

---

① 赵局建,杜钊,朱玲:《云南少数民族口述档案数据库系统的设计与实现》,《黑龙江史志》2011 年第 18 期,第 56—58 页。
② 史梁,蔡豪:《VMware 服务器虚拟化在高校数据中心的应用》,《昆明冶金高等专科学校学报》2014 年第 3 期,第 24-28 页。

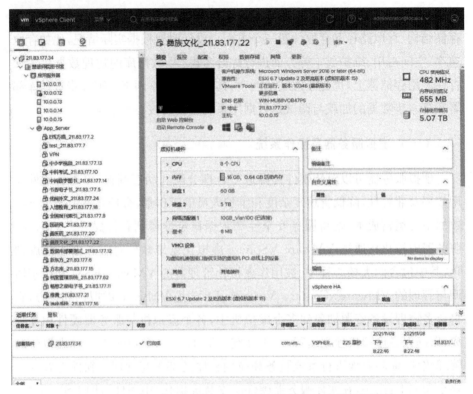

图 7－11　彝族传统医药档案文献数据库虚拟服务器配置界面
资料来源：截图自彝族传统医药档案文献数据支持系统后台

（二）数据库管理系统及应用软件

彝族传统医药档案文献数据库采用的数据管理系统及其应用软件包括：DirectX 修复工具：用于一键修复 Windows 系统缺少的组件；staticService：静态映射服务文件；activiti. jar：工作流项目的 jar 包运行文件；activiti. sql：工作流项目的数据库导入文件；ancientbook. sql：主服务项目的数据库导入文件；ancientbook-0. 0. 1-SNAPSHOT. jar：主服务项目的 jar 包运行文件；jdk-8u211-windows-x64. exe：jdk1. 8 运行组件；mysql-5. 7. 30-winx64. zip：数据库管理软件；Navcatpremium_1325. zip：MySQL 可视化工具 Navicat 安装包；solr-8. 5. 0. zip：Solr 安装包；template. zip：模板项目文件。景云杀毒等安全软件：保障系统安全；向日葵等远程控制软件：用于服务器的远程实时维护；输入法、文字处理等相关工具按照个人需求自主选择。根据彝族传统医药档案

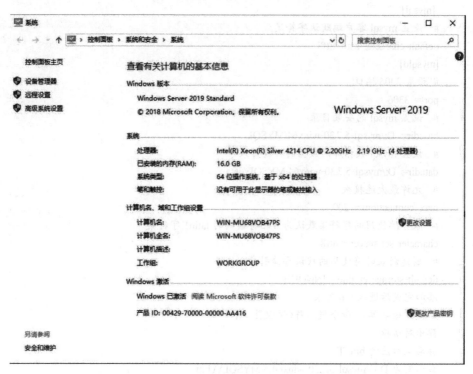

图 7 - 12　彝族传统医药档案文献数据服务器属性(资料来源同 7 - 10)

文献数据库的数据规模、数据类型和需求,考虑成本因素,数据库管理软件选用免费且功能强大的 mysql,安装部署具体步骤如下:

1. 安装 Java Development Kit 开发工具包

Java Development Kit(简称 JDK)是在利用 Java 开发数据库应用平台时的工具包。如果使用 Java 编程,则 JDK 工具必不可少,JDK 安装包可以在网络上直接下载最新版本,安装时只双击安装包中打开 EXE 可执行文件即可,安装过程中提示有"是"就点"是",有"下一步"就点"下一步"。安装完成后在 cmd 中运行命令 java-version 即可检测是否安装成功。

2. 安装数据库管理软件 Mysql5.7

将 MySQL 压缩包解压至想要安装的位置,打开文件目录,创建 data 文件夹和 my.ini 文件,将 my.ini 文件用记事本进行编写,添加如下配置:

```
[mysql]
# 设置 mysql 客户端默认字符集
default-character-set= utf8
[mysqld]
# 设置 3306 端口
port= 3306
# 设置 mysql 的安装目录
basedir= D:/mysql-5.7.30-winx64/MYSQL
# 设置 mysql 数据库的数据的存放目录
datadir= D:/mysql-5.7.30-winx64/MYSQL/data
# 允许最大连接数
max_connections= 200
# 服务端使用的字符集默认为 8 比特编码的 latin1 字符集
character-set-server= utf8
# 创建新表时将使用的默认存储引擎
default-storage-engine= INNODB
```

添加完成后进入 bin 目录

右键开始菜单栏 命令提示符(管理员)

弹出对话框

移动至对应的 bin 下

如示例为 D:\\mysql-5.7.30-winx64\\MYSQL\\bin

则一次输入 d:回车

cd mysql-5.7.30-winx64 回车

cd MYSQL 回车

cd bin 回车

进入 bin 目录页面

在最后输入 mysqld-install 回车即可安装 mysql。

之后,需要对 MYSQL 的环境变量进行配置,配置选项卡在我的电脑属性的高级系统设置对话框中。

至此 mysql 安装完成

3. 安装可视化工具 Navicat

在上一步安装了 MySQL 后为方便查看数据则需要继续安装可视化工具,将 Navcat 解压安装至对应的目录,点击 navicat. exe 文件即可运行。如图 7 - 13 所示。

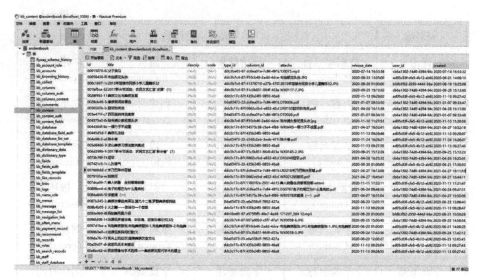

图 7 - 13　彝族传统医药档案文献数据表结构(资料来源同 7 - 10)

4. 创建数据库

首先,添加本地 MySQL 连接。默认安装的 MySQL 无需密码即可直接连接,点击测试,连接成功后,点击"确定"即可,点击确定后出现新的连接,右键连接选择创建数据库,按照信息添加即可,创建完成后,出现新的数据库,将文件中的 sql 文件进行对应的导入,activiti→activiti. sql,ancientbook→ancientbook. sql,对应的数据文件全部导入完成后刷新数据库。需要导入或创建的主要数据表如表 7 - 1 所示。其次,创建用户。选中 MySQL 连接点击用户按钮,点击新建用户输入账号密码即可完成。最后,设置用户权限。返回用户列表选择权限管理员,选择添加权限,在右侧勾选需要的权限,至此用户权限设置完成。

表 7 - 1　彝族传统医药档案文献数据库主要数据表(部分展示)

表名称	部分字段信息			
账号 (account)	用户名 (username)	密码 (password)	创建时间 (created)	账号状态 (account_locked)
栏目列表 (columns)	栏目名称 (name)	栏目代码 (code)	创建时间 (created)	栏目类型 (type)

表名称	部分字段信息			
评论 （comments）	数据库名称 （database_id）	评价结果 （feel）	留言 （message）	创建时间 （created）
内容 （content）	内容标题 （title）	附件 （attachs）	创建时间 （created）	发布时间 （release_date）
内容字段 （content_fields）	字段名称 （name）	字段代码 （code）	字段类型 （field_type）	元数据值 （result）
数据库 （database）	数据库名称 （name）	数据库编码 （code）	端口号 （url）	描述 （description）
数据字典 （dictionary_data）	字典名称 （name）	字典编码 （code）	字典备注 （remark）	创建时间 （created）
字典类型 （dictionary_type）	字典名称 （name）	字典备注 （remark）	字典编码 （code）	创建时间 （created）
字段 （fields）	字段名称 （name）	字段代码 （code）	字段类型 （field_type）	创建时间 （created）
字段模板 （fields_template）	模板名称 （name）	模板编码 （code）	数据库 ID （database_id）	创建时间 （created）
网站链接 （links）	链接名称 （name）	网站图标 （image）	链接网址 （url）	创建时间 （created）
后台菜单 （menus）	菜单名称 （name）	菜单代码 （code）	路径 （path）	图标 （icon）
通知消息 （message）	消息标题 （title）	消息内容 （content）	用户 ID （user_id）	创建时间 （created）
快速导航 （navigation_link）	导航名称 （name）	链接网址 （url）	数据库 ID （database_id）	创建时间 （created）
后台常用菜单 （often_menu）	菜单名称 （name）	链接地址 （url）	用户 ID （user_id）	创建时间 （created）
访问记录 （records）	访问 IP （ip）	访问内容 （name）	用户 ID （user_id）	访问日期 （created）
角色管理 （roles）	角色名称 （name）	角色编码 （code）	描述 （describle）	创建时间 （created）
检索记录 （search_records）	检索内容 （content）	用户 IP （ip）	用户 ID （user_id）	检索日期 （created）

（续表）

表名称	部分字段信息			
用户管理 （staff）	用户名称 （name）	用户邮箱 （email）	用户 ID （user_id）	创建日期 （created）
模板配置 (template_config)	模板名称 （name）	模板编码 （code）	路径 （path）	创建日期 （created）
审核任务 （todo_task）	待审核标题 （name）	待审核内容 （content）	用户 ID （user_id）	创建日期 （created）

数据来源：从彝族传统医药档案文献数据库测试平台收集

5. 安装 Solr 搜索服务

Solr 可以提供企业级的搜索应用服务，它配合数据库使用，通过 API 接口与数据库和应用平台无缝连接。搜索服务的过程如下，首先，用户通过点击网页上的检索按钮发出请求，数据库应用平台软件就会向搜索引擎服务器 Solr 提交一份固定格式的 XML 文件，Solr 根据搜索内容自动生成索引，并通过 XML 格式向应用平台网站的返回搜索结果，Solr 安装步骤如下：

下载安装文件，运行 Solr 项目，选择文件 solr-8.5.0.zip，解压至对应的目录，进入对应的 bin 目录，按住 shift 加鼠标右键选择在当前页面打开命令台，输入 solr start 命令回车，出现图 7-14 界面即可运行成功，启动 solr 搜索服务，进入 conf 目录修改数据库配置文件，配置账号密码。配置完成后在 cmd 中执行 solr start 命令。

至此项目部署完成！

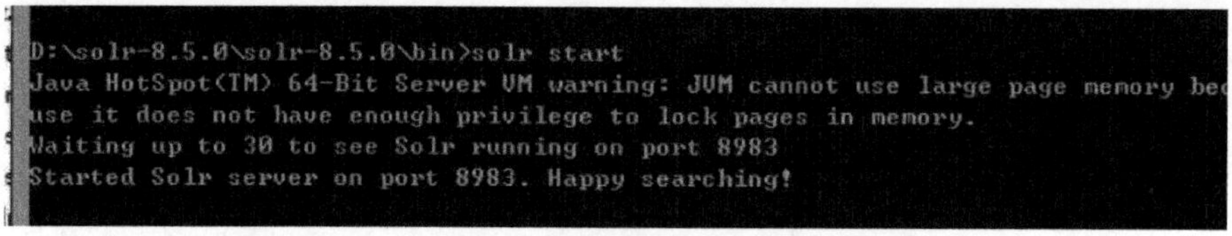

图 7-14　Solr 搜索服务安装界面（资料来源同 7-10）

三、数据库硬件系统的安装部署

硬件方面主要受到资金等因素的制约，在资金充足的前提下尽量选择参数高的配置就行，由于在第一节中已对涉及的各类硬件做了详细介绍，这里对彝族传统医药档案文献数据库支持系统建设所需要的硬件只做简单介绍,不深入研究。数据中心机房是一套复杂的设施,它包括了很多核心设备和配套附属设备,比如机柜、桥架、服务器、存储设备、交换机、配电箱、不间断电源、空调、服务器、核心交换机、路由器、光前模块等大大小小几十种设备设施。其中对数据库建设和利用影响较大的是服务器、存储设备和数据交换设备。服务器可选用实体或虚拟服务器,内存在 16 G 以上,配备固态硬盘并组建 RAID1 磁盘阵列以提升系统服务的调用速度和执行效率。此外,还需保证服务器的 8001,8983,9002 这 3 个端口号没有被占用。存储设备是永久保存档案文献信息资源的物理仓库,对数据安全要求很高,建议选用机械硬盘并组建 RAID5 磁盘阵列,建设时预留扩展空间,容量根据需要存储的资源动态调整。交换设备一般选用万兆核心交换机和千兆节点交换机,服务器的上行带宽在 10 Mbps 以上保证图片资源的加载流畅以及音视频可以流畅播放。服务器与存储设备和交换设备之间的物理连接都采用双光纤连接,并支持端口聚合,使数据传输速率不低于 2 Gbps。彝族传统医药档案文献数据库建成后,要做好软硬件系统的日常维护工作,配备专业技术人员定期对硬件系统进行升级,经常性检测并排除故障,不断优化硬件参数,使其发挥最大性能。此外,应时常监测彝族传统医药档案文献数据库的数据安全,建议使用最新的主流操作系统,及时更新安全补丁,安装使用杀毒软件和防火墙,常备替换用的硬件耗材,比如硬盘、服务器电池、线缆、光电转换模块等,最好能安装硬件防火墙。可以在工作计算机安装双网卡,将内部和外部网络隔离开,在系统区域网络中使用在 Internet 上没有实际意义的内部 IP 地址,确保服务器网段的绝对安全。

第五节　数据库及其应用平台的质量控制

一、建库质量的影响因素及评价指标

(一)　影响因素

数据库的建设是一个需要多种信息技术,有多方面技术人员共同参与,通过多重工作程序,并不断进行维护的系统工程,因此数据库的质量受到多方面因素的制约。

1. 人员素质

数据库的建设要有一支素质精良、结构合理的专业技术队伍。特别是大型数据库的建设，需要有一定数量的、来自各个方面、各个专业乃至各个单位的技术人员共同参与。通常应包括数据处理人员、软件编制人员和质量控制人员等三类人员。人员的个体素质和群体结构将直接影响着数据库建设的质量。需要对数据库建设人员提出一定的要求，开展专门培训并进行有效的管理和协调。应要求数据库建设人员具备较高的专业知识水平、信息加工处理能力、计算机语言和编程能力、数据库管理维护能力和文献编目工作经验。另外，这支队伍还应该有较强的责任心、较高的质量意识和通力合作的协作精神。否则，各行其是，各自强调自己的特点或困难，互相不配合，不及时解决建库过程中可能出现的问题，数据库的质量就很难得到保证。

2. 数据源选取

数据源是数据库数据的来源，数据源的选取是数据库质量控制的基础。根据数据库建设方式的不同，数据来源主要有四种：一是建设单位自己采集的原始数据库，二是其他数据库中已整合的数据，三是传统形态的文献资源经过数字化之后形成的数据，四是从互联网上抓取的相关数据。以上四种来源的数据，在内容、形式和质量上都有差别，处理方法也不尽相同，要根据各自的特点进行采集和整理，选取哪些数据进入数据库的基本原则就是考虑这些数据的完整性、准确性、科学性、实用性和新颖性，这些性能越高越契合需求，则数据适量越好。

3. 软件系统

软件系统包括计算机程序、规程、文档和运行所需的数据。完善的软件系统包括计算机操作平台、数据库开发平台和所建数据库相关应用软件的选择使用和开发利用。常见的软件错误主要是代码错、过程错、文档错或者数据错。通过分析错误原因，就可以有效避免软件系统错误。在开发软件系统时，要充分了解用户需求，加强开发人员与用户之间的沟通，使双方在需求与程序实现难度之间找到平衡点，同时，要求软件开发人员避免编程时的逻辑和编码错误，严格按照软件工程中软件编制的标准化文档要求进行编码。最后环节是应用平台的测试，软件都会存在缺陷，只有在使用中不断优化迭代，不断更新,完善缺陷,才能逐渐走向成熟。

4. 工作流程

一个完整的数据生产流程应该包括:数据查重、工作单制作、数据核对、数据录入、数据校对、数据总复查、数据成型、反馈控制、参照系统等步骤,这样一个完整的流程是确保进入数据库的每一条数据正确无误,提高数据库质量的必要环节。工作流程的不规范和不健全,都将使数据的输入缺乏应有的质量保障体系,可能导致差错、遗漏、重复的产生,影响到数据库的质量。

5. 组织管理

数据库的开发建设作为一个工程,需要众多技术人员的参与,相当经费的投入和一定设备的使用,是一个系统工程,需要有力的组织管理,协调各方面的关系,解决建设过程中产生的问题。数据库建设规划的制定,技术人员的配备和调配,技术标准的制定,设备条件的保障等组织管理和协调控制活动是保证数据库建设顺利进行的必要条件,也是关系到数据库质量的重要因素。

6. 工作环境

数据库建设的工作环境主要指计算机等软硬件设备的状况、性能以及网络通信的情况。这些因素都直接影响着数据查重、数据录入、数据转录等工作的效率和可靠性,有时由于设备条件的原因,也会在数据制作过程中出现一些非人为的错误,影响数据库的质量。另外,工作场所空气的温湿度、洁净度及办公的环境等,也会在不同程度上影响机器的正常使用,对数据的质量产生一定的影响。

（二）评价指标

评价指标体系是数据库评价所依据的一套科学的评价标准。评价指标应定义明确,易于操作。彝族传统医药档案文献数字资源质量的评价指标包括以下几个方面,如表 7-2 所示。

1. 数据质量指标

包括数据库准确性、一致性、完备性、规范性、稳定性。其中准确性用于衡量数据库数据与数据源的吻合程度以及系统满足用户所需数据的能力;一致性包括数据库的横向一致性和纵向一致性,数据在不同文献和不同阶段都遵循同一标准;完备性包括宏观和微观两个方面,衡量数据的数量和覆盖面。

2. 数据库应用平台性能指标

数据库应用平台性能指标包括结构的合理性、响应的及时性、操作的方便性和功能的完整性。系统的及时性主要衡量系统完成用户的点击浏览和检索任务所需的时间。操作的便捷性包括用户界面间的友好程度、检索方式的丰富性，网站的智能化服务水平等。

3. 数据库系统性能指标

数据库系统性能指标包括可靠性、兼容性、安全性、先进性、经济效益。可靠性指标用于检测整个系统的容错、纠错和故障诊断能力。兼容性指标反映系统与环境、其他软硬件设备的适应能力。安全性指标用于衡量系统和数据的安全性，防止数据的非法输入和输出，保障数据的保密性和完整性。先进性指标用于衡量数据的新颖性和系统采用技术的先进性，反映数据的更新频率和软硬件条件的好坏。效益指标对于用户来说就是指用户通过利用数据库获取的信息和他所付出的费用成本之比。对于数据库的生产者来说，就是提供数据库产品服务的收益与成本之比。

表 7-2　彝族传统医药档案文献数据库的综合评价指标

彝族传统医药档案文献数据库的综合评价指标	数据质量指标	数据准确性
		数据一致性
		数据完整性
		数据规范性
		数据稳定性
	数据库应用平台性能指标	结构合理性
		响应及时性
		操作方便性
		功能完整性
	数据库系统运行指标	系统的可靠性
		软硬件的兼容性
		系统和数据的安全性
		数据的新颖性和技术的先进性
		社会效益和经济效益

二、建库质量控制的策略和评价方法

（一）数据库建设的标准化策略

数据库的建设都是为了提供用户使用，都是着眼于为社会提供信息服务，数据库是大量数据的集合，这些数据包括文字、数值、图形、图表等形式。同一个信息可能使用了不同的数据形式来表达，而对这些不同的数据形式，不同的用户在实际使用中又可以有不同的理解，这就有可能给计算机处理数据以及人们在使用这些数据时带来混乱。因此，数据库建设的标准化成为数据库质量控制的一个重要而且必要的方面。标准就是对重复性事物和概念所作的统一的规定，它以科学、技术和实践经验的综合成果为基础，经有关方面协调一致，由主管机构批形，以特定形式发布，作为共同遵守的准则和依据。数据库建设的标准化是通过对不同类型数据库的数据、软件和硬件作出统一限定以获得最佳的社会效益和经济效益，促进其整体最优化发展。在数据库建设中，没有标准化，就没有数据库的高质量，也没有数据库建设的高效益。标准化能使建库工作化繁为简，能够减少重复劳动，提高建库效率。同时，标准一般代表现实的先进水平，依据统一的标准建设数据库也就是依据先进的水平建设数据库，有利于提高建库的水平和质量；更重要的是标准化能够提高多种设备和多组信息的兼容性，克服交流障碍，使数据的交流和共享成为可能，也方便用户的使用，为数据库的网络化、商品化提供必要条件。依据其适用的范围，标准可分为 4 个等级，即国际标准、国家标准、部门行业标准和建库单位自定标准。在数据库建设过程中要尽可能采用由国家或国际上正式颁布的标准，或者向国家和国际标准靠拢，具体包括以下三个方面的内容。

1. 组织工作的标准化

一是数据库建设者要增强标准化意识，自觉坚持标准化建库。二是数据库建设项目组要实现总体规划标准化措施，将标准化的实施与数据库的质量管理结合起来。三是建立完善的标准化制度，包括岗位培训、分工负责、审核检验等制度。

2. 数据的标准化

一是数据著录标准，这是数据库最基本的著录要求，对于很多常见的和公开出版的文献信息资源,国家制定了很多标准可以选用,比如检索期刊条目著录规则、普通图书著录规则、非书资料著录规则、古籍著录规则、信息交换用的时间表示法、各种代码表等。二是数据格式标准。数据格式标准和数据内容标准是数据库标准的两个基本点。数据格式是一种形式,理论上讲只要数据格式标准就能共享数据,而数据内容则代表数据的质量。不完整或不准确的数据即使能共享,意义也不大,而准确的数据内容因数据格式不标准而不能共享更是憾事。三是数据标引标准,标引主要包括主题标引、分类标引、摘要编写等。四是规范控制标准。由于作为数据检索点的各种名称常常存在同一事物具有不同的名称,不同事物具有同一名称的一系列问题,在建立数据库的过程中,必须对上述现象做出统一规范,提高数据库的质量和检索的效率,满足信息资源共享的要求。五是字符集和内码标准。字符集和内码的统一是实现系统兼容的基础,直接影响到国际信息交流,目前,国内使用的汉字字符集标准主要有七位编码字符集、汉字编码字符集和我国少数民族文字编码字符集、通用多八位编码字符集等。

　　3. 数据库环境的标准化

　　数据库环境包括数据库所赖以建立和存在的计算机软件、硬件和接口等。一是系统软件的标准化。包括操作系统、应用平台、数据库管理系统、应用软件等。二是系统硬件和通信网络的标准化。通信网络标准一般指由 IEEE 802 在信息技术领域制定的标准,包括有线和无线接入标准。通信协议种类较多,常用的有 TCP/IP、NETBEUI 和 IPX/SPX 三种协议,每种协议都有其适用的应用环境。

　　(二) 数据建设的质量控制策略

　　运用科学的管理方法对数据库建设进行全面的质量控制,对于提高数据库的质量无疑是十分必要的。

　　1. 数据库建设的全过程质量控制

　　质量控制应贯穿彝族传统医药档案文献数据库及其应用平台开发和建设的全过程,包括:第一,数据库应用平台开发中的需求调研、问题分析、规划设计、编写代码、后期调试、正式运行、系统优化、反馈整改等各个阶段和环节。第二,数据库资源建设中的资源调查、数据采集、加工编辑、资源存储、数据录入、数据更新等过程。第三,信息收集、组织协调、检索利用、用户评价、管理制度建设等过程。以上这些过程中每个环节都要进行质量控制。

2. 数据库建设的全员性质量控制

参与数据库建设的各类人员可能会直接或间接影响数据库的质量,在每个数据库建设人员的工作点上制定相应的责任制度和质量标准,使人人都有明确的质量目标要求,从这一点上把住质量关。

3. 数据库建设的多方法质量控制

对数据库实施的质量控制不应是单一的、机械的,而应综合运用各种现代化的监测手段、科学的管理措施和综合性的评价方法。

(三) 数据库质量控制的技术方法

1. 数据范围控制

数据范围控制首先要依据数据库的资源构建体系明确收录的数据范围,资源体系既是建库人员的范围限定,又是利用的指南,少数民族历史文化资源数据库要考虑民族、主题、学科、专题等因素来确定范围。其次还要控制资源的类型,包括收录数据的形式、语言、时间段、来源等。

2. 数据采集质量的控制

数据采集的关键是数据源的选取。数据源的选择不仅要考虑社会的信息需求,同时也应考虑该专业范围内信息分布的特点,要保证专业数据库的查全率,因此,数据采集应考虑从不同的数据类型、不同载体和交叉学科的角度去选择。提高采集质量,需要注意数据库的准确性、完整性、新颖性、价值性、间接性和保密规定。

3. 数据著录质量的控制

对所收集的数据加工处理的第一步是进行著录。著录是对数据外部特征的描述,著录的正确与否,文字错误频率等均影响数据库的质量,影响数据的正确使用。做到必须著录的字段无空白,凡规定的字段(含子字段)必须著录,著录的数据正确无误。

4. 数据标引质量控制

一是标引工具的选择,选择适合的标引语言和主题词表,分类代码表要选择国家规定的或广泛采用的分类法,对自行拟定的分类体系要考虑它的通用性,使它真正成为信息交换用的公共语言。二是标引深度的控制,主题标引的深度是指标引的网罗性和主题词的专指性的总称,可从广度和深度两个方面进行定义,可作为评价标引质量的标准。三是标引规则控制。在建库实践中,要制定科学完善的标引规则,不多标、滥标,也不漏标、误标,力求准确、恰当、前后一致,做到标引语言统一,平均标引深度基本一致,标引分析正确,表达文字规范。

5. 数据录入质量控制

数据录入是建库工作中人机交互的一个重要接口,减少操作差错,提高录入质量是数据质量控制的一个重要关口。数据的录入方式主要有键盘录入、扫描录入、语音录入、数据整合、数据转换等方法,在录入过程中,要用对工作认真负责的人员,遵照录入标准,选择先进高效的软硬件录入设备,充分利用网络信息资源,严格制定校对制度,把录入错误控制在千分之一以下。

6. 数据审核

数据的检测审核是建库的最后一道工序,也是保证数据质量乃至整个数据库建设质量的一个必要措施。一般需要审核收入的数据库是否得当,格式是否符合标准,规则是否统一,提取的内容是否全面准确地反映了原始资料的信息,数据录入是否有误等。然后是数据的计算机校验。数据库质量的计算机控制功能,可包括程序查重、数据校验、纠错功能、正确转换、建立数据安全制度等。其中数据的自动校验是目前数据库质量计算机控制的主要运用方面。数据校验的内容包括数据库的数值、匹配情况、记录格式三个方面。数据校验的实现方法包括数据录入自动校验,建立标准文库,加强录入软件中的数据控制功能,数据综合校验等。

（四）数据库质量控制的组织保障

数据库建设的宏观保障方面对提高数据库质量也有重要影响。第一,建库前要进行充分的论证,明确要建一个什么样的数据库,调研和论证数据库的专业范围和类型、数据的来源和可靠性、数据库的需求和利用前景等,还要看目前国内有无类似的数据库,避免重复建库。第二,数据库的建设是一项长期持久的工程,要组建一支长期的专业建库团队,人员具有连续性和稳定性,掌据现代信息理论,熟悉数据库建设所涉及的学科知识,具备较强的计算机操作能力和相当程度的外语水平,拥有良好的职业意识、敬业精神和耐心。第三,要完善管理制度。数据库的建设涉及众多人员的共同参与,甚至是众多单位的协作,要保证数据库的质量,必定需要一整套共同的制度和规范,来规范大家的操作和行为。建库规范和制度的制定需以国家和国际标准为依据,遵循通用的规则。第四,经费和设备的保障。设备和经费的保障是数据库建设和运行的必要物质基础。为保证建库工作的顺利进行,应根据建库的任务和要求选择适合的软硬件设备,避免与其他工作在设备使用上出现冲突。建库的经费方面,可以向有关部门争取,也可以提高数据库的数据和服务质量,树立品牌和营销意识,使得数据库能够商业化运作,利用服务收益来维持数据库的更新。

(五) 建库质量评价方法

可以采用的评价方法有多数据库比较分析法、专家评定法(如头脑风暴法、德尔菲法等)、用户问卷调查法、检索试验评价法等。各种方法的选择需要考虑数据库的类型和使用情况,评价可用费用、要求和时间等。试验环境是影响评价结果的重要因素。面向运营中的数据库的评价不可控的因素多,评价难度大,但评价结果的可信度和实用价值也可能较大。数据库评价工作可以验收评估、定期评估和联检评估等形式进行。验收评估是指在数据库建成时,由上级主管部门对该库组织验收评估。可组织专家组对数据库进行逐项评价,并做出结论性意见。定期评估是指数据库在建立后,由承担单位自行定期进行评价,以便改进工作。联检评估是指建设不同数据库的单位,相互组织对所建数据库进行评价,可以交流经验,共同提高。数据库评价的具体步骤如下:取样、测试、数据收集与记录、数据处理与分析、评价结果分析与解析、改进系统性能与效益。[①]

---

① 戴维民等:《文献信息数据库建库技术》,北京:北京图书馆出版社,2001年,第285—315页。

参考文献

一、图书和档案文献汇编

[1] (Indexes)，Pennsylvania (Colony) Provinc. General Index to the Colonial Records，in 16 Volumes，and to the Pennsylvania Archives，in 12 Volumes［1st Series］Prepared and Arranged by Samuel Haz，HardPress，2012.

[2] 陈长友主编：《黔西北彝族美术·那史·彝文古籍插图》，贵阳：贵州人民出版社，1993年。

[3] 陈海玉：《傣族医药古籍整理与研究》，昆明：云南大学出版社，2016年。

[4] 陈海玉：《少数民族科技古籍文献遗存研究》，北京：中国社会科学出版社，2015年。

[5] 陈海玉：《文献信息资源开发与研究丛书 少数民族科技古籍文献遗存研究》，北京：中国社会科学出版社，2015年。

[6] 陈海玉：《西南少数民族医药古籍文献的发掘利用研究》，北京：民族出版社，2011年。

[7] 陈乐基，王继超主编：《中国少数民族古籍总目提要 贵州彝族卷 毕节地区》，贵阳：贵州民族出版社，2010年。

[8] 陈士奎，蔡景峰主编：《中国传统医药概览》，北京：中国中医药出版社，1997年。

[9] 储开稳，朱昆耕主编：《文理信息检索与利用》，武汉：华中科技大学出版社，2010年。

[10] 戴维民等：《文献信息数据库建库技术》，北京：北京图书馆出版社，2001年。

[11] 方开荣，聂鲁，赵永康：《哀牢山彝族医药》，昆明：云南民族出版社，1991年。

[12] 冯惠玲，张辑哲：《档案学概论（第二版）》，北京：中国人民大学出版社，2006年。

[13] 关祥祖主编：《彝族医药学》，昆明：云南民族出版社，1993年。

[14] 郭凌云，李敏，张桂民：《中国少数民族医药文献研究》，广州：世界图书出版广东有限公司，2014年。

[15] 华林：《少数民族历史档案管理学》，北京：中国文史出版社，2019年。

[16] 华林：《西南彝族历史档案》，昆明：云南大学出版社，1999年。

[17] 黄建明：《彝族古籍文献概要》，昆明：云南民族出版社，1993 年。

[18] 黄丽华等：《档案数字化风险与管理》，北京：中国文史出版社，2018 年。

[19] 金波，丁华东主编：《电子文件管理学》，上海：上海大学出版社，2015 年。

[20] 孔祥卿：《彝文的源流》，北京：民族出版社，2005 年。

[21] 李德君，陶学良：《彝族民间故事选》，上海：上海文艺出版社，1981 年。

[22] 李耕冬，贺延超：《彝族医药史》，成都：四川民族出版社，1990 年。

[23] 李耕冬，贺延超编著：《彝医植物药》，成都：四川民族出版社，1990 年。

[24] 李国文：《云南少数民族古籍文献调查与研究》，北京：民族出版社，2010 年。

[25] 李林森编著：《彝医治疗学》，北京：中央民族大学出版社，2011 年。

[26] 李资源等：《中国共产党与少数民族传统文化保护和发展研究》，北京：人民出版社，
     2014 年。

[27] 梁松涛：《黑水城出土西夏文医药文献整理与研究》，北京：社会科学文献出版社，
     2015 年。

[28] 刘怀亮，相洪贵编著：《软件质量保证与测试》，北京：冶金工业出版社，2007 年。

[29] 刘宪英，祁涛主编：《中国彝医》，北京：科学出版社，1994 年。

[30] 刘尧汉：《中国文明源头新探——道家与彝族虎宇宙观》，昆明：云南人民出版社，
     1985 年。

[31] 刘永主编：《档案学概论》，郑州：河南人民出版社，2006 年。

[32] 刘圆，张浩主编：《中国民族药物学概论》，成都：四川出版集团；成都：四川民族出版
     社，2007 年。

[33] 罗国义，陈英翻译：《宇宙人文论》，北京：民族出版社，1984 年。

[34] 孟建主编：《数字人文研究》，上海：复旦大学出版社，2020 年。

[35] 祁建华：《彝族古籍文献考略（一）》，昆明：云南民族出版社，2018 年。

[36] 奇玲，罗达尚主编：《中国少数民族传统医药大系》，赤峰：内蒙古科学技术出版社，
     2000 年。

[37] 全国人大常委会：《中华人民共和国宪法》，北京：中国法制出版社，2018 年。

[38] 全国人大常委会：《中华人民共和国中医药法》，北京：中国民主法制出版社，2016 年。

[39] 沙学忠主编：《彝医处方集》，昆明：云南民族出版社，2016 年。

[40] 师有福，梁红：《彝村高甸：聚焦彝族阿哲文化》，昆明：云南大学出版社，2006 年。

[41] 施之厚主编，《云南辞典》编辑委员会编辑：《云南辞典》，昆明：云南人民出版社，
     1993 年。

[42] 苏新宁：《面向知识服务的知识组织理论与方法》，北京：科学出版社，2014 年。

[43] 王超湘：《现代图书馆与信息资源共建共享导论》，北京：北京燕山出版社，2004 年。

[44] 王荣辉，关祥祖主编；晏和沙译：《启谷署》，北京：中国医药科技出版社，1991 年。

［45］王正坤编著：《彝医揽要》，昆明：云南科学技术出版社，2004 年。

［46］肖珑，赵亮主编：《中文元数据概论与实例》，北京：北京图书馆出版社，2007 年。

［47］徐士奎，罗艳秋编著：《彝族医药古籍文献总目提要》，昆明：云南科技出版社，2016 年。

［48］徐述，习胜丰，杨轶芳，等：《数据库管理系统概论》，北京：清华大学出版社，2018 年。

［49］杨本雷主编：《中国彝族药学》，昆明：云南民族出版社，2004 年。

［50］杨本雷主编：《中国彝族医学基础理论》，昆明：云南民族出版社，2004 年。

［51］杨甫旺：《彝药新篇：楚雄彝药开发散笔》，昆明：云南民族出版社，2006 年。

［52］杨继中，芮增瑞，左玉堂编：《楚雄彝族文学简史》，《中国民间文艺出版社》1986 年。

［53］杨文静，唐玮嘉，侯俊松：《大学计算机基础》，北京：北京理工大学出版社，2019 年。

［54］杨正权：《彝族文化史纲》，昆明：云南人民出版社，2016 年。

［55］易谋远：《彝族史要》，北京：社会科学文献出版社，2007 年。

［56］云南龙润药业有限公司编：《彝药本草》，昆明：云南科学技术出版社，2006 年。

［57］云南省彝医院，云南中医学院编著：《云南彝医药·云南彝药（下）》，昆明：云南科学技术出版社，2007 年。

［58］张超：《地理信息系统应用教程》，北京：科学出版社，2007 年。

［59］张纯德编著：《彝族古代毕摩绘画》，昆明：云南大学出版社，2003 年。

［60］张学良，张兴等：《彝文〈劝善经〉译注（上）》，北京：中央民族学院出版社，1986 年。

［61］张仲仁：《彝学论集》，昆明：云南民族出版社，2007 年。

［62］郑慧，朱兰兰：《中国少数民族档案文献珍品研究》，北京/西安：世界图书出版公司，2013 年。

二、学术期刊

［1］Aggarwal R，"Medical literature and Chinese whispers"，The National medical journal of India,，Vol. 22，No. 5，2009.

［2］Cha，S J；Choi，Y J；Lee，K C，"Development of Preservation Format and Archiving Tool for the Long-term Preservation of the Database"，ACM IMCOM 2015，Proceedings，2015.

［3］George J. Finney. S. Muller，J. A. Feith，R. Fruin，and Arthur H. Leavitt. "Manual for the Arrangement and Description of Archives：Drawn up by Direction of the Netherlands Association of Archivists"，The Library Quarterly，Vol. 10，No. 3，1940.

［4］Hank Zaletel，"Innovative Use of Transportation Enhancement Funds to Develop a Historical Archive and Digital Database"，Collections，Vol. 9，No. 4，2013.

［5］Hanyu，T；Miyata，S；Morizumi，T；Kinoshita，H，"Development of the folk implements database for the digital archive", 2015 IEEE INTERNATIONAL CONFERENCE ON CONSUMER ELECTRONICS-TAIWAN (ICCE-TW). 2015.

［6］Jung，Wu-Byung；Kim，Jang-Hyun，"A literature study on acne in Traditional Chinese medical journals"，The Journal of Korean Oriental Pediatrics，Vol. 21，No. 1，2007.

［7］Macdonald L，"Digital Heritage：Applying Digital Imaging to Cultural Heritage"，Journal of Electronic Imaging，Vol. 16，No4，2007.

［8］R. Hoeppli and I-hung Ch'iang，"The Origin of Human Helminths According to Old Chinese Medical Literature"，Monumenta Serica，Vol. 3，No. 2，1938.

［9］Takaiwa，Y；Gotoh，H；Namba，C. §8，"Development of Internet Search System for Cooperative Scientific Archives Databases"，Annual Report of National Institute for Fusion Science（April 2011 – March 2012），No. 1，2012.

［10］Translated and study by Donald J. Harper，Early Chinese medical literature，Kegan Paul International；Distributed by Columbia University Press，1998.

［11］保丽娟,刘虹:《云南民族医药文献元数据方案设计探讨》,《中国中医药图书情报杂志》,2014 年第 3 期。

［12］保丽娟,李永强,刘虹:《云南少数民族医药文献数字化现状及思考》,《云南中医学院学报》2013 年第 5 期。

［13］毕秀芹,张玉德:《水族医药口传文献数据库系统建设刍议》,《农村经济与科技》2020 年第 3 期。

［14］曹继忠,谢天宇,黄玲,等:《民族医药数据库平台构建探讨》,《亚太传统医药》2017 年第 9 期。

［15］曹霞,常存库,裴丽:《中医古籍数字化建设及其平台设计和实现》,《中华医学图书情报杂志》2016 年第 3 期。

［16］曹霞,裴丽:《中医古籍数字化问题之探析》,《山西档案》2015 年第 3 期。

［17］陈燕溪,徐莉娅,杨林芬:《民族记忆传承视阈下的纳西东巴医药古籍文献发掘利用研究》,《中国民族民间医药》2018 年第 14 期。

［18］歹家林:《楚雄州彝药产业建设回顾与展望》,《云南科技管理》2004 年第 3 期。

［19］范亚芳,郭太敏:《特色数据库建设若干问题研究》,《情报理论与实践》2008 年第 4 期。

［20］冯岭,黄福开:《从民族文化保护和发展角度看民族医药古籍整理》,《中国民族医药杂志》2009 年第 8 期。

［21］高建辉,祁建华,师薇:《基于大数据分析的彝族口述历史资料数据库智慧化开发利用研究》,《红河学院学报》2020 年第 6 期。

［22］高建辉:《精准扶贫数码照片音视频档案专题数据库应用平台开发研究》,《北京档案》

2021 年第 11 期。

[23] 高建辉,邱志鹏:《少数民族文献信息资源特色数据库应用平台的分析与设计》,《图书馆学研究》2020 年第 14 期。

[24] 高建辉:《少数民族口述历史资料及其有声数据库建设研究》,《四川图书馆学报》2019 年第 6 期。

[25] 高建辉:《数字人文视域下少数民族口述历史资料抢救性采集方法研究》,《图书馆》2020 年第 3 期。

[26] 高建辉:《文化传承视角下少数民族口述历史资料数据库建设策略研究》,《楚雄师范学院学报》2021 年第 1 期。

[27] 高建辉:《彝文古籍区域性数字化整合模式研究》,《数字图书馆论坛》2019 年第 11 期。

[28] 高建辉:《彝族口述历史资料数据库资源体系构建研究》,《西昌学院学报(社会科学版)》2019 年第 2 期。

[29] 龚谨,李昕:《论少数民族医药文献收集整理的举措与目标》,《中国民族民间医药》2009 年第 1 期。

[30] 郭春霞,谷爱国:《CALIS 对专题特色数据库的整合》,《图书馆学刊》2010 年第 7 期。

[31] 郭鉴欣:《中医药地方志文献数据库的设计与实现——以贵州省为例》,《贵阳中医学院学报》2018 年第 5 期。

[32] 韩艳丽,罗艳秋,徐士奎:《云南彝族医药活态传承现状调查》,《云南中医中药杂志》2018 年第 9 期。

[33] 郝晋伟,胡成刚:《聚焦"大健康"产业,加速贵州民族医药发展》,《中国民族医药杂志》2015 年第 7 期。

[34] 何亚洁:《彝族医药档案保护研究》,《卷宗》2017 年第 35 期。

[35] 何亚洁:《彝族医药档案建设研究》,《兰台世界》2018 年第 7 期。

[36] 侯彤:《美国民俗中心退伍老兵口述档案数据库建设亮点及启示》,《中国档案》2018 年第 9 期。

[37] 胡昌斗:《浅谈民族院校图书馆特色数据库建设》,《中南民族大学学报(人文社会科学版)》2003 年第 6 期。

[38] 胡德华,朱启贞:《医药古籍文献数字化问题及对策》,《中华医学图书情报杂志》2017 年第 1 期。

[39] 胡磊:《基于大数据的智慧政府门户的内涵、特征及建设思路》,《环球市场信息导报》2016 年第 17 期。

[40] 花勇:《浅谈声像档亲修复技术与方法》,《河南水利与南水北调》2010 年第 12 期。

[41] 华林:《多元视域下抗战档案文献遗产资源体系构建理论研究》,《浙江档案》2020 年

第 1 期。

[42] 华林,姬兴江,王晋,等:《文化遗产框架下的西部散存民族档案文献遗产保护研究》,
《档案学通讯》2013 年第 3 期。

[43] 华林,姬兴江,王晋:《西部民族历史文献多元性研究》,《思想战线》2013 年第 3 期。

[44] 华林,李炜怡,张若娴:《少数民族口述历史档案研究》,《楚雄师范学院学报》2015 年
第 4 期。

[45] 华林,刘大巧,许宏晔:《西部散存民族档案文献遗产集中保护研究》,《档案学通讯》
2014 年第 5 期。

[46] 华林,邱志鹏,杜其蓁:《民族记忆传承视域下藏族档案文献遗产资源体系构建研
究——以西藏自治区档案馆为例》,《民族学刊》2020 年第 2 期。

[47] 华林:《少数民族历史档案研究述评》,《档案学通讯》2003 年第 5 期。

[48] 华林,石敏,李帅:《基于数字档案馆建设理念的西藏藏文档案文献遗产数字化资源共
建研究》,《西藏大学学报(社会科学版)》2017 年第 1 期。

[49] 华林:《西部大开发与少数民族历史档案保护政策研究》,《档案学研究》2002 年第
2 期。

[50] 华林:《西南少数民族文字医药古籍的发掘利用研究》,《西南古籍研究》(年刊)
2008 年。

[51] 华林,肖敏,王旭东:《西部濒危少数民族历史档案保护研究》,《档案学研究》2013 年
第 1 期。

[52] 华林,张继蓉,李婧楠:《南侨机工档案文献遗产新媒体开发研究》,《档案与建设》2019
年第 6 期。

[53] 黄霄羽:《外国著名档案学者纵览(续)》.《四川档案》1996 年第 5 期。

[54] 纪光权:《彝族医药发展近况》,《世界最新医学信息文摘》2015 年第 22 期。

[55] 季拥政:《藏医药古籍文献资源开发与长期保存机制的构建》,《图书馆学研究》2012
第 10 期。

[56] 蒋家傅,钟勇,王玉龙,等:《基于教育云的智慧校园系统构建》,《现代教育技术》2013
年第 2 期,第 109—114 页。

[57] 蒋帅,姚亚楠,段福玉:《探究面向对象和面向过程程序设计》,《山西青年》2019 年第
18 期。

[58] 亢琳,朱华,戴忠华,等:《广西少数民族医药文化研究》《中华中医药学刊》2016 年第
6 期。

[59] 李鸿恩,黄时青:《敦煌学数字图书馆元数据设计原则》,《敦煌研究》2007 年第 3 期。

[60] 李小平,沈洋,张川骏,蔡吉梅:《西南地区少数民族古籍医药文献数字化建设初探》,
《中国中医药图书情报杂志》2017 年第 3 期。

［61］李友良：《湖南省高校数字图书馆特色数据库共建共享现状分析与研究》，《高校图书馆工作》2015 年第 4 期。

［62］梁昆生，吴冠儒，徐梅：《三百年前云南地方"医约"浅述》，《云南中医学院学报》2006年第 6 期。

［63］梁秋春：《浅谈民族医药文献的开发》，《医学情报工作》1997 年第 3 期。

［64］廖烨纯：《对黔西北民族医药进行抢救性挖掘保护的思考——以彝族医药为例》，《乌蒙论坛》2018 年第 1 期。

［65］刘军凤：《如何利用主题词检索中药文献》，《医学情报工作》2005 年第 4 期。

［66］刘军凤：《中医药文献数据库中药文献的主题标引》，《医学情报工作》2004 年第 4 期。

［67］刘葵波：《特色数据库及其相关概念辨析》，《图书馆建设》2015 年第 4 期。

［68］刘英：《武陵山少数民族民间医药文献的搜集与整理》，《河南图书馆学刊》2016 年第12 期。

［69］刘勇：《数字出版的规范元数据设计研究》，《电子科学技术》2014 年第 2 期。

［70］刘圆，阿子阿越，刘超，等：《凉山彝族医药的调查报告》，《时珍国医国药》，2006 年第8 期。

［71］龙俣贵：《试析彝文文献载体形制及其书法艺术》，《贵州工程应用技术学院学报》2015年第 3 期。

［72］吕清平：《论壮族医药数据库的建设》，《广西中医学院学报》2008 年第 2 期。

［73］罗红：《LAM（图书馆、档案馆、博物馆）协作内容与模式研究》，《情报理论与实践》2017 年第 6 期。

［74］罗曲：《彝族传统医药文献管窥》，《文史杂志》2016 年第 3 期。

［75］罗艳秋，徐士奎，郑进：《毕摩在彝族传统医药知识传承中的地位和作用》，《云南中医中药杂志》2015 年第 7 期。

［76］罗艳秋，徐士奎，郑进，《少数民族医药古籍文献分类体系构建研究（上）——对民族医药古籍文献概念及其传统分类方法的解析》，《中医学报》2014 年第 11 期。

［77］罗艳秋，徐士奎，郑进：《少数民族医药古籍文献分类体系构建研究（下）——民族医药古籍文献的分类体系研究》，《中医学报》2014 年第 12 期。

［78］罗艳秋，徐士奎，周鑫，等：《彝族医药古籍发掘的现状及存在问题分析》，《中华中医药杂志》2021 年第 6 期。

［79］马伟光：《彝族医药述要》，《云南中医学院学报》1990 年 3 月。

［80］牛力，袁亚月，韩小汀：《对档案信息知识化利用的几点思考》，《档案学研究》2017 年第 3 期。

［81］邱志鹏，高建辉，黄天娇：《面向数据库建设的少数民族口述历史档案整理》，《兰台世界》2020 年第 11 期。

[82] 曲正阳:《档案法》,《中档案法律定义之缺陷及其修改》,《档案学研究》2004 年第
5 期。

[83] 饶文举:《彝族医药学源流考》,《云南中医学院学报》2006 年增刊第 1 期。

[84] 邵海义:《我国数据库建库模式探析》,《图书馆建设》1997 年第 1 期。

[85] 申丽珍:《浅析元数据规范与设计原则——以温州地域特色数据为例》,《数字技术与
应用》2013 年第 2 期。

[86] 史蕾:《数字人文理念下高校图书馆特色数据库建设探究》,《文化创新比较研究》2021
年第 2 期。

[87] 史梁,蔡豪:《VMware 服务器虚拟化在高校数据中心的应用》,《昆明冶金高等专科学
校学报》2014 年第 3 期。

[88] 首小琴:《基于用户需求的口述资料数据库功能设计》,《浙江档案》2017 年第 9 期。

[89] 宋立荣,李思经,赵伟:《我国科技信息资源共享中信息质量管理机制探讨》,《科技管
理研究》2011 年第 10 期。

[90] 汤罡辉,王元,韦景竹:《图书馆自建特色数据库的知识产权风险分析研究》,《情报理
论与实践》2010 年第 4 期。

[91] 唐晓帆,郭建军:《传统医药的著作权和数据库保护》,《知识产权》2005 年第 3 期。

[92] 王华南,张敬杰:《文献检索在民族医药研究与开发中的作用》,《中国民族医药杂志》
2004 年增刊第 1 期。

[93] 王萍,卢林涛:《我国传统村落文化数字资源库建设初探》,《图书馆学研究》2018 年第
9 期。

[94] 王前进:《贵州省黔东南州剑河县苗族医药档案开发利用研究》,《知音励志》2017 年
第 12 期。

[95] 王宪东,秦雨东,戴翥:《云南少数民族医药文献的整理与保护》,《中国民族民间医药》
2016 年第 16 期。

[96] 王小平:《图书馆口述历史数据库建设中的版权问题研究》,《湖北理工学院学报(人文
社会科学版)》2014 年第 3 期。

[97] 王玉华,尚越建:《医学数据库的法律保护》,《中华医学图书馆杂志》2001 年第 6 期。

[98] 王正:《服务器虚拟化在企业数据中心的应用》,《网络安全技术与应用》2015 年第
4 期。

[99] 王正贤:《呗耄彝文文献漫谈》,《贵州民族研究》,1990 年第 4 期。

[100] 韦薇,杨申明:《23 种彝药中 7 种微量元素与功效研究》,《楚雄师范学院学报》2019
年第 3 期。

[101] 吴桂芳:《彝族医药学的发展研究》,《福建中医药大学学报》2010 年第 6 期。

[102] 徐莉娅,陈燕溪,杨林芬:《傣医药档案的收集整理及保管利用方法研究》,《中国中医

药现代远程教育》2016 年第 14 期。

[103] 徐士奎,罗艳秋:《初论民族古文字医药文献的搜集整理》,《云南中医学院学报》2011年第 1 期。

[104] 徐士奎,罗艳秋:《彝医药古籍文献的流布特征研究》,《云南中医中药杂志》2017 年第 2 期。

[105] 徐士奎,罗艳秋:《彝医药古籍文献明清时期多见的成因分析》,《云南中医中药杂志》2016 年第 8 期。

[106] 徐士奎,罗艳秋,张雯洁,等:《云南省彝医药发展现状调研与对策研究报告》,《中国药事》2015 年第 12 期。

[107] 杨海燕,张玉祥,范磊:《中医药特色数据库建设的内容和层次分析》,《中华医学图书情报杂志》2014 年第 2 期。

[108] 杨琳:《民族高校图书馆自建数据库建设现状及发展对策》,《情报探索》2015 年第 7 期。

[109] 姚琼:《试论图书馆特色数据库的建设》,《图书馆》2002 年第 3 期。

[110] 于琦,崔蒙,李园白,等:《中医药文献数据库建设规范研究》,《世界科学技术—中医药现代化》2014 年第 11 期。

[111] 余惠祥:《古代彝医动物药史略》,《云南中医学院学报》2006 年增刊第 1 期。

[112] 余惠祥:《彝医古籍〈医病好药书〉及其特点》,《云南中医学院学报》2006 年增刊第 1 期。

[113] 张弼,徐霞:《农业特色数据库建设的实践与探讨》,《科技情报开发与经济》2008 年第 5 期。

[114] 张桂民:《民族医药古籍文献研究价值述论》,《黑龙江史志》2014 年第 3 期。

[115] 张莉红:《中国藏医药系列数据库建设》,《电子技术与软件工程》2017 年第 12 期。

[116] 张强,江南,吴永贵:《云南民族医药古籍数字化整理探讨》,《中国民族民间医药杂志》2015 年第 2 期。

[117] 张晓,王英玮:《"档案工作基本术语档案工作基本术语"的解读及相关问题探讨》,《北京档案》2018 年第 8 期。

[118] 张鑫昌:《民族档案学刍议》,《思想战线》1988 年第 1 期。

[119] 赵局建,杜钊,朱玲:《云南少数民族口述档案数据库系统的设计与实现》,《黑龙江史志》2011 年第 18 期。

[120] 赵军,陈知秋:《建立新机文献数据库的研究与尝试》,《情报杂志》2002 年第 5 期。

[121] 甄艳,胡颖翀:《对民族医药古籍目录编纂的探讨》,《中华医史杂志》2013 年第 4 期。

[122] 郑世超,萧文科,张艺,等:《西南少数民族医药文献信息平台的设计与研究》,《电脑知识与技术》2020 年第 4 期。

［123］周红黎：《傣医古籍整理与保护研究》，《中国民族民间医药》2018 年第 3 期。

［124］周树成：《玉溪地区彝族医药文献的现状及特点分析》，《中国民族医药杂志》2020 年第 6 期。

［125］周树成：《云南彝族医药发展史概述》，《中国民族医药杂志》2020 年第 4 期。

［126］周文，王平南：《糖尿病中医综合疗法文献数据库的建立与应用》，《中国医药导刊》2010 年第 12 期。

［127］朱德明：《南宋时期大理国医药考略》，《医学与哲学》2012 年第 7 期。

［128］朱佳卿：《我国民族医药发展的机遇与挑战》，《中国中药杂志》2008 年第 24 期。

［129］卓玛草，扎巴：《建设藏医药古籍文献数据库的研究与探讨》《信息通信》2015 年第 4 期。

三、学位论文

［1］ Rummel；Mary Ann Carroll，An arrangement of the Hathaway papers to produce an archival register of a manuscript collection，California State University；Dominguez Hills. 1989.

［2］ Stapleton；Richard Stephen. The ideas of T. R. Schellenberg on the appraisal，arrangement and description of archives，the university of british columbia（canada），1985.

［3］曹玲：《农业古籍数字化整理研究》，南京农业大学学位论文，2006 年。

［4］高程熙：《宋明时期〈黄帝内经〉古籍传本整理及数据库建设》，贵阳中医学院学位论文，2013 年。

［5］高建辉：《云南省 800MHz 无线电频率规划及频谱带宽调制技术研究》，云南大学学位论文，2012 年。

［6］胡梁雁：《云南彝族医药古籍档案开发利用研究》，云南大学硕士学位论文，2017 年。

［7］刘斌：《云南民族医药治疗肝病的文献收集整理研究》，云南中医学院学位论文，2012 年。

［8］鹿燕：《中国彝族医药文献现状及分析》，中央民族大学学位论文，2004 年。

［9］罗艳秋：《基于彝文典籍的彝族传统医药理论形成基础及学术内涵研究》，北京中医药大学学位论文，2015 年。

［10］阮文海：《彝医火草灸治疗原发性失眠的文献分析及临床疗效评价研究》，成都中医药大学学位论文，2019 年。

［11］石本钰：《黎从榕地区习用芳香植物挖掘研究》，贵州民族大学学位论文，2016 年。

［12］舒丽娜：《传媒数据库建设的理念、流程和规范》，华中师范大学学位论文，2019 年。

［13］宋立荣：《基于网络共享的农业科技信息质量管理研究》，中国农业科学院学位论文，

2008 年。

［14］田怜:《個人文書群の目録編成に関する研究－小野、長岡、馬場文書群の目録編成事例を通して－：The arrangement of personal archives—The case study of Ono》，Nagaoka，Baba archives. University of Tsukuba，2018.

［15］王艳丽:《20 世纪 70 年代以来欧美档案保护学术研究统计分析》，辽宁大学学位论文，2019 年。

四、网络文献

［1］楚雄彝族自治州人民政府:《全国首个彝医药主题博览馆在楚雄州建成开馆》，http://www. cxz. gov. cn/info/1025/30260. htm，访问日期:2021 年 9 月 7 日。

［2］国家中医药管理局:《四川省中医药条例》，http://www. satcm. gov. cn/xinxifabu/gedidongtai/2019-12-24/12244. html，访问日期:2022 年 1 月 19 日。

［3］凉山彝族自治州市场监督管理局官方网站:《关于凉山彝族医药发展状况的调研报告》，http://scjg. lsz. gov. cn/ztzl/jgdj/201912/t20191230_1438220. html，访问日期:2021 年 5 月 11 日。

［4］罗曲:《彝族传统医药文献管窥》，http://www. doc88. com/p-7478643911565. html，访问日期:2022 年 1 月 3 日。

［5］普学旺:《云南省少数民族古籍抢救保护工作情况汇报》［EB /OL］，http://www. ynlib. cn/Item/7. aspx，访问日期:2021 年 6 月 7 日。

［6］饶文举:《彝族医药学源流考》，https://www. doc88. com/p-04368150354. html? r=1，访问日期:2022 年 1 月 3 日。

［7］饶文举:《彝族医药学源流考》，https://www. docin. com/p-810924737. html，访问日期:2022 年 1 月 3 日。

［8］饶文举:《彝族医药学源流综述》，https://www. doc88. com/p-3991621312779. html，访问时间:2022 年 1 月 3 日。

［9］王 云:《彝族医药大典》编撰启动，https://sichuan. scol. com. cn/ggxw/201605/54570386. html，访问日期:2021 年 6 月 6 日。

［10］小灰驴儿:《传统彝族医药简史》，http://www. yixueyanjiu. com/details. jsp? class＝24&id＝26701&title＝%E4%BC%A0%E7%BB%9F%7C%E5%BD%9D%E6%97%8F%E5%8C%BB%E8%8D%AF%E7%AE%80%E5%8F%B2，访问日期:2022 年 1 月 3 日。

［11］杨甫旺:《扶持彝族医药事业发展》，http://www. 360doc. com/content/14/0310/09/13335947_359204915. shtml，访问日期:2021 年 5 月 21 日。

［12］中国民族文化资源网:《民族医药政策法规摘录》，http://www. minzunet. cn/eportal/

ui? pageId＝595416&articleKey＝665442&columnId＝595303,访问日期:2021 年 4 月 21 日。

[13] 中华人民共和国中央人民政府:《国务院关于扶持和促进中医药事业发展的若干意见》,http://www.gov.cn/zwgk/2009-05/07/content_1307145.htm,访问日期:2021 年 5 月 23 日。

[14] 中华人民共和国国家档案局:《推进中医药发展必须抢救保护利用档案文献》,https://www.saac.gov.cn/daj/c100262/201601/904daf7baed7466480867dfce00fe268.shtml,访问日期:2021 年 4 月 21 日。

五、论文集

[1] 胡颖翀,甄艳:《民族医药古文献数字化的初步研究》,《2009 年传统医药国际科技大会论文集》,2009 年。

[2] 罗艳秋,徐士奎,周游,等:《网络环境下民族医药文献资源的信息服务》,《2014 第六届中美图书馆实务论坛论文集》,2014 年。

[3] 聂佳,邓都,赖先荣,等:《四川南派藏医药古籍文献的抢救性发掘整理及数据库构建》,《世界中医药联合会藏医药专业委员会成立大会暨第一届学术年会论文集》,2015 年。

[4] 王柏灿:《壮医医史文献发掘整理研究概况》,内蒙古自治区中蒙医研究所、全国中医药信息工作委员会,第四届全国民族医药学术交流暨《中国民族医药杂志》创刊 10 周年庆典大会论文集,内蒙古自治区中蒙医研究所、全国中医药信息工作委员会:《中国民族医药杂志》编辑部,2005 年 2 月。

[5] 王敏:《彝族医药古籍文献综述》,《彝族古文献与传统医药开发国际学术研究会论文集》,昆明:云南民族出版社,2002 年。

[6] 王琼海:《地方文献数据库开发及其商业化运营方法探讨》,《拓展与深化——全国民办高校图书馆与图书馆地方文献工作研讨会论文集》,陕西省图书馆学会,2005 年。

六、古籍和其他文献

[1] 赖玉萍,王其奇:《西南少数民族医药文献数据库建设开题》,《中国中医药报》,2017 年。

[2] 罗艳秋,徐士奎,王正坤,等:《民族医药文献学研究》,云南中医学院,2015 年科技成果。

[3] 杨九龙:《图书馆员应该关注的若干前沿问题》,陕西省图书馆继续教育培训会议,2018 年。

[4] 杨祝庆:《推进中医药发展必须抢救保护利用档案文献》,《中国档案报》,2016 年。

[5]《彝人病痛药方》原文为保文,系云南省新平县人咩苒绕此若所著,译文收录入《医药揽

要》。

[6] 尹睿主编:《齐苏书》,昆明:云南民族出版社,2010 年,原件存楚雄师范学院图书馆,馆藏编号 82。

[7] 云南新平彝文古籍:《看病书》,清代,现存楚雄师范学院图书馆,馆藏编号 57。

[8] 云南新平彝文古籍:《医药书》,清代,现存楚雄师范学院图书馆,馆藏编号 33。

[9] 云南新平彝文古籍:《占病书》,清代,现存楚雄师范学院图书馆,馆藏编号 13 - 1。

后 记

本书的顺利完成和出版,得益于楚雄师范学院和云南大学多位师生和同仁的帮助。首先,要感谢楚雄师范学院科技处的欧敏老师、图书馆的张海波老师以及南京大学出版社编辑对本书出版的支持。其次,要向我的博士生导师华林教授致以最深切的感激和敬意。在本书的撰写过程中,华林老师给予我悉心的指导,而且在平时的科研、工作和生活等各方面也给予了我无微不至的关心、关爱和鼓励。他渊博宽广的知识、严谨的治学态度和谦虚朴质的待人风格,给我留下了深刻的印象,他在花甲之年还活跃在科研的最前沿,紧跟时代潮流,时刻追踪着学科研究的新热点和新方法,这种精神值得我们每一位科研工作者学习,本书的撰写也凝聚了导师的心血。同时,还要衷心感谢云南大学历史与档案学院的几位老师和同学,本书的顺利完成,离不开这些老师、同学和朋友的关心和帮助。一是感谢陈子丹教授、张昌山教授、王水乔教授等几位老师,他们用高尚的人格和渊博的学识既给我树立了很好的榜样也为我指引了前进的方向。二是感谢多年来与我互相勉励的诸位同学,他们是邱志鹏、黄若茜、张宛艳、陈倩、王婷、赵局建、张伟、刘大巧、谢梦晴、陈燕、何志丽、马立伟、赵晓、梁思思等多位博士,同窗之间的友谊长存。三是感谢四年里与我朝夕相处的老师和同学朋友们,他们是周承匆老师、黄体杨老师、胡莹老师、周铭老师、李燕同学、黄天娇同学、杜仕若同学、徐海华同学、杜佳敏同学、刘苗苗同学、程红同学、蔡坤同学、朱思嘉同学、潘攀同学等,在此无法一一列举,没有他们的支持与帮助是没有办法完成本书的。最后,感谢我的父母和亲人,他们为我的成长付出了很多,有了他们默默的支持,才使我渡过了一个又一个难关。

本书是在我的博士论文基础上修改而成的。我自 2019 年就开始收集与彝族传统医药档案文献数据库开发相关的文献资料,论文经过三年时间的撰写,于 2022 年完成,并通过了七位专家三个多小时的答辩过程,是我上一阶段多年研究成果的集大成之作。本书取得了以下十个方面的研究成果:第一,界定并阐述了彝族传统医药档案文献和数据库开发的相关概念,提出了数据库开发的必要性。第二,研究并梳理了彝族传统医药档案文献的历史源流、形制、特点、价值等基本属性,为后续的研究奠定了基础。第三,研究并提出了彝族传统医药档案文献的多种分类方法,整理了各种类别的主要文献目录,为数据库资源体系的构建提供了理论依据。第四,调研了目前彝族传统医药档案文献的保存现状和数据库建设现状,整理了目前机构和民间散存的彝族传统医药档案文献目录,得出了档案文献数据库建设中存在的主要问题,分析了彝族传统医药档案文献数据库开发的基础和面临的难点。第五,提出了彝族传统医药档案文献数据库开发的总体规划与宏观对策,包括开发理念、思路、主体、原则、步骤、内容等。第六,研究了文献数据库资源体系构建的相关理论,构建了彝族传统医药档案文献数据库的资源体系。第七,研究了文献数据库元数据设计的相关理论,构建了彝族传统医药档案文献数据库的元数据设计方案。第八,提出了彝族传统医药档案文献数据库的资源的具体建设方法,包括彝族传统医药档案文献资源的搜集、鉴定以及整理的方法和流程。第九,提出了彝族传统医药档案文献数据库应用平台的建设方法,并通过实验搭建平台对所提出的方法进行测试和验证。第十,研究了数据库建设工程中的质量控制策略和评价指标,提出了数据库建成后的管理策略以及开发利用途径。

　　当然,本书还尚有一些不足之处。一方面是资源调研和搜集不全面,有部分彝族传统医药档案文献书中没有提到。首先,由于时间和精力有限,本书研究过程中开展实地调研的地点主要是云南省,对贵州、四川和其他省份的调研主要是依靠其他学者的文献。调研不全面会导致对彝族传统医药档案文献的整体情况把握不足,在研究其种类、特点、价值等基本属性时考虑不周全。其次,本书所搜集到的彝族传统医药档案文献数量不多,虽然已涵盖所有资源类型,但资源数量少,导致资源体系构建的科学性不足,数据库应用平台开发的针对性还有待加强。另一方面是理论研究的深度不够。本书属于应用型研究论文,理论深度有所不足。首先是对档案文献整理理论的研究不够,没能深入研究某个类别或某个具体文献的问题。其次,对数据库建设和应用平台开发的理论研究不够,本书以实践研究为主,没能站在更高的维度来研究文献数据库的开发和建设。

　　鉴于以上问题,下一步可以从四个方面对彝族传统医药档案文献的开发和建设作进一步研究。一是构建一个完整的彝族传统医药档案文献目录,下一步可以通过申报项目的形式搜集整理彝族传统医药档案文献,制定一个全面详细的彝族传统医药档案文献总目提要,该目录既可用于文献查阅,也可以用于数据库建设。二是进一步提升数据库开发研究的理论高度,进一步总结彝族传统医药档案文献数据库开发的实践经验,把具体的方法、措施等内容进行升华,提升理论高度,形成完整的理论体系,从而指导文献数据库及其应用平台的开发和建设。三是研究彝族传统医药档案文献数据库建成后的进一步开发利用方法。虽然在本书中已经提到了数据库建设后的诸多利用途径,比如电子编研、大数据分析、在线展览、在线医疗、新媒体应用、数字化博览与传统等方式,但这些利用方式是否可行、如何实施、效果如何等问题都需要进一步研究。四是建设彝医药文献共享知识库,开展智慧化应用。在数据库建设的基础上,广泛搜集并整理彝医药文献,把这些文献内容全部文本化,基于关联数据相关技术,建设彝医药文献共享知识库,结合最新的生成式人工智能技术,使得彝医药实现真正意义上的智慧化应用。

总之,希望后来者能够弥补本书研究的不足,进一步完善彝族传统医药档案文献及其数据库开发的研究内容,在此基础上,参照上述下一步的研究方向,早日建成彝医药文献共享知识库,并通过互联网提供智慧化利用,让彝医药造福全人类。

高建辉

2025 年 1 月 29 日